認知症を進ませない生活と介護

本人と家族のための認知症対策完全ガイド

今井幸充 監修
医療法人社団翠会 和光病院院長

法研

はじめに

日々の認知症診療は、認知症をきたす病気の診断と進行を抑制するための薬の調整が主ですが、それだけではありません。認知症は、日常生活のさまざまな営みができなくなり、家族やプロの介護者の助けを必要とします。それゆえ、認知症の人のみならずそのご家族にも生活上のストレスが生じますので、その人たちへの精神的なケアも必要です。

　わが国の認知症高齢者は、最近の調査で５００万人近いことが明らかになりました。また、約４００万人が認知症予備軍の軽度認知障害と言われています。今後、団塊の世代が後期高齢者になるにしたがい、ますます認知症高齢者の増加が予測されます。そこで重要なことは、認知症にならないための予防やその早期発見と早期治療、そしてもし認知症になったとしてもその進行を抑える方法を知り、さらに介護者が楽に介護できるコツを知ることです。

　アルツハイマー型認知症をはじめ認知症の発症原因はわかっていません。その予防策についてもその方法は明らかにされていません。しかし、これまでの研究で、アルツハイマー型認知症の発症に糖尿病、高血圧、脂質異常症などの生活習慣病が関連することが明らかになりました。それゆえ、アルツハイマー型認知症などの認知症予防には、生活習慣病と同様に、食生活や普段の生活習慣を整えることが不可欠と言われ、その方法を知ることは、今元気な高齢者にとっては大変重要です。

　最近では、できるだけ早い時期に認知症のお薬を服用することで、その進行抑制に効果的であることがわかってきました。それゆえ、認知症の早期診断と早期治療は、認知症の医療にとって大変意義のあることです。現在、４種類の抗認知症薬が認可されていますが、臨床家にとってどの薬を第一選択にするかの決断にはご家族や周囲の人の情報が必須です。また、介護者の薬への正しい理解があれば、薬の効果や副作用に関連する的確な情報を得ることができます。それゆえ、認知症の病態や治療に関する介護者の正しい理解は、大変重要と考えます。

認知症特有の行動は、介護者の介護負担に繋がることが多いようです。しかし、理解できない行動に何らかの意味が秘められていることが理解できれば適切な対応ができます。それにより日々の困った行動の出現を抑え、介護負担を大きく軽減することができます。

在宅で介護している家族にとって、もっと楽な介護方法があれば、それに勝るものはありません。そのためには、介護保険サービスをはじめ、地域の社会資源を有効に活用することをお勧めします。いま、わが国では、認知症高齢者が地域で安心して暮らせるさまざまな施策を展開しています。これらの情報を知り、介護者にとって適したサービスを利用することで、介護の負担を少しでも軽減することをお勧めします。

冒頭に述べましたが、認知症は生活に障害をきたす病気です。そして残念ながら、現在の医学では認知症を治すことはできません。それゆえ、認知症を治療するだけでなく、その人の生活を支えることも認知症医療の重要な役割です。本書は、認知症の病態から薬物療法そして行動心理症状（BPSD）に関し、わかりやすく解説しました。またそれぞれの項目の重要なポイントは図にまとめ、読者にとって難解な認知症を容易に理解できる工夫も致しました。

どんな病気でも、病気は怖く辛いものです。ですから、病気にならない予防方法を知ることは無論のこと、病気を悔むよりも病気とうまくつき合っていく方法を知ることが重要です。誰でも歳をとるので、認知症にかかる可能性はあります。本書が、認知症予防に貢献でき、また少しでも楽になる介護方法を家族に提供できれば幸いです。

平成27年4月

和光病院院長　**今井幸充**

認知症を進ませない生活と介護

CONTENTS

はじめに……2

第1章 認知症の知識

認知症の進行

認知症はこのように進む……10
早期・初期は進ませない生活をポイントに……12
中期ではBPSDの症状を軽くする介護を……14
重度化したら介護者の負担を軽くする万策も……16

発見と治療

認知症とはどういう病気か?……18
最近、少し様子が変だと感じたら……20
認知症の診断はどのようにされるか?……22
認知症の治療はどのように行われるか?……24
アルツハイマー型認知症に有効な薬物治療……26
早期発見によって進行を遅くできる……28
認知症と診断されても家族はあわてない……30

原因となる疾患

認知症の原因となる疾患とは?……32
アルツハイマー型認知症の特徴と対処……34
脳血管性認知症の特徴と対処……36
レビー小体型認知症の特徴と対処……38
前頭側頭型認知症の特徴と対処……40
その他の治る認知症……42

認知症に間違われやすい病気……44

認知症の症状

認知症で現れる2つの特徴的な症状……46
認知症の人に必ず起こる「中核症状」……48
中核症状の代表は「記憶の障害」……50
「見当識障害」や「実行機能障害」……52
認知症特有の「周辺症状」のいろいろ……54
周辺症状への対処のしかた……56
COLUMN 急増する認知症への対策の「新オレンジプラン」とは?……58

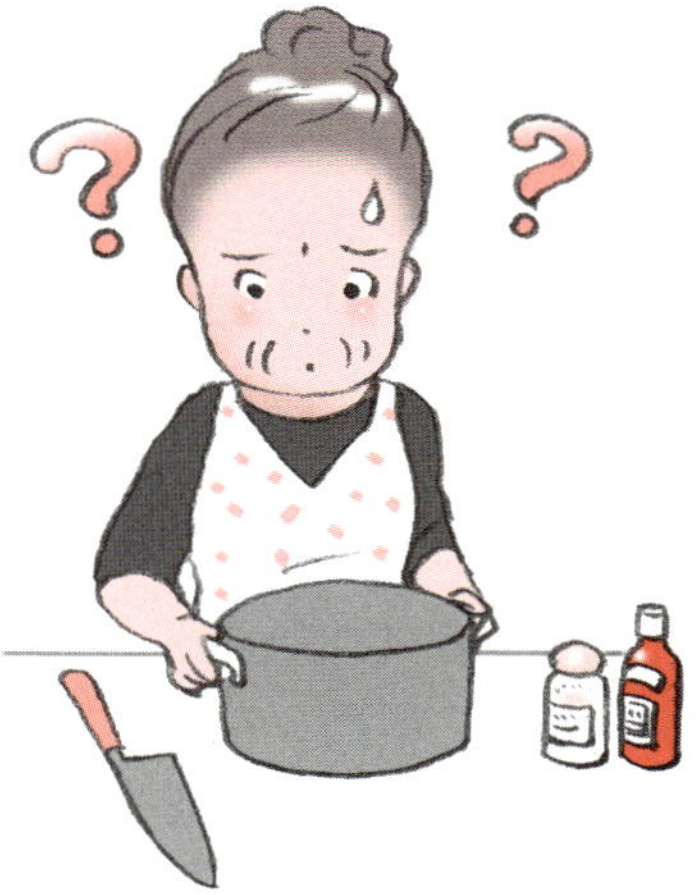

第2章 認知症を進ませない生活（MCIの方の生活）

MCIの基礎知識

軽度認知障害（MCI）とは?……60
早期発見が認知症予防の第一歩……62
軽度認知症の進行を防ぐために……64
高血圧と糖尿病に注意する……66
生活習慣病の予防が認知症の予防に……68
認知症を防ぐ2つの心得……70

食生活

食事の際は、よくかんで食べる……72
腹八分目で肥満を防ぐ……74
糖質を摂り過ぎない……76
塩分を摂り過ぎない……78

たんぱく質を十分に摂る……80
魚から質のよい脂を摂る……82
抗酸化ビタミンで脳の老化を防ぐ……84
ビタミンB群をしっかり摂る……86
ポリフェノールで脳の老化を抑制……88
カレーで認知症を予防する……90
お酒を飲むなら適量の赤ワイン……92
コーヒーや緑茶を生活にとり入れる……94

運動
基本は有酸素運動……96
運動する際の注意……98
手軽にできるウォーキング……100
毎日続けたいストレッチ……102
筋力トレーニングで太りにくい体に……104
体と脳を同時に鍛える……106

日常生活
楽しいことをする……108
ストレスをため込まない……110
人づき合いを積極的に……112
仲間をつくる……114
趣味を楽しむ……116
指先を使う……118
音楽を楽しむ……120
知的行動習慣を意識する……122
数日遅れで日記をつける……124
旅に出る……126
質のよい睡眠をとる……128
脳によい睡眠・起床の習慣……130
身のまわりの整理整とんをする……132
効率のよい行動を心がける……134
料理をする……136
COLUMN 認知症サポーターになりませんか?……138

第3章 認知症が進んだ方の介護（BPSDの対処）

認知症の人への接し方

介護者にとって楽な対応を考える……140
話しかけるときのコツ……142
短い言葉で要点だけを伝える……144
もの忘れを治そうとしない……146
認知症の人の感情に配慮する……148
できることには手を出さない……150
意味のない禁止はしない……152
「家族にしかできないこと」がある……154

BPSDとは？

BPSDとはどのようなものか？……156
BPSDが起きない介護のしかたとは？……158
BPSDの裏にある理由を想像しよう……160
BPSDの対処を間違えると認知症が進む……162

BPSDへの対処

食べたことを忘れてしまう……164
なんでも口に入れてしまう……165
夜中に起きて騒ぐことがある……166
汚れた下着などを隠す……167
入浴を嫌がるようになった……168
便を触る……169
排泄の失敗をくり返す……170
外へ出て帰れなくなる……171
夕方「家に帰る」と言い出す……172
介護を拒否する……173
見えないものが見えるという……174
「お金を盗まれた」という……175
店の物を勝手に持ってくる……176
何でも拾ってくる……177
嫉妬深くなった……178

突然、大きな声で叫ぶ……179
暴力をふるう……180
COLUMN「日常生活自立支援事業」も頼りになる……181

トラブル回避

悪質商法に気をつける……182
失火や交通事故に気をつける……184
ひとり暮らしが困難になるのは?……186
成年後見制度の利用を考える……188

介護保険

介護保険の利用を検討する……190
介護保険制度の基本を知ろう……192
介護保険の申請のしかた……194
訪問調査で注意したいところ……196
認知症の介護に役立つ介護サービス……198
通所系サービスを利用する……200
夜間対応型訪問サービスを利用する……202
認知症高齢者グループホームを利用する……204
在宅が難しくなったら介護施設に転居する……206

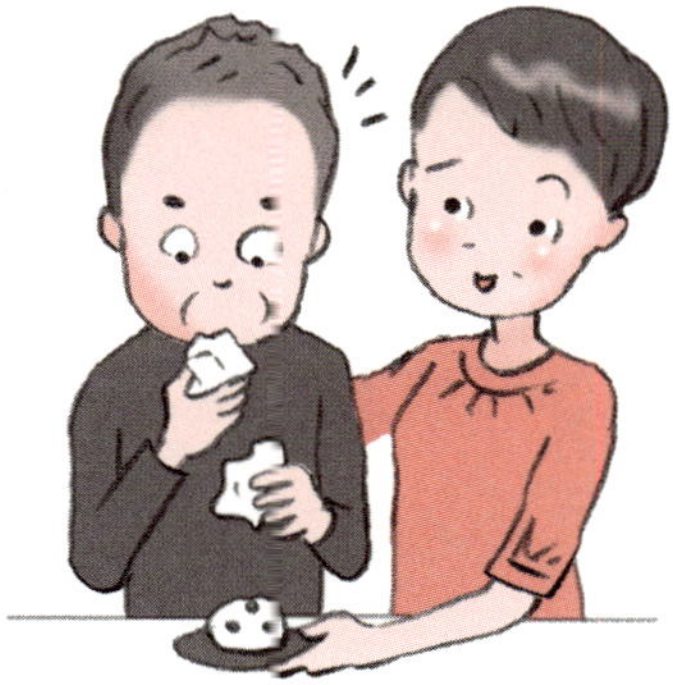

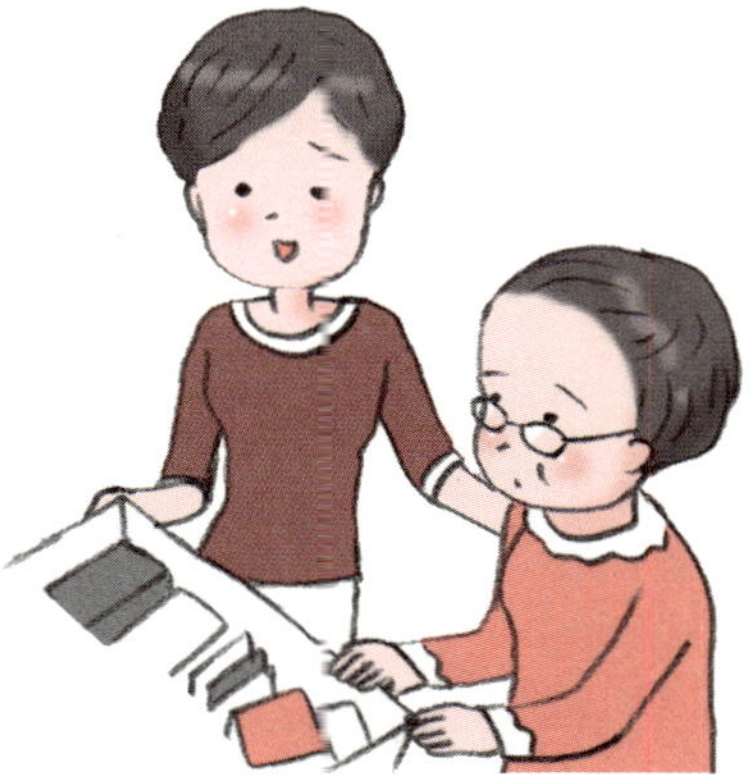

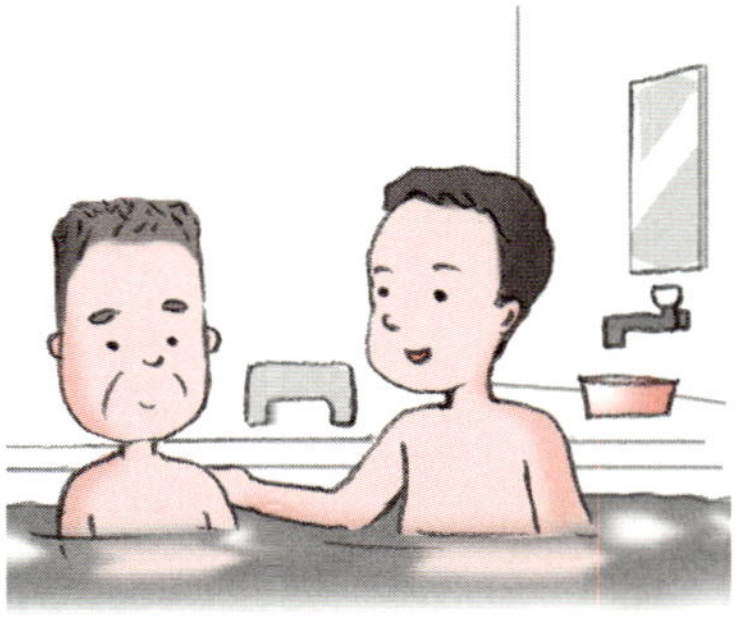

第1章

認知症の知識

認知症の進行

認知症はこのように進む

認知症にはいろいろなタイプがありますが、多くは進行性の病気です。しかし、進行のしかたには大きな個人差があります。

症状の現れ方や程度は人それぞれ

認知症の進行状況は、原因となる病気や本人の身体状態、周囲の環境、介護のしかたなどによって、大きな個人差があります。そのため、認知症の診断がくだされた段階では、今後どのように症状が進行するか、また、徘徊や妄想など介護者が気を配らなければならない症状がどの程度起こりうるかなど、一概にはいえません。

ただし認知症の多くは、徐々に進行していきます。

アルツハイマー病が原因の場合、初期は比較的ゆっくりと進行し、中期になると徐々に進行が早くなり、重度化すると進行が緩やかになる傾向があります。

また、**脳血管性認知症**の場合は、脳血管障害を起こすたびに、段階的に進行するといわれています。

アルツハイマー病が原因の場合の症状の進み方

アルツハイマー型認知症の重症度の評価のしかたに、FASTという7段階評価の方法があります。これは、日常生活動作能力（ADL）の障害の程度から分類したものですが、一般的には、これをもとに3期（初期・中期・後期）に分類されます。記憶と見当識の障害が初期から徐々に進み、認知症の進行とともに日常生活動作能力（ADL）の障害も進んでいき、後期はそのスピードが速くなります。また、本人の性格や環境などが加わって発症する周辺症状は、中期に多くみられ、後期には少なくなります。

認知症の進み方に影響を与える要因

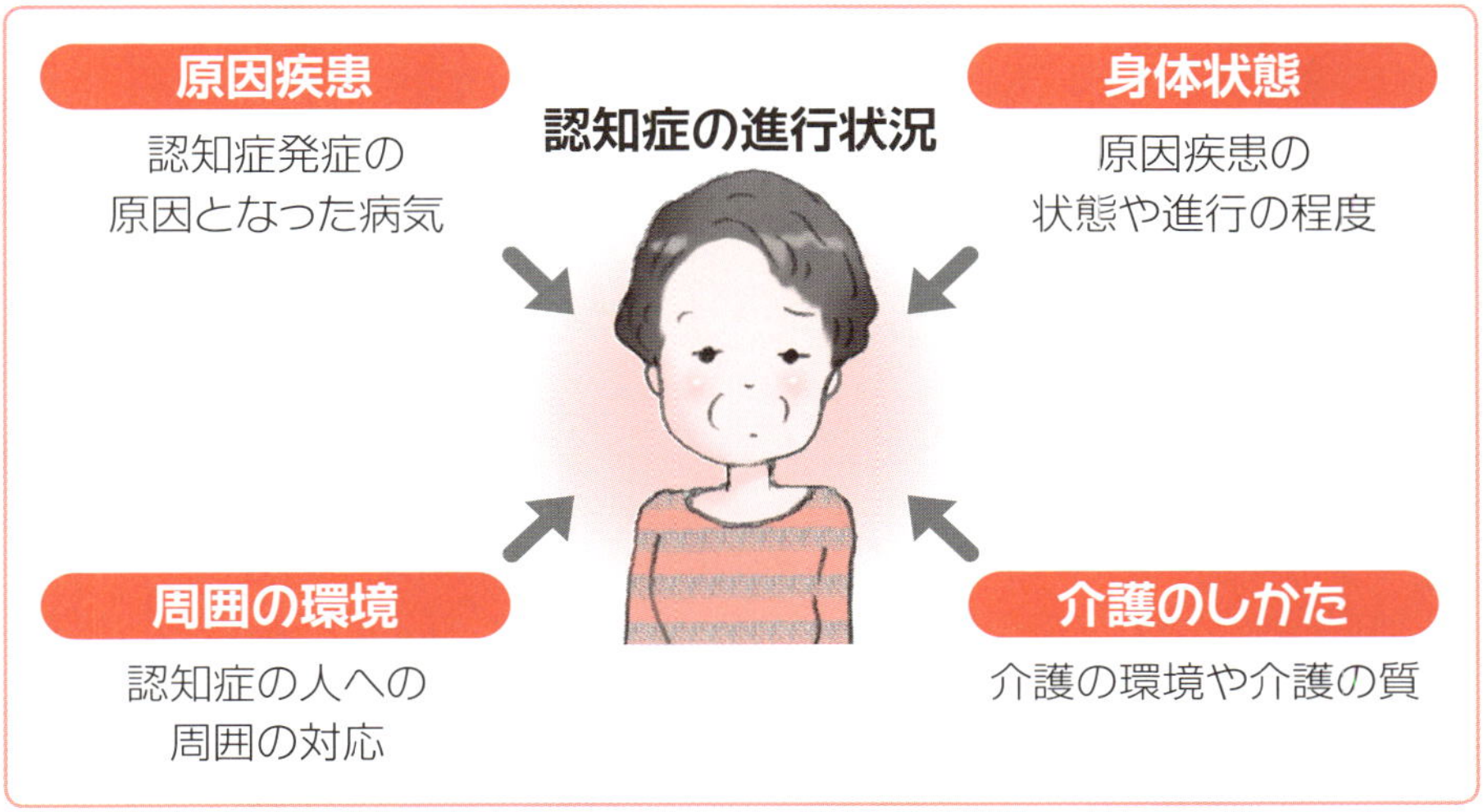

アルツハイマー型認知症の症状の進み方のイメージ

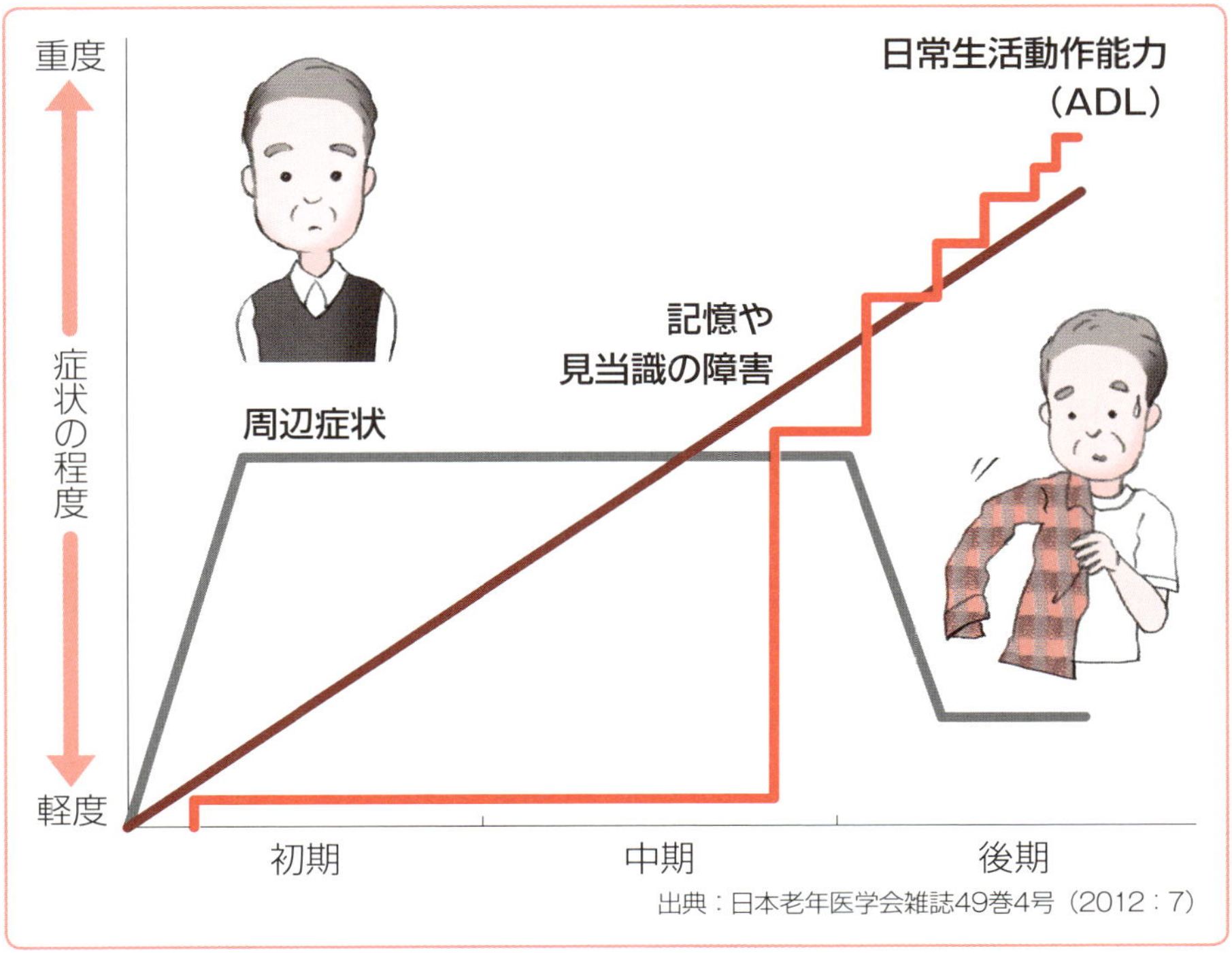

出典：日本老年医学会雑誌49巻4号（2012：7）

認知症の進行

早期・初期は進ませない生活をポイントに

認知症の進行を止めることはできませんが、対応が早いほど、進行を緩やかにすることができます。

規則正しい生活が脳の機能の維持につながる

認知症の初期に見られる症状には、もの忘れが増える、会話に「あれ」「それ」などの指示語が増える、同じことを何度も言ったりしたりする、などがあります。

こうした状態でも、適切な対応で認知症の進行を緩やかにすることができます。

その基本となるのは、規則正しい生活です。毎日決まった時間に起き、歯磨きや洗顔などの日常動作を行い、掃除や料理などできる範囲の家事を行うことで、時間や作業手順に対する認知機能をできるだけ長く維持していくことができます。加えて、バランスのとれた食事と適度な運動、良質な睡眠をとることで身体状態を良好に保っておくことが大切です（第2章参照）。

周囲の対応次第で進行が緩やかになる

周囲の対応が症状を進行させることもあります。

とくに初期の認知症の場合、脳の機能の一部が低下しているにすぎません。間違えたり失敗することがあっても、自尊心を傷つけるような対応をしてはいけません。

また、初期にはうつ状態がみられることがあります。この場合、良かれと思って励ましたりすると本人を追い込むことになり、かえって症状を悪化させることがあります。うつ状態が現れたときは、医師の診察を受け、薬を処方してもらうとよいでしょう。

認知症を進ませないための初期のポイント

規則正しい生活

・決まった時間に寝起きする
・基本的な生活動作（歯磨き、洗顔など）をきちんと行う
・掃除、洗濯、料理など、できる範囲の家事を行う

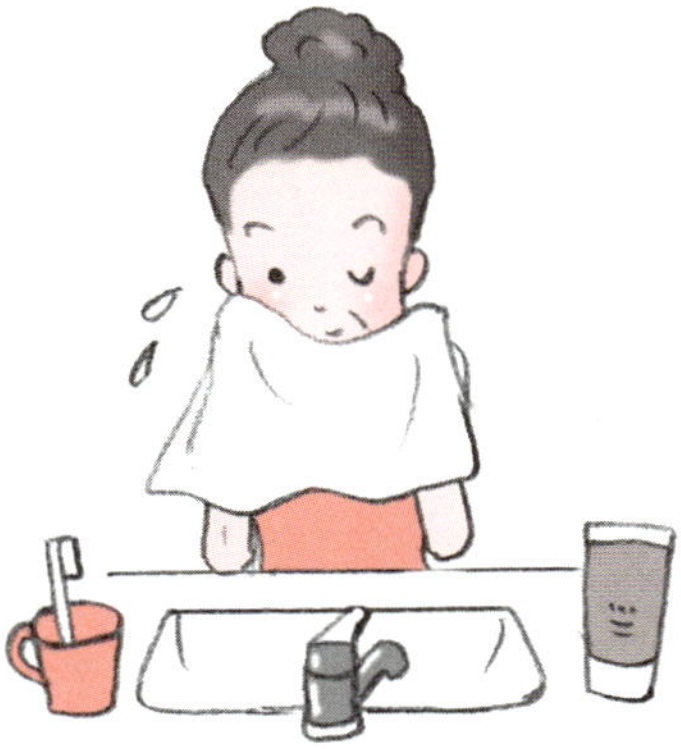

食事・運動・睡眠

・バランスのよい食事を心がける
・適度に運動する
・良質な睡眠をとる

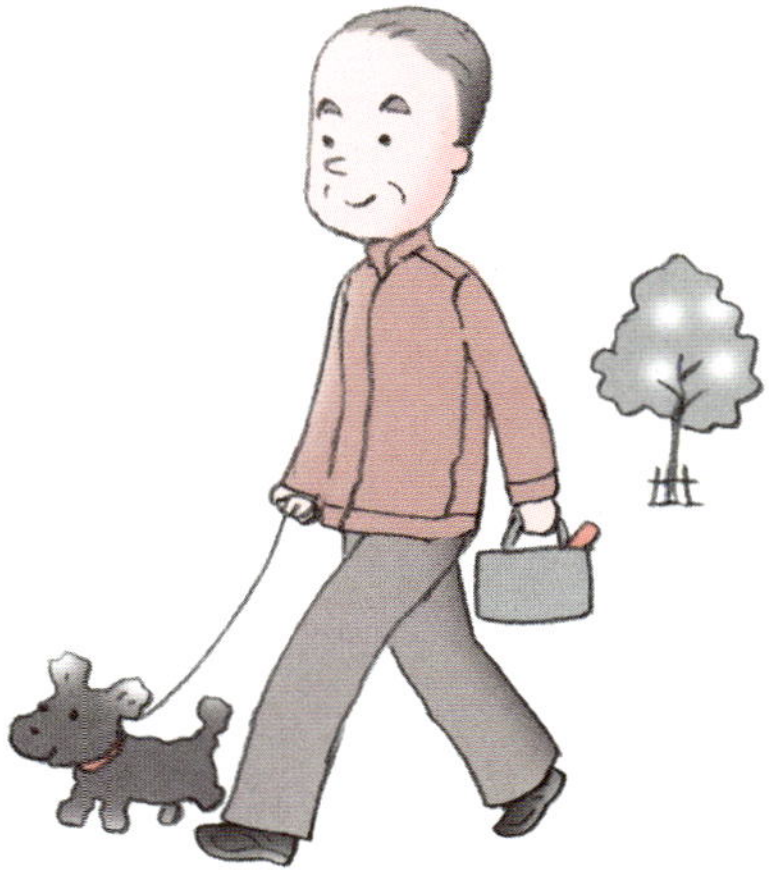

自尊心を傷つけない

・怒鳴ったり、叱ったりしない
・手をあげたり、強制したりしない
・笑顔で接する

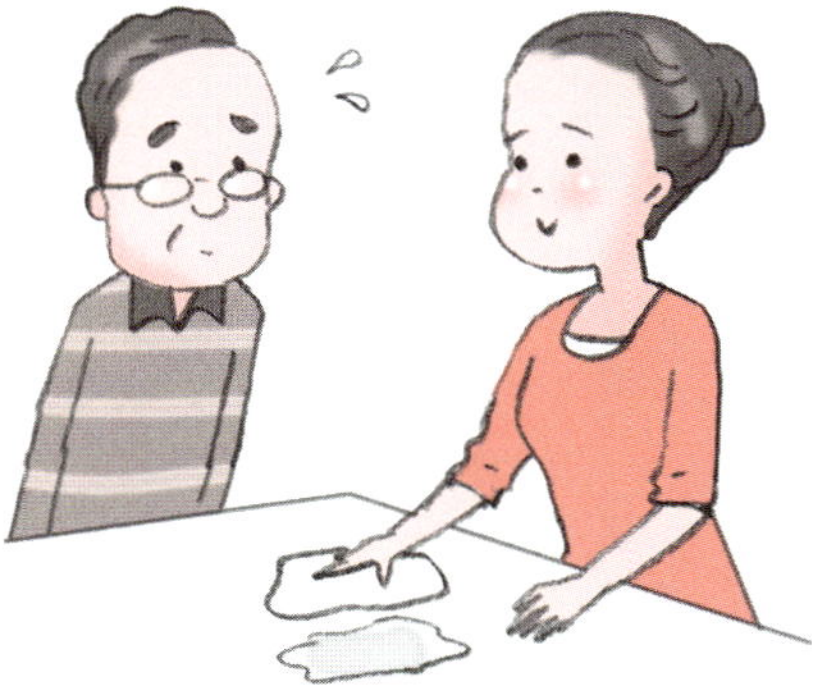

残っている機能を活用する

・できることをやってもらう
・認知症の人のペースにあわせる
・急かしたり、やっていることを取り上げたりしない

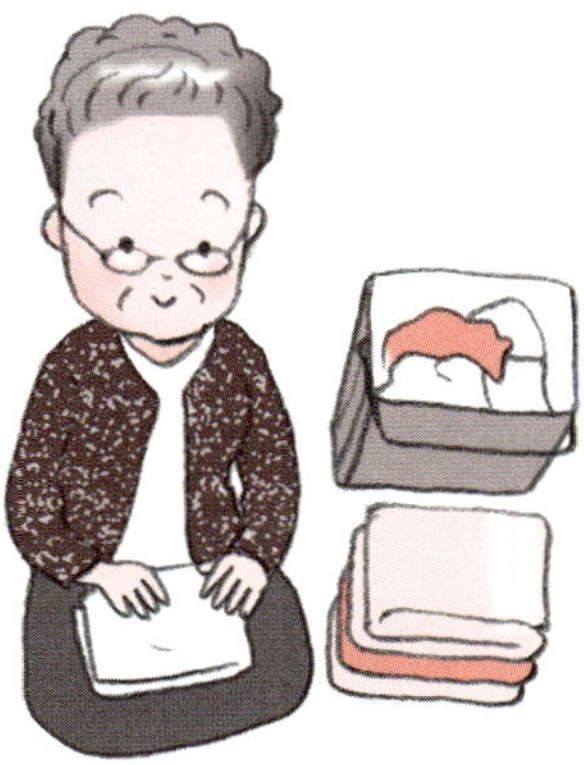

認知症の進行

中期ではBPSDの症状を軽くする介護を

中期になると、徘徊や失禁など介護者の負担となる症状が目立ってきます。こうした症状を軽減することが介護のポイントです。

介護者を悩ませるBPSD

認知症の中期には、記憶障害が進行するほか、今いる場所や時間がわからなくなるといった見当識障害が現れます。

また、徘徊や暴力、失禁、幻覚など、介護者にとっては厄介な症状が目立ってきます。こうした症状をBPSD（認知症の行動・心理症状）と呼びますが、認知症の人に必ず現れるというわけではなく、人によって症状の現れ方も程度も異なります。それは、BPSDの発症に、本人の気質や周囲の環境などが影響しているためです。

認知症の人からの信頼が介護負担を軽減する

BPSDは対応のしかたによって、症状を軽減したり改善したりすることができます。

行動の背景にある理由を理解し、介護者が感情的になることなく適切に対処することで、認知症の人は介護者を味方であるとみなし、安心して介護を任せるようになるのです。

また、音楽療法やアニマルセラピーなどのリハビリテーションで精神的な落ち着きが得られることもあります。

こうした症状の軽減に配慮するいっぽうで、介護者の健康管理にも留意する必要があります。

BPSDが現れると、介護者は肉体的にも精神的にも疲労がつのります。家族でシフトを組んで介護を分担するなど、介護者の自由な時間を確保することも、この時期に検討すべき課題です。

ＢＰＳＤへの対処が中期のポイント

BPSDの症状を軽くする

認知症の人の信頼を得る

・感情的にならない
・認知症の人の気持ちを理解する
・味方であると感じてもらう

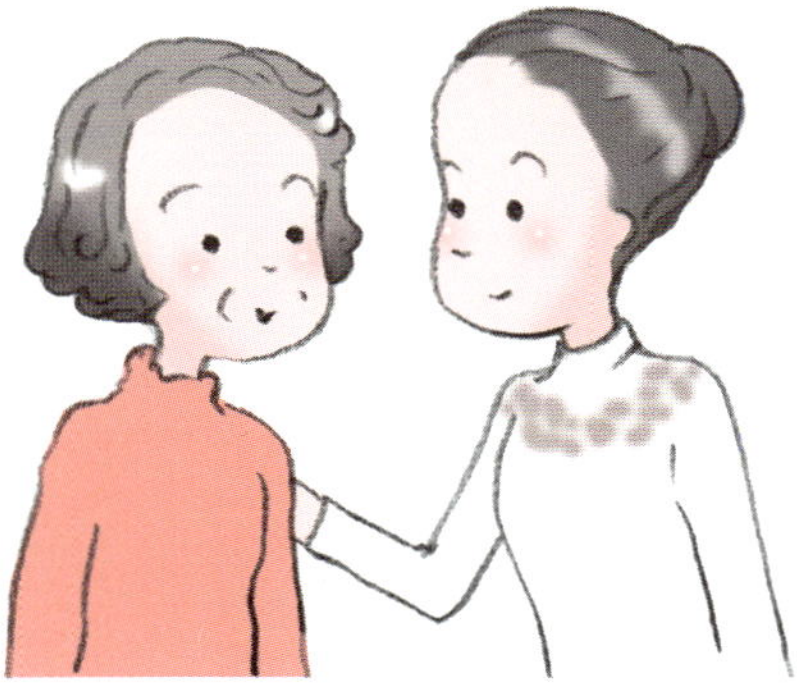

リハビリテーション

・精神的な落ち着きが得られると、BPSDが現れにくくなる

薬物療法

・抑うつ、幻覚、妄想などの症状は、薬の使用で症状が軽減する

※BPSD＝認知症の行動・心理症状（Behavioral and Psychological Symptoms of Dementia）

介護者の負担を軽減する

介護を分担する

・夜間だけでも、ほかの家族にみてもらう
・家族でシフトを組み、介護者の自由な時間を確保する

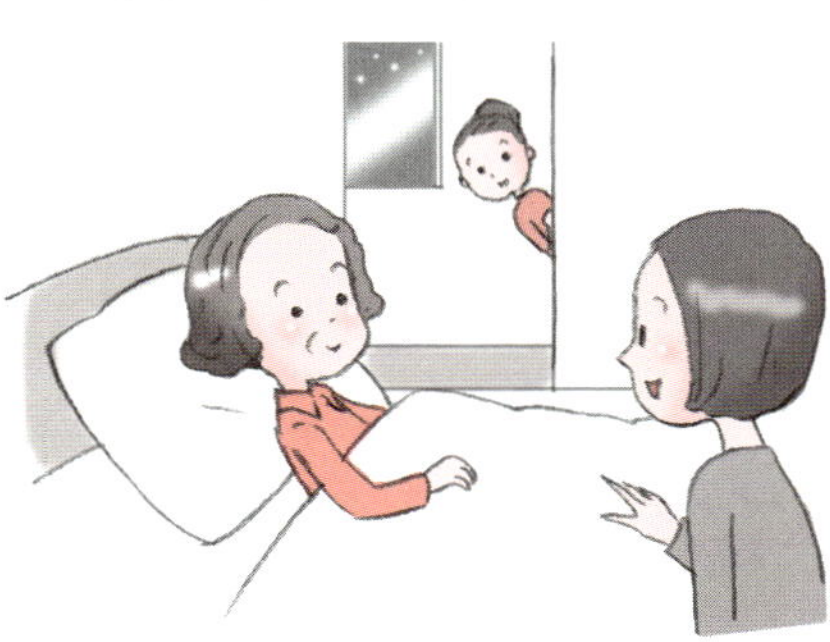

介護サービスを利用する

・デイサービスやショートステイなどを利用することで、症状の進行が抑制されることもある

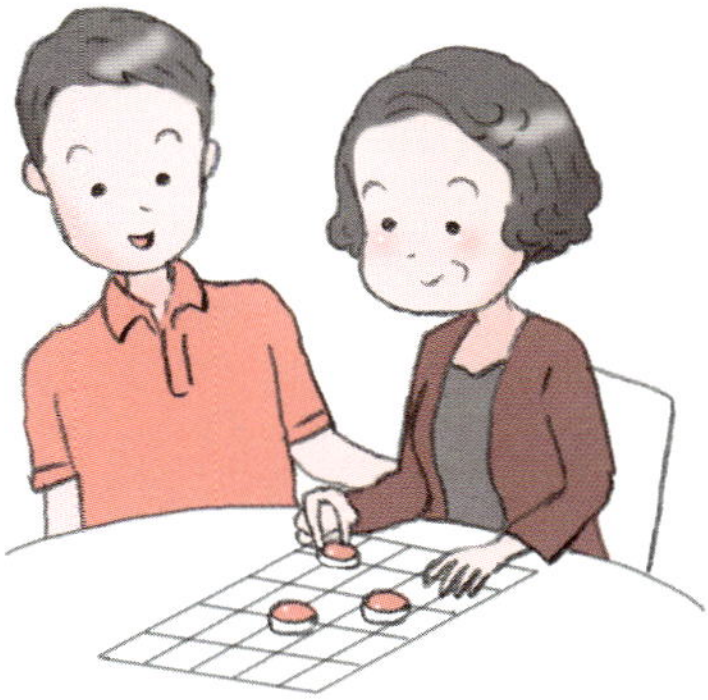

認知症の進行

重度化したら介護者の負担を軽くする方策も

認知症の後期になると、日常生活のほぼすべてに介助が必要となります。介護者の介護疲れもピークに達するころです。

運動機能が低下すると常に介助が必要になる

認知症の後期に入ると、認知機能の低下により、会話が成立しなくなったり、異食（食べ物ではない物を食べる）や弄便《ろうべん》（便をいじったり、こすりつけたりする）など身体にかかわる症状が現れます。

また、運動機能が低下することで、歩行障害や嚥下《えんげ》（飲食物を飲み下す機能）障害、排尿排便障害などが起こります。

このころには、徘徊や暴力、妄想、睡眠障害などの症状は落ち着きますが、日常生活のほぼすべてのことに介助が必要となります。

介護サービスを利用して介護疲れを回避する

後期の介護は、危険回避にも注意を払わなければなりません。刃物やライターをいじってケガをしても、感覚がマヒしてしまうと痛みを訴えることができません。また、嚥下障害によって誤嚥性肺炎を引き起こしたり、ほかの身体疾患を合併することもあります。

介護に休みはありません。終わりの見えない介護を続ける家族は、やがて心身ともに疲弊してしまいます。

症状が重度化してきたら、介護者の負担を軽減するよう配慮しましょう。

在宅ケアでできるだけ多くの介護サービスを利用したり、認知症の人を受け入れる介護施設を利用する方法もあります。こうした介護サービスをスムーズに利用するためにも、あらかじめ情報を集めておくことが大切です。

後期は介護者の負担がいっそう大きくなる

認知機能の低下が進む

・会話が成立しなくなる
・物の使い方や、そのもの自体がわからなくなる
・異食や弄便など見過ごせない症状が現れる

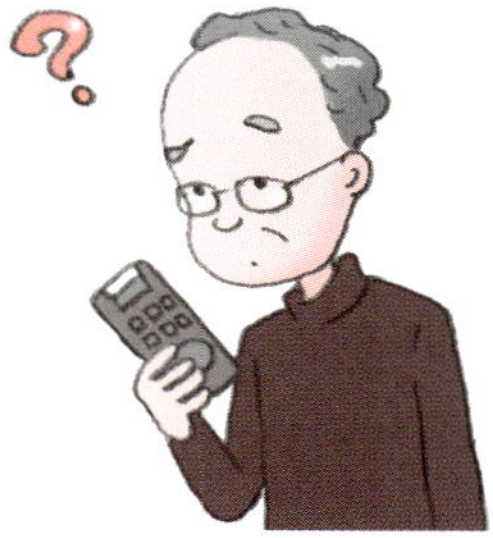

運動機能が低下する

・歩行障害、嚥下障害、排尿排便障害などが起こり、生活全般に介助が必要となる
・やがて寝たきりになると、免疫力が落ち病気にかかりやすくなる

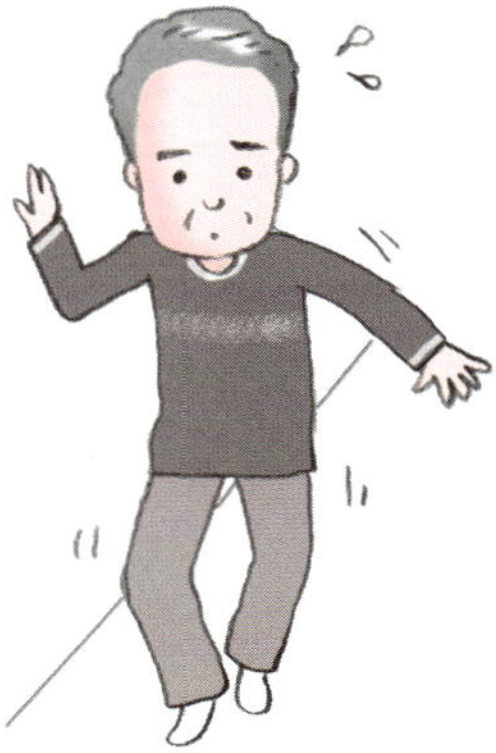

身体状態への注意が必要となる

・ほかの身体疾患を合併しないか
・気がつかないあいだにケガをしていないか
・嚥下障害などによって肺炎を引き起こしていないか

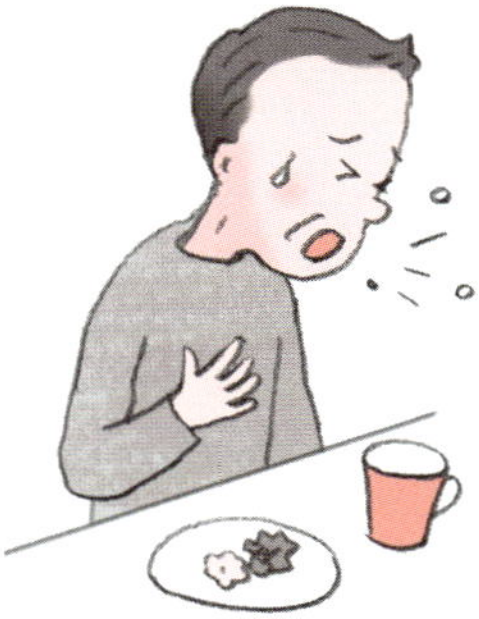

介護者の負担軽減のために、介護サービスを利用する

【在宅ケアの場合】

・訪問介護
・デイサービス
・ショートステイ　など

【介護施設の場合】

・認知症対応グループホーム
・介護付き有料老人ホーム
・介護老人福祉施設　など

認知症とはどういう病気か？

人は年をとり、もの忘れが多くなると「もしかして認知症？」と不安になりがちです。加齢によるもの忘れと認知症のもの忘れは違います。

体験したことそのものを忘れてしまう認知症

年をとると、物の置き場所を忘れたり、人の名前がすぐに思い出せないことがあります。しかし、物を置くまでの行動をたどったり、会ったときの記憶をたぐることで思い出すことができます。これが、加齢によるもの忘れです。

これに対し、認知症の場合は、物を置いたことや、人に会ったことなど、体験そのものを忘れているため、ヒントがあっても思い出すことができません。

脳の機能の低下により日常生活に支障をきたす

認知症は、記憶力や判断力に障害が起こり、脳の機能が著しく低下した状態です。

初期は、体験から数日間の記憶があやふやになり、やがて、数分前・数秒前の出来事も思い出せなくなります。

そのいっぽうで、古い記憶にはほとんど影響がないため、「ついさっきやったことは忘れているのに、昔のことはよく覚えている」という状態になります。

記憶力に障害が起こると、新しいことを覚えられない、どこに行こうとしていたか忘れて道に迷う、鍋を火にかけっぱなしにしてしまうなどの失敗が増えます。

また、ことばが出てこない、話がかみ合わない、日付や曜日がわからない、道具や家電製品の使い方がわからなくなるなど、日常生活に支障が生じるほか、うつ状態になったり、人格が変わったように見えることもあります。

「加齢によるもの忘れ」と「認知症によるもの忘れ」の違い

加齢によるもの忘れ

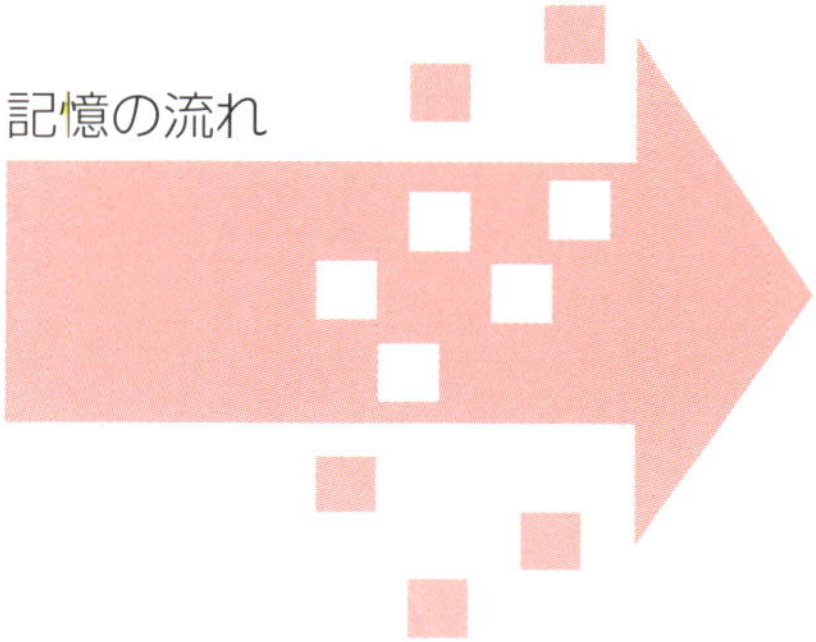

**出来事の一部を忘れても
体験そのものは覚えている**

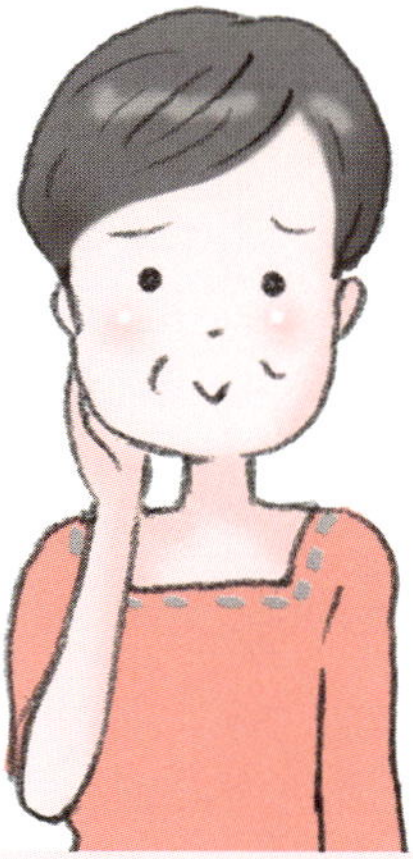

- ヒントがあれば思い出せる
- 忘れたという自覚はある
- 大きく進行することはない
- 判断力や理解力に問題はない
- 日常生活への支障はない

認知症によるもの忘れ

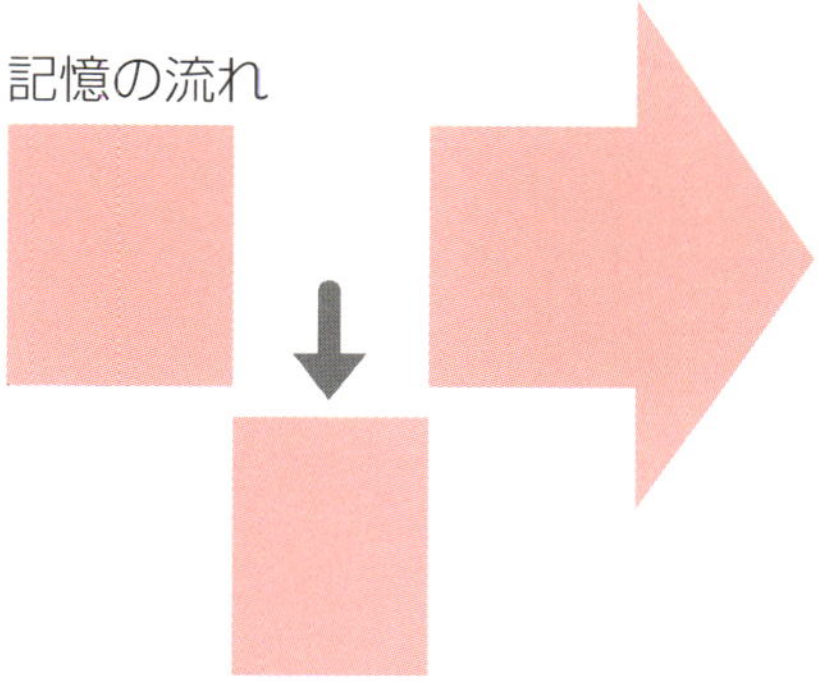

**体験そのものが
記憶から抜け落ちる**

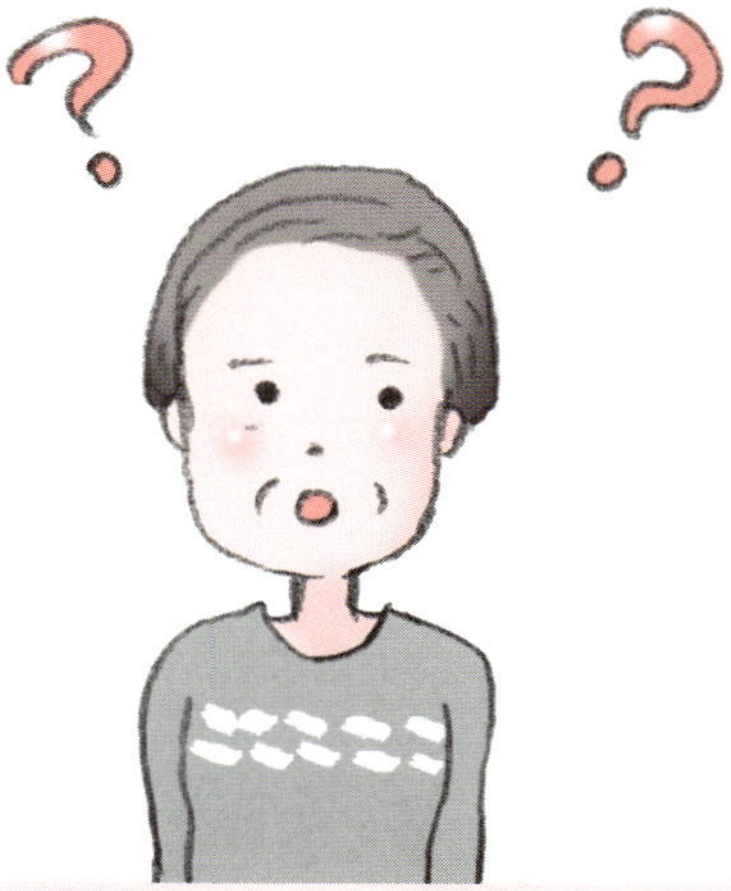

- ヒントがあっても思い出せない
- 忘れたという自覚がない
- 徐々に進行する
- 判断力や理解力が低下する
- 日常生活に支障がある

発見と治療

最近、少し様子が変だと感じたら

認知症では早期発見・早期治療がとても大切です。少し変だなと感じたらかかりつけ医に気軽に相談しましょう。

認知症に気づくのは本人

認知症を最初に気づくのは本人です。もの忘れがひどくなる、これまでできていたことができなくなる、何をするにも億劫になる。そんな症状に気づき「もしかしたら、自分は認知症では…」と、不安を抱えます。

しかし本人から抱えている不安を口に出すことは少なく、逆に症状を隠すことに一生懸命になったり、そのことがストレスとなり症状を進行させたりします。

そうした認知症が疑われる人に、働きかけられるのは身近な家族です。少し変だなと感じたら、それが「たまたまの言動なのか」「最近頻繁なのか」よく観察することが大切です。

「変だな」と感じたらかかりつけ医に相談を

思考力や判断力まで低下し、認知症が疑われるようなら早めにかかりつけ医に相談しましょう。本人が納得しているようなら、物忘れ外来や精神科、神経内科を受診するのが最善です。ただ、精神科などを受診するのが不安なようなら、まずかかりつけ医に相談するのがよいでしょう。

とくにかかりつけの病院がない場合は、物忘れ外来や精神科などのある病院に電話して相談するか、「**地域包括支援センター**」に紹介してもらうことも可能です。

「おかしい」と気づいたら、「最近体調はどう？」と話しかけ相談することが進行を防ぐ第1のステップです。

こんな症状が現れたら受診を

①最近、記憶があいまい

　同じことを何度も聞いたり、約束・時間・名前を忘れたりします。最近のことを思い出せず大事なものをなくしたりガスや水道の締め忘れなどの心配も。

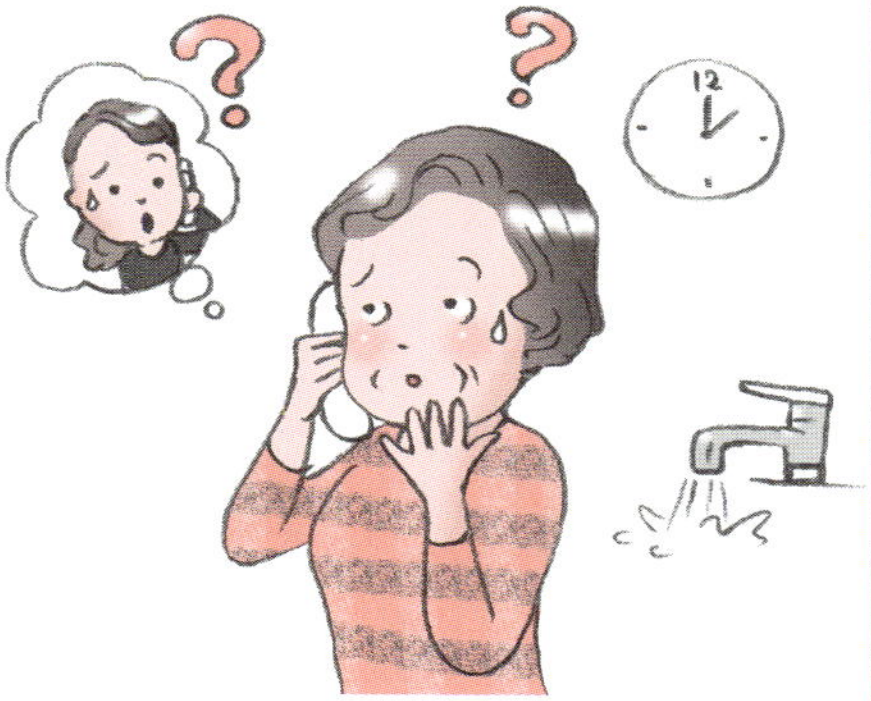

②やる気がない

　活発で行動的だった人が、外出をおっくうがったりします。周囲への関心がなくなったように、服装がだらしなくなったりします。

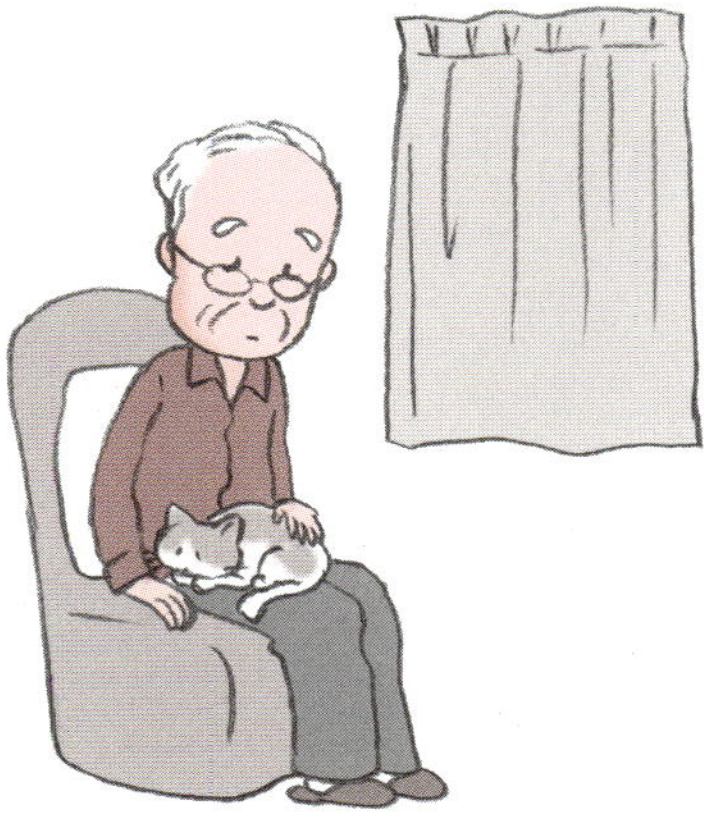

③できていたことができない

　例えば、料理などの家事ができなくなることがあります。慣れた作業ができなかったり、計算間違いをしたりします。

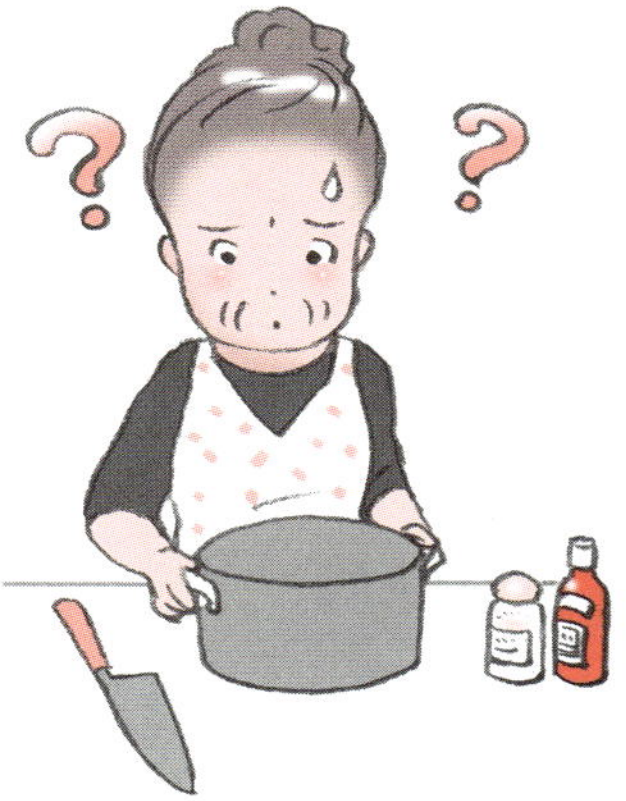

④性格が変わったみたい

　穏やかな性格だった人が、突然、怒りっぽくなったり疑り深くなったりします。逆に、覇気がなく角がとれて性格が丸くなったように見える場合もあります。

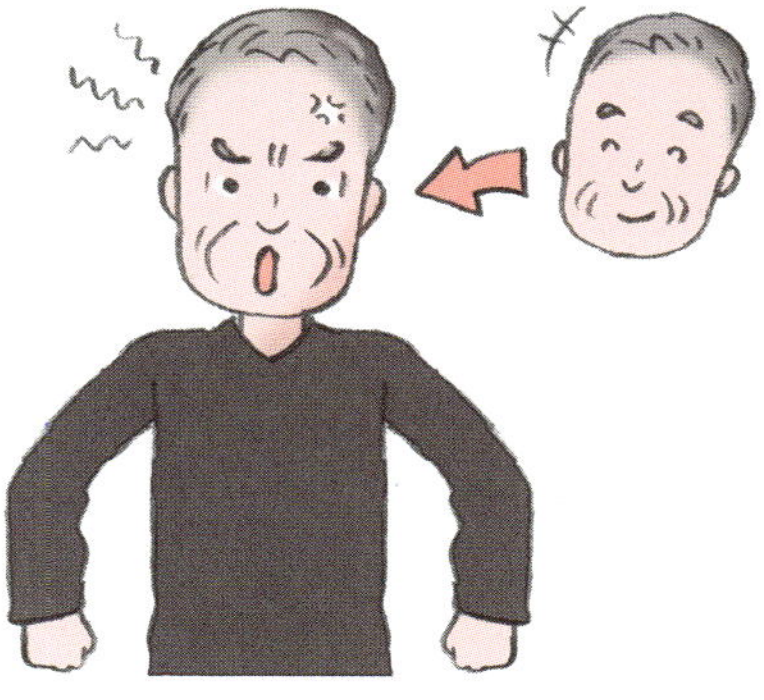

発見と治療

認知症の診断はどのようにされるか？

認知症の診断は、問診、診察、検査の結果によってくだされます。このとき、家族からの情報が重要になるので、必ず同席しましょう。

医師に伝えたいことはあらかじめまとめておく

受診の際は、まず問診を受けます。ここでは、受診のきっかけとなった症状、日常生活で支障となっていること、これまでにかかった病気、現在かかっている病気と服用している薬、現在の生活環境、血縁関係にある家族の病歴などが尋ねられます。

このとき重要になるのが家族からの情報です。本人と家族を別々に問診して、本人の話との食い違いを診断に生かすこともあります。

また、家族の話す日常生活の様子が、認知症の進行状況を判断する材料にもなります。日ごろ気になっている症状などがあれば、事前にまとめておきましょう。

次に、医師による診察を受けます。医師は、問診の内容をもとに本人から話を聞き、認知症の可能性があるかを判断します。

各種検査で認知症の原因を特定する

認知症の可能性がある場合は、神経心理検査や画像検査、また必要に応じて、血液検査や心電図検査などを行います。

神経心理検査は、記憶力や判断力を調べるもので、ＭＭＳＥや長谷川式認知症スケールなどがあり、質問形式で行われます。

画像検査は脳の状態を調べるもので、脳の梗塞や萎縮の状態がわかるＣＴやＭＲＩでは、これらを原因とする脳血管性認知症が診断できます。また、脳の血流量を調べるＳＰＥＣＴではアルツハイマー型認知症の早期診断ができます。

認知症の診断までの流れ

問診

本人の症状を正しく把握するためにも、家族からの情報は大切。具体的な症状などは、事前にまとめておく

・具体的な症状や日常生活での問題点
・これまでかかった病気
・現在かかっている病気と服用中の薬
・血縁者の病歴　など

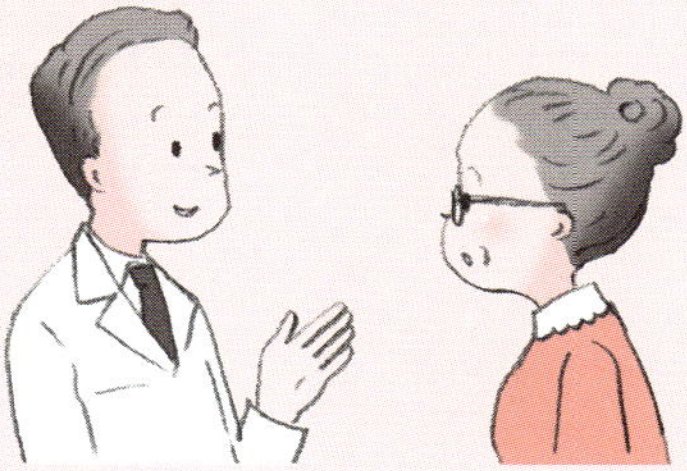

↓

診察

問診の内容をもとに、本人から話を聞く。また、血圧測定、聴診のほか、発語、聴力、手足のマヒ、歩行状態などを調べる

↓

検査

神経心理検査
記憶力・判断力のテスト

・MMSE（Mini-Mental State Examination）
・長谷川式認知症スケール　など

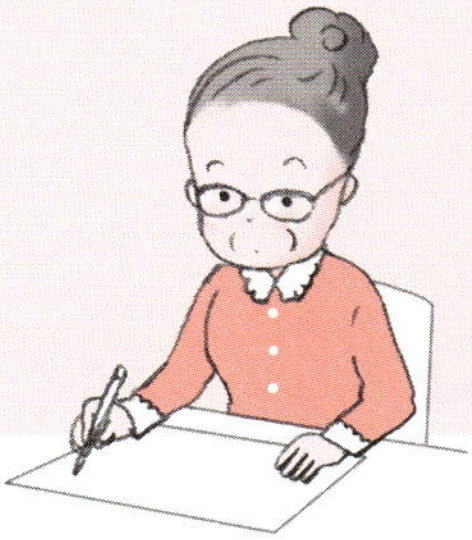

画像検査
脳の状態を調べる

・脳の梗塞や萎縮の状態がわかる
CT（コンピュータ断層撮影）
MRI（磁気共鳴画像診断）
MRA（磁気共鳴血管診断）

・アルツハイマー型認知症の早期診断ができる
SPECT（単光子放射断層撮影）
PET（陽電子放射断層撮影）

↓

診断

発見と治療

認知症の治療はどのように行われるか?

現在の医学では、認知症の人の失った機能を取り戻す治療法はありません。しかし、進行を遅らせる方法はあります。

認知症の治療の目的は残された機能の維持

認知症の原因によっては、治療できるものもありますが、多くの場合、完全に治すことはできません。そのため、病状の進行を遅らせ、残された機能を維持しつつ、日常生活に支障となる症状を軽減・改善することが、認知症の治療の目的となります。

一般的には、薬物療法と脳のリハビリテーションを組み合わせた治療が行われます。

薬物療法と脳のリハビリによる治療

薬物療法には、①認知症の原因疾患に対する治療、②認知症によるさまざまな症状に対する治療、③臓器に現れる症状に対する治療の3つの方法があります。

アルツハイマー型認知症などの認知機能障害に対しては、抗認知症薬が、また、興奮状態や妄想、幻覚などの症状には向精神薬、昼夜逆転や不眠などの症状には睡眠剤などが用いられます。

脳のリハビリテーションは、残された機能を少しでも長く維持するために行われます。

過去の記憶を意識的に引き出して脳を刺激する回想法、時間や場所などを正しく認知するよう支援するリアリティ・オリエンテーションなど、さまざまな方法がありますが、無理強いをしてストレスを与えないことが大切です。

これらの治療に加え、家族が適切なケアを行うことで、症状が消失したり軽減したりすることもあります。

認知症の薬物療法

①認知症の原因疾患に対する薬

・アルツハイマー型認知症治療薬（26ページ参照）
・脳循環改善薬、脳代謝改善薬　など

②認知症によって現れる症状に対する薬

・抗精神病薬
・抗うつ薬、感情調節剤
・抗不安薬
・睡眠導入剤　など

③臓器に現れる症状に対する薬

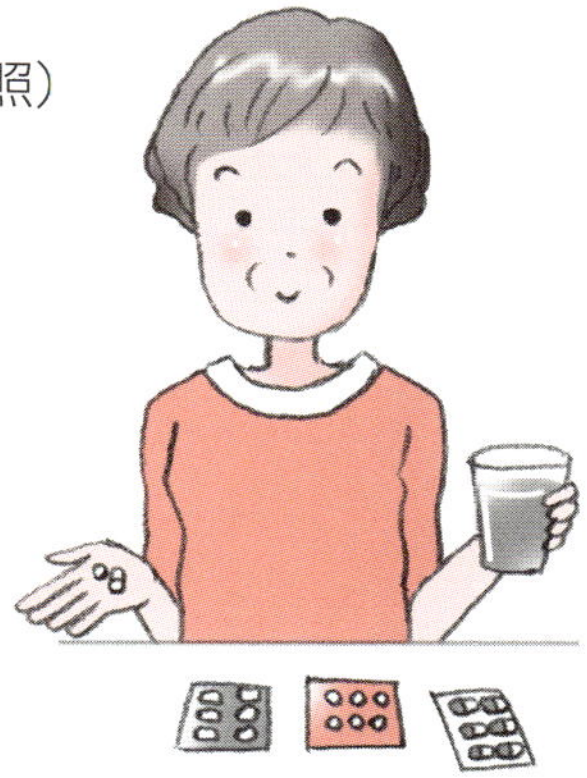

脳のリハビリテーションの例

回想法

過去の記憶を引き出し、スタッフが共感することで、心の安定を図る

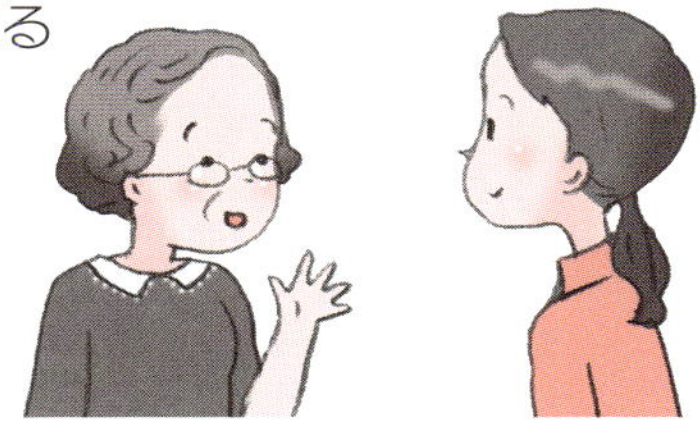

リアリティ・オリエンテーション

時間や場所など、認知症の人がおかれている現実に対する認識を深める

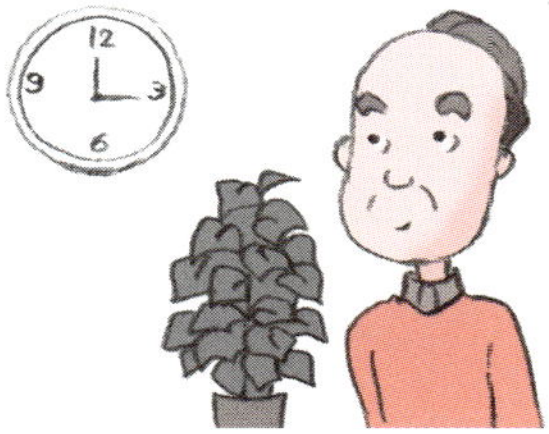

音楽療法

子どものころの歌を歌ったり、簡単な楽器で演奏したりすることで、リラックス効果や情緒の安定を図る

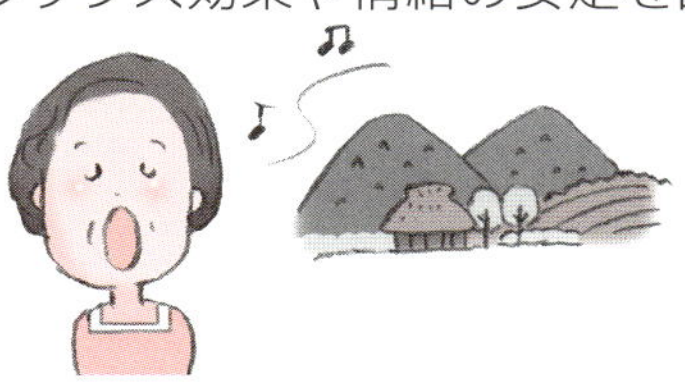

アニマル・セラピー

動物と触れ合ったり交流することで、癒しの効果を図るとともに、自発性を高める

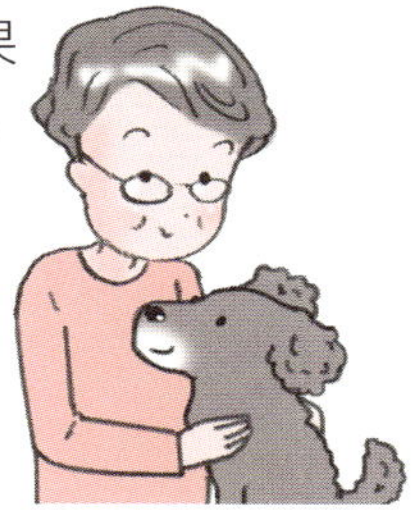

アルツハイマー型認知症に有効な薬物治療

現在、アルツハイマー型認知症の治療薬として、4種類の薬が認可されており、進行の程度や効き方に応じて処方されます。

認知機能の障害は神経細胞の脱落が原因

認知症は、脳の神経細胞が何らかの原因で脱落することで、認知機能に障害を起こします。

アルツハイマー型認知症の場合、アミロイドβたんぱくが脳のなかに出現し、神経細胞を侵すことで、神経の働きを促す物質（神経伝達物質）の機能が失われ、記憶障害などが起こります。

アルツハイマー型認知症の薬は、こうした神経細胞に働きかけるもので、2つタイプがあります。

神経細胞に働きかける2タイプの薬がある

1つは、記憶に関連する神経伝達物質の一種であるアセチルコリンを脳内にとどめておく薬（コリンエステラーゼ阻害薬）です。

この薬剤は、分解酵素（コリンエステラーゼ）に結合し、神経伝達物質が分解されるのを阻害することで、アセチルコリンの減少を抑えます。

このタイプの薬には、ドネペジル塩酸塩（製品名・アリセプト）、ガランタミン、リバスチグミンの3種類があり、リバスチグミンは貼り薬です。

もう1つは、神経細胞を保護する薬（NMDA受容体拮抗薬）です。これは、過度に活性化するNMDA受容体に結合し、過剰なカルシウムイオンの流入を阻むことで記憶の情報伝達を整える薬剤で、メマンチンという薬がこのタイプに該当します。

また現在、2種類の根本治療薬が臨床研究中です。

アルツハイマー型認知症に有効な2タイプの薬

コリンエステラーゼ阻害薬

分解酵素の働きを阻害して、神経伝達物質の減少を抑える

・**ドネペジル塩酸塩**
製品名　アリセプト
・**ガランタミン**
製品名　レミニール
・**リバスチグミン**
製品名　リバスタッチ　イクセロン

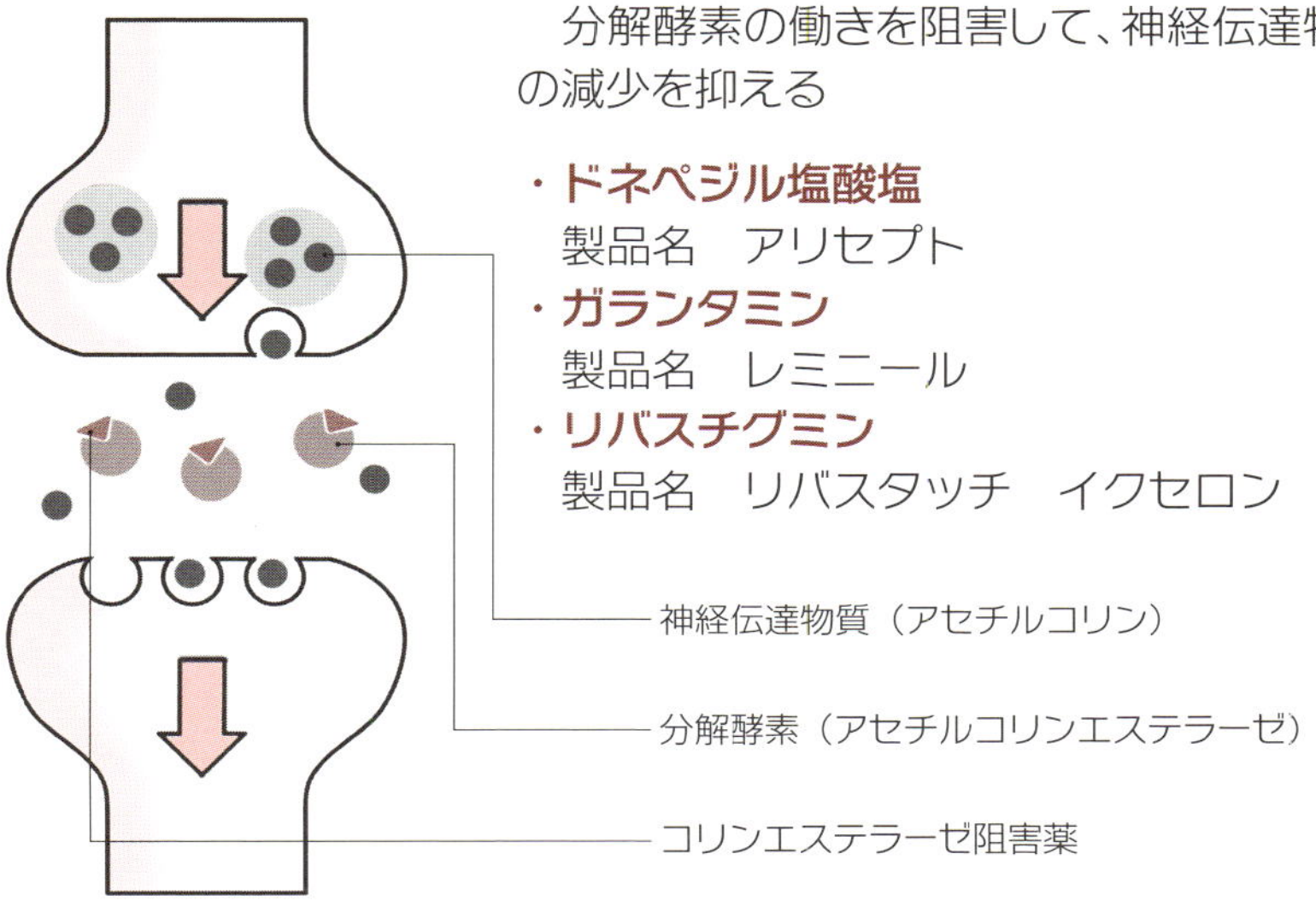

NMDA受容体拮抗薬

過剰な刺激を抑えて神経細胞を保護する。コリンエステラーゼ阻害薬と併用すると、効果が促進される

・**メマンチン**
製品名　メマリー

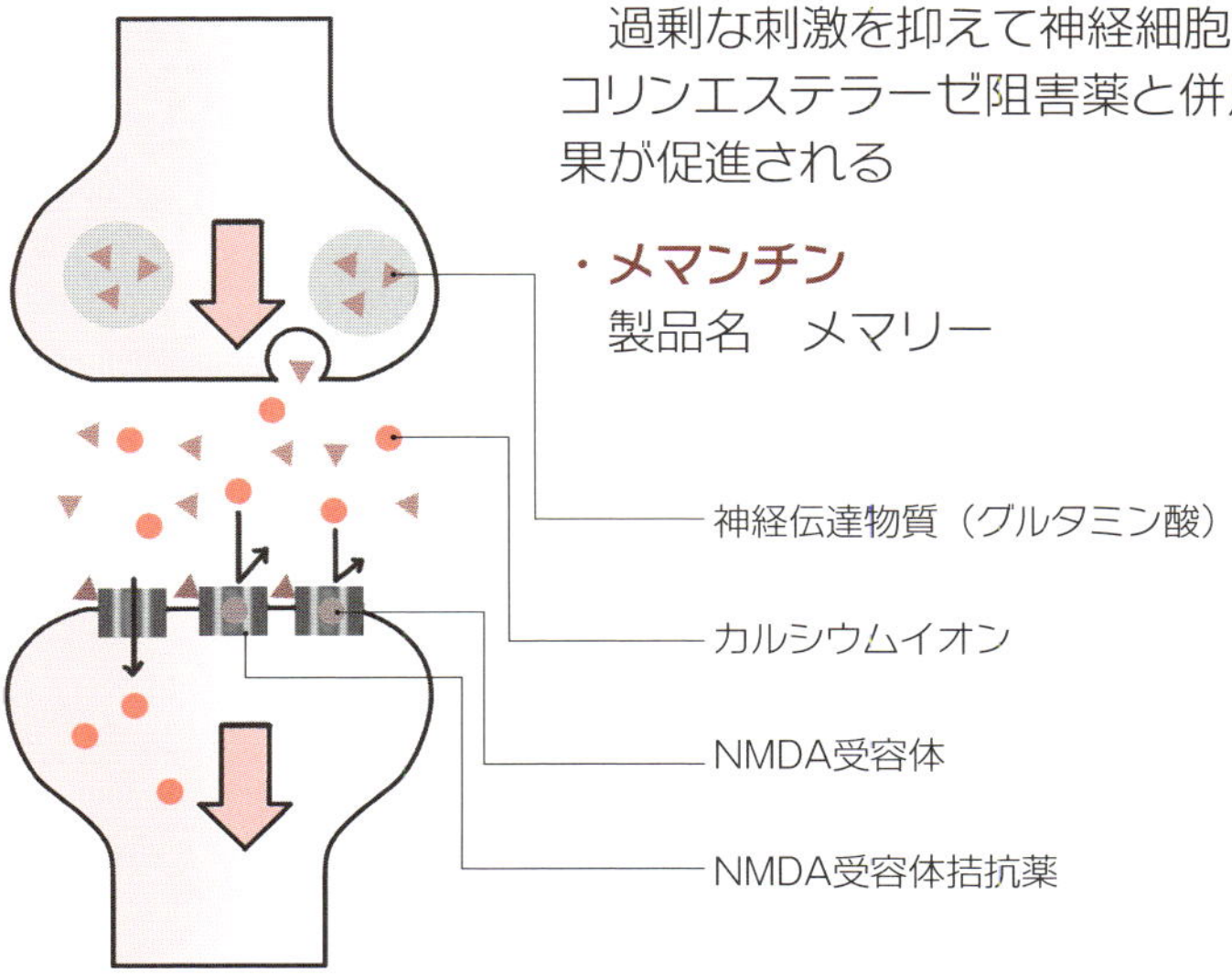

発見と治療

早期発見によって進行を遅くできる

認知症は徐々に症状が悪化していくことが多く、受診のタイミングを逃しがちですが、早く治療を始めれば進行を遅らせることができます。

早期発見が認知症の進行を左右する

何となく様子がおかしいと思っても、家族が認知症であるという事実を受け入れ難かったり、思い過ごしではないかと、受診のタイミングが遅くなることがあるようですが、認知症もほかの病気と同様、早期発見がその後の進行を左右します。

認知症の約1割は、外科的治療が可能な病気が原因であるといわれています。しかし、原因を特定するのが遅れれば、病状も進行し、回復が見込めなくなることもあります。

また、アルツハイマー型認知症に有効な治療薬も、早期に服用を開始し、適切なタイミングで2タイプの薬を併用することで、さらに進行を抑制する効果が期待できます。

認知症の予備軍なら回復も期待できる

早期発見の重要性は、認知症の発症後だけではありません。

認知症ではないものの、認知機能が衰えてきている場合、MCI（軽度認知障害）の疑いがあります。

これは、いわば認知症の予備軍で、5年間で50％の人が認知症を発症するといわれ、厚生労働省によれば、MCIの人口は約380万人と推計されています（平成22年）。

早期にMCIと診断されれば、適切な治療と生活習慣の改善にいち早く取り組むことができ、認知機能を回復したり、認知症の発症を遅らせることが期待できます。

早期発見はこんなに大切!!

治療が可能な認知症もある

脳腫瘍、慢性硬膜下血腫、正常圧水頭症、脳血管障害などが原因の場合、早期に治療すれば回復が見込める

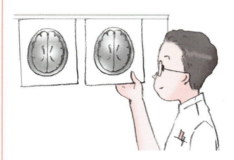

薬物治療の効果が期待できる

アルツハイマー型認知症の場合、早期に適切な薬物治療を行えば、進行を遅らせることができる

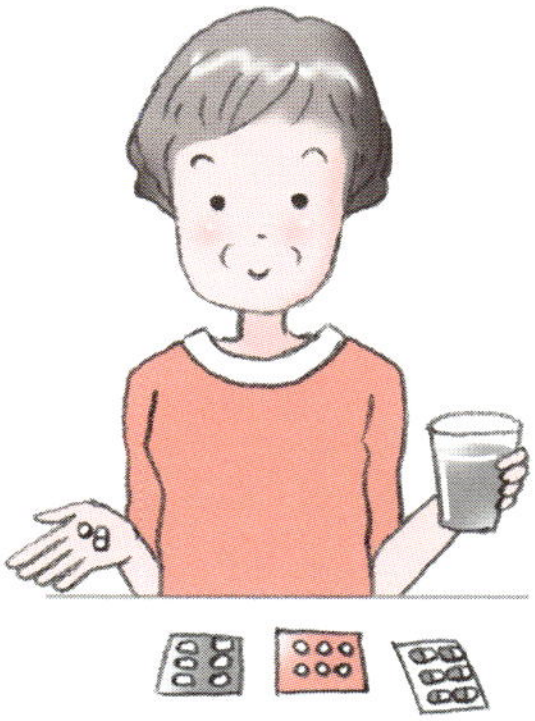

治療開始が早ければ、進行を遅らせることができる

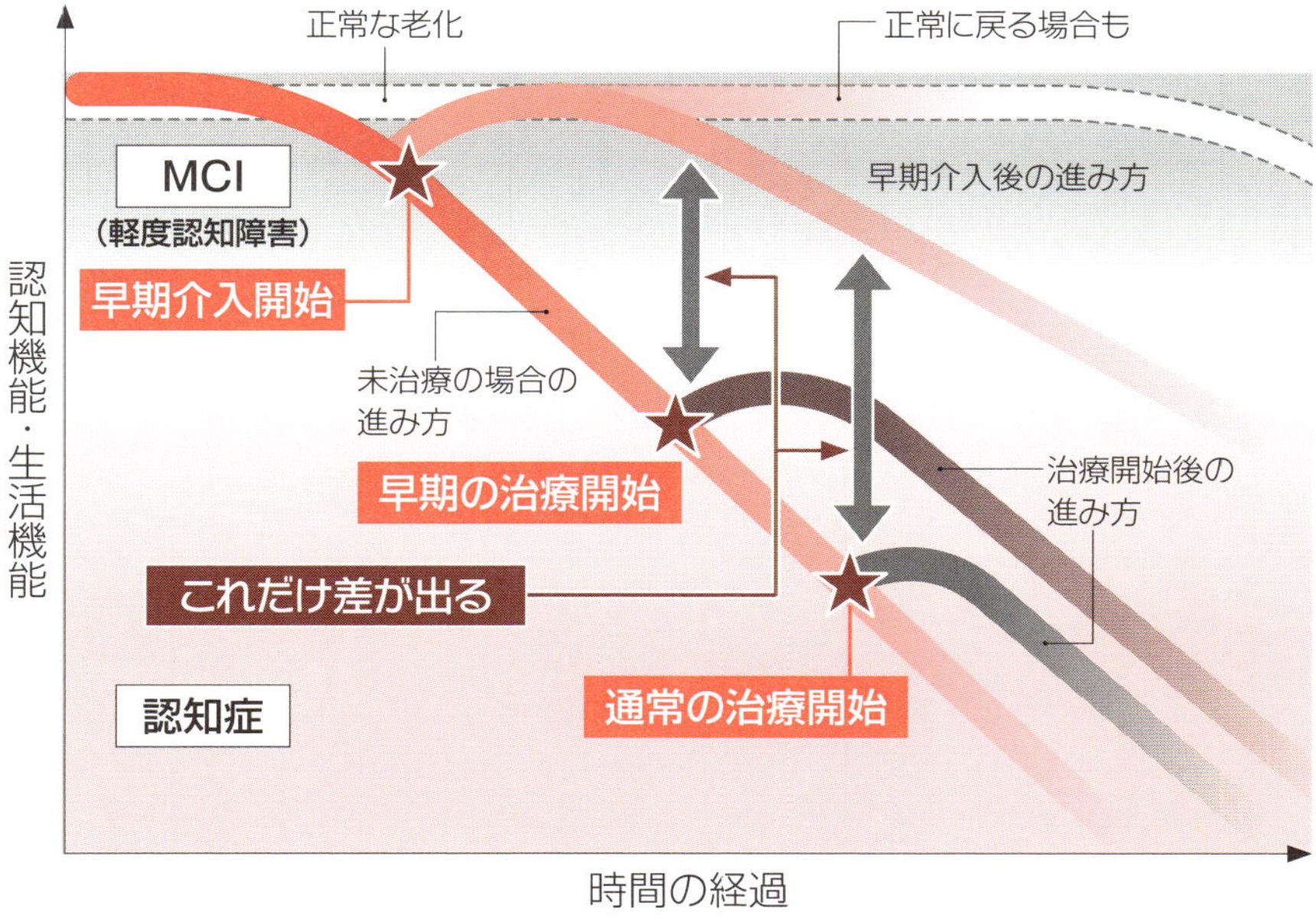

発見と治療

認知症と診断されても家族はあわてない

認知症と診断されたときの家族の悲嘆は、はかり知れません。しかし介護を楽にするためにも、現実を受け入れることが大切です。

告知は本人と家族同席のもとで行われる

認知症と診断された場合、基本的には、家族だけでなく本人にも告知されます。

認知症の初期では、一部の認知機能が低下しているだけで、病気について認識することができます。また近年、認知症について治療法や対処法などが明らかになってきており、社会的な理解が進んできています。本人と家族が病気を受け入れることで、よりよい生活をできるだけ長く維持することができるのです。

病気を受け入れることで適切な介護の準備ができる

とはいえ、家族が認知症であると診断されて、すぐに受け入れられるものではないでしょう。

一般的には、「戸惑い・否定」の感情がわき上がり、どう対応していいかわからない「混乱・不安」な気持ちになっていきます。その後、症状にも慣れて「割り切る」の気持ちが生まれ、ようやく病気を「受容」できるようになるといわれています。

しかし、本人も家族以上の不安や絶望感を抱えており、こうして家族が葛藤しているあいだにも、症状は進行していきます。

家族ができるだけ早く認知症という現実を受け入れることにより、今後の介護生活の準備を早期に始めることができます。そして、介護者に精神的な余裕が生まれ、それが認知症の人の心にもよい影響を与え、介護の負担が少しでも軽減されるのです。

認知症と診断されたら、家族はこのような準備をしよう!!

中心となる介護者を決める

本人の世話を中心となって行い、介護の方針を決定する人を決めるとともに、家族の役割分担を相談し、1人の介護者だけに任せきりにならないようにする

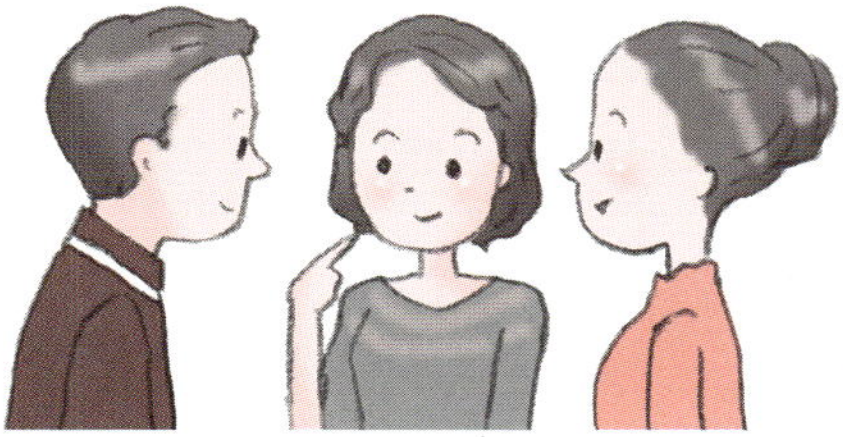

介護保険の申請をする

介護保険は申請から認定まで時間がかかる。すぐに公的サービスを利用する必要がなくても、介護保険の認定申請をしておく

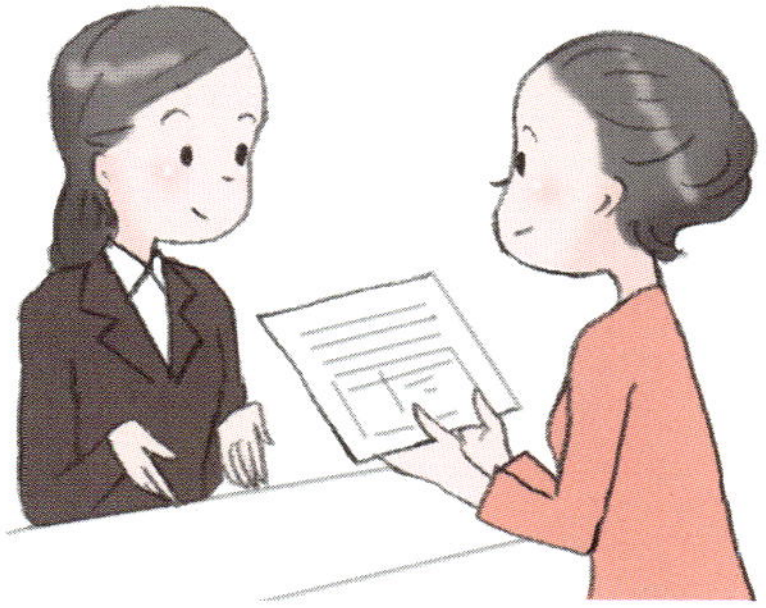

地域の介護サービスや介護施設の情報を収集する

突発的な事態に備えて、地域の介護サービスや介護施設の情報を収集し、できれば下見もしておく

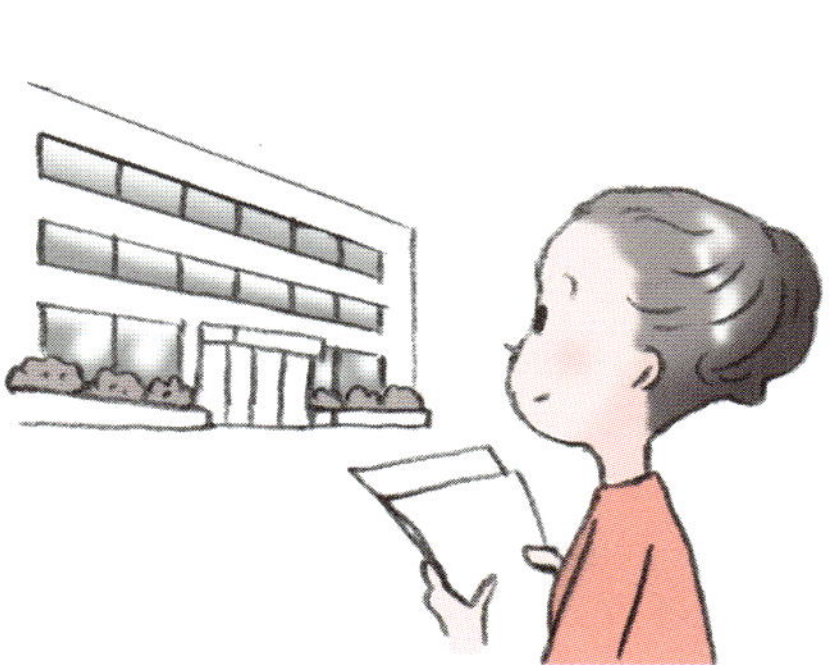

仲間や家族の会を探す

同じ境遇の人たちの経験談などは、本人や家族の不安を軽減してくれる。公益社団法人「認知症の人と家族の会」などで仲間を探す

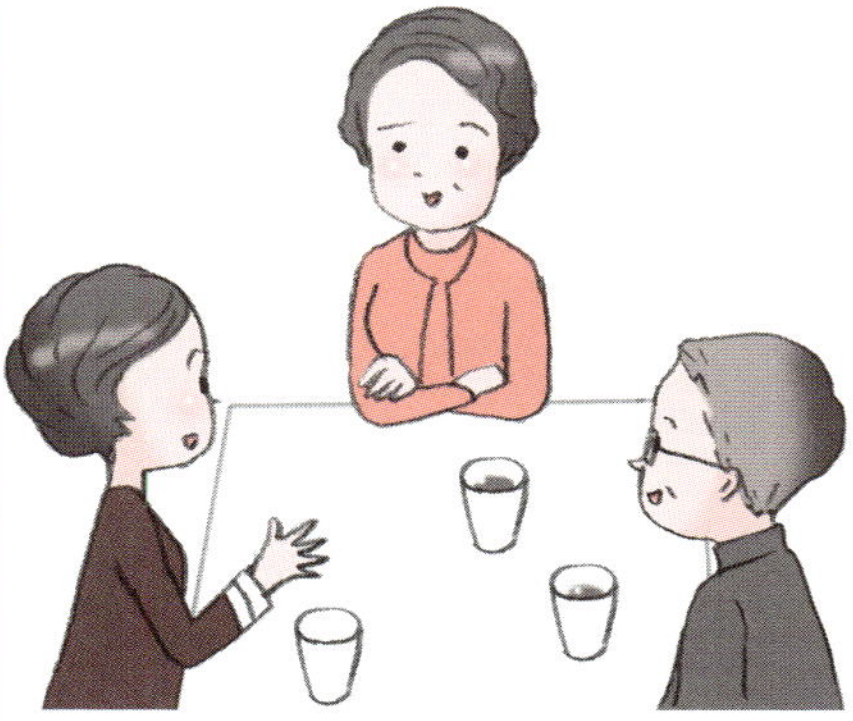

原因となる疾患

認知症の原因となる疾患とは?

認知症は病名ではなく、原因となる病気によって起こる症状です。原因疾患によって治療法が異なるため、病気について理解しましょう。

脳以外の病気でも認知症は現れる

「認知症=アルツハイマー病」と思われがちですが、認知症の原因疾患は多種多様で、その数は100を超えるといわれています。

原因疾患のタイプ別に分けると、アルツハイマー病のように脳の神経変性に原因があるものや、脳出血や脳梗塞など脳の血管障害が原因で起きるもの、頭部の外傷や脳腫瘍などの病気によって認知症が発症する場合もあります。

また、内分泌疾患や感染症、代謝・栄養障害、中毒性の疾患など、脳以外の身体疾患で認知症が現れることもあります。

治療や予防が可能な認知症もある

認知症のタイプで多いのは、アルツハイマー型認知症、脳血管性認知症、レビー小体型認知症、前頭側頭型認知症の4つで、これらが原因疾患の90%を占めます。

また、異なるタイプの認知症が混合して発症することもあり、アルツハイマー型認知症の3分の1は、脳血管性認知症を合併しているといわれています。

脳の神経変性に原因がある場合は根本的な治療はできませんが、なかには外科手術や薬物療法などで原因疾患を治療することで、認知症が改善したり、発症を予防することができるものもあります。

そのほか、認知症に似た症状が現れる病気もありますが、これらは薬物治療で症状が改善されます。早期に受診して原因疾患を特定することが治療の第一歩です。

認知症の原因疾患は100以上ある!!

原因疾別 認知症の割合

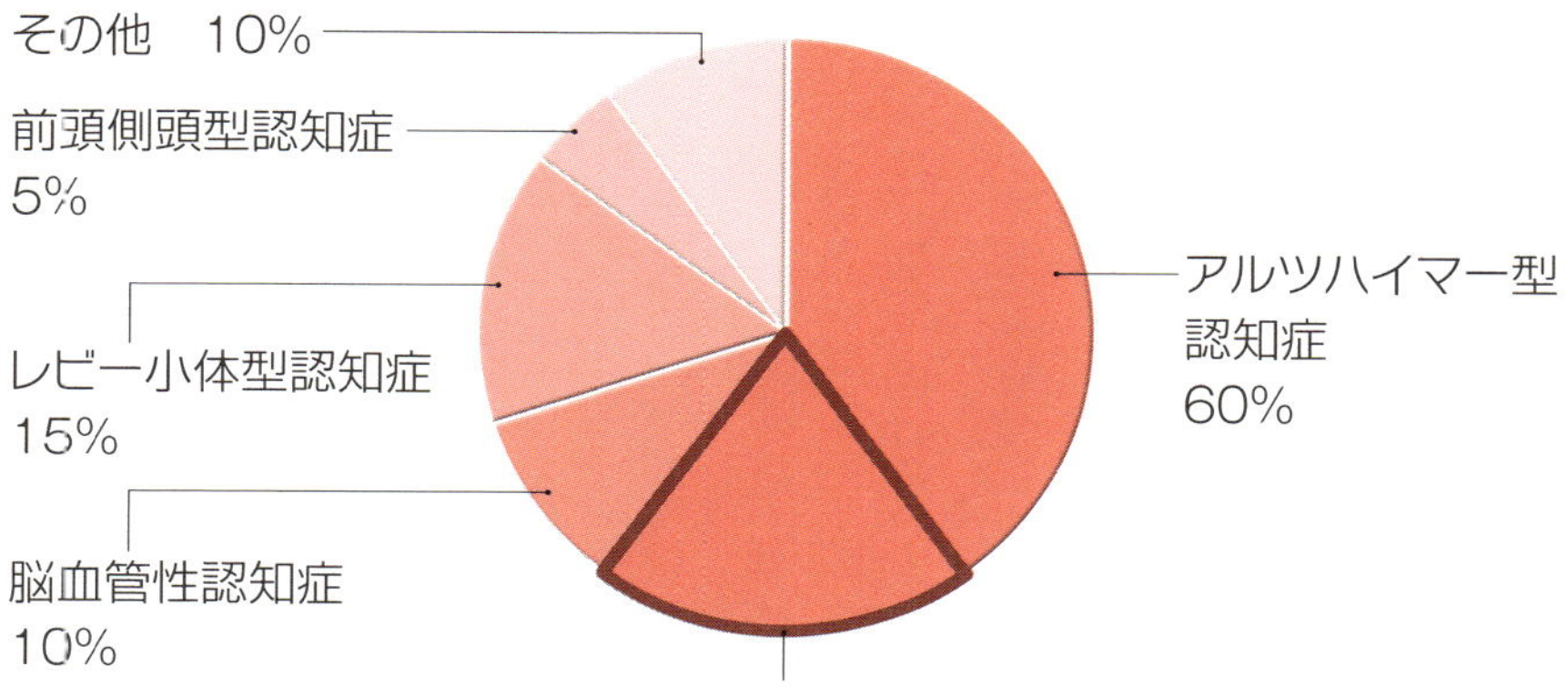

アルツハイマー病のうち約1/3は脳血管性認知症をあわせもつ

疾患のタイプ	認知症の種類
脳の神経変性	アルツハイマー型認知症、レビー小体型認知症、前頭側頭型認知症(ピック病)、パーキンソン病、ハンチントン病、進行性核上性マヒ、脊髄小脳変性症、皮質基底核変性症　など
脳血管障害	脳血管性認知症、ビンスワンガー脳症、多発梗塞性認知症、大･中梗塞性認知症、出血性認知症　など
頭部外傷	慢性硬膜下血腫、脳挫傷、脳内出血　など
悪性腫瘍	脳腫瘍、癌性髄膜炎　など
内分泌疾患	甲状腺機能低下症、副甲状腺機能亢進症、副腎皮質機能低下症、副腎皮質機能亢進症　など
感染症	クロイツフェルト･ヤコブ病、エイズ脳症、単純ヘルペス脳炎、脳梅毒、髄膜炎　など
代謝･栄養障害	ウエルニッケ脳症、肝性脳症、ビタミンB12欠乏症、脱水　など
中毒性疾患	薬物中毒、アルコール認知症、一酸化炭素中毒、金属中毒　など
その他	正常圧水頭症、低酸素脳症　など

原因となる疾患

アルツハイマー型認知症の特徴と対処

認知症の原因疾患の約6割を占めるのが、アルツハイマー病です。記憶障害に始まり、徐々に身体機能が衰えていきます。

初期に起こりやすい記憶障害や迷子

アルツハイマー型認知症は、脳の中にアミロイドβというたんぱく質が蓄積し、正常な神経細胞を壊して脳を萎縮させることで発症するといわれています。

萎縮は、大脳の後半部で徐々に進行します。短期記憶を司る海馬に病変が現れると、体験したこと自体を忘れてしまう記憶障害が起こります。さらに、頭頂葉、側頭葉、後頭連合野の病変によって、時間や場所を正しく認識できなくなり、道に迷ったり、昼夜の区別ができなくなったりします。

失敗や間違いは責めずに同意する

記憶障害が起きると、自分の行動そのものを忘れてしまうため、失敗したことを自覚できず、人のせいにしたり、うそをついてごまかそうとします。このような場合、間違いを正そうとせず、話に同意することで、認知症の人の精神状態を安定させます。必要以上に失敗を責めると、感情的になり、症状が悪化することがあります。

また、1つのことにこだわり続ける傾向がありますが、その場合は、別のことに関心が向くように促します。

アルツハイマー型認知症を発症する危険因子には、加齢、遺伝のほかに、高血圧や糖尿病、また、食事、喫煙、運動、知的行動などの生活習慣も影響するといわれています。バランスのよい食事や適度な運動を取り入れることも、進行抑制の助けになります。

アルツハイマー型認知症の危険因子

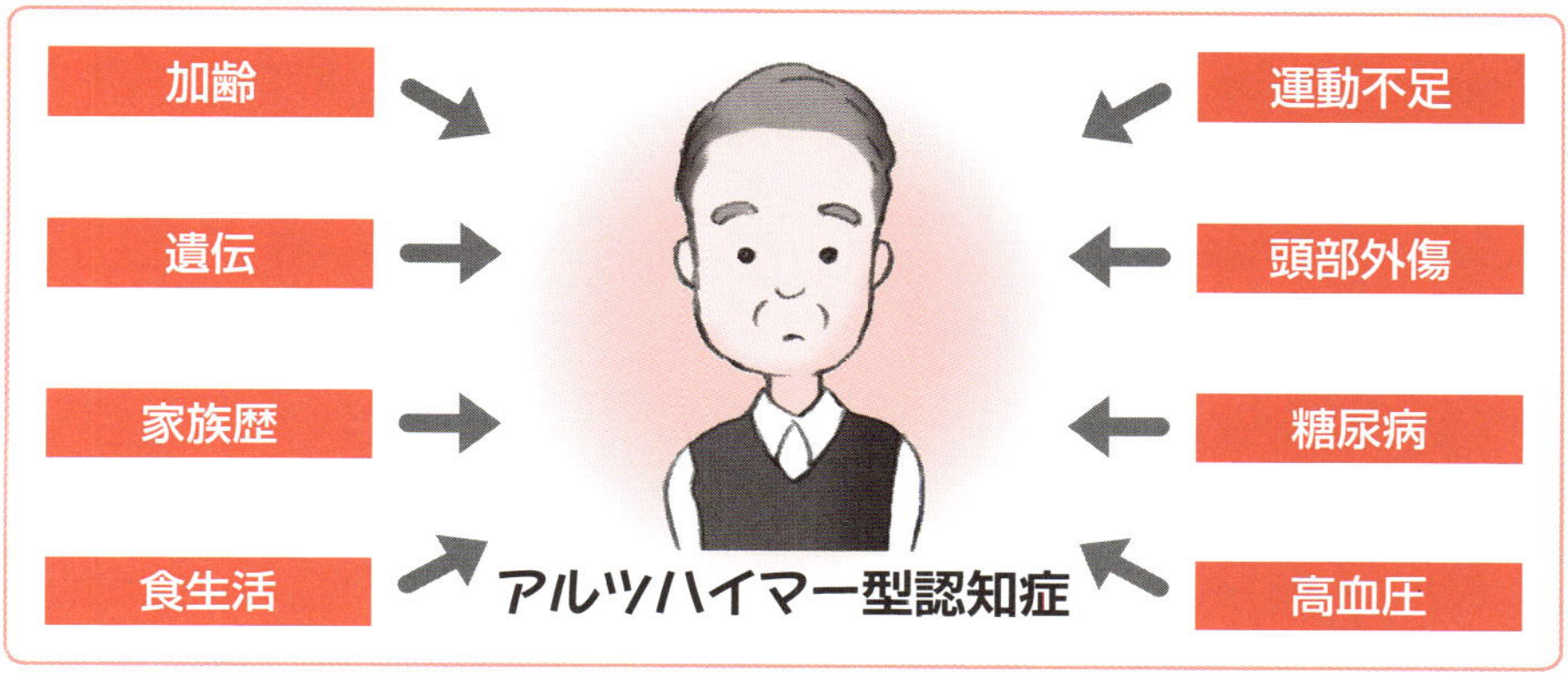
加齢
遺伝
家族歴
食生活
運動不足
頭部外傷
糖尿病
高血圧
アルツハイマー型認知症

アルツハイマー型認知症の症状の進行

初期

- 迷子になる
- 質問をくり返す
- お金の支払いなどに支障が生じる
- 物をなくしたり、置き忘れたりする
- 判断力が低下する
- 感情的になり人格が変わったように見える

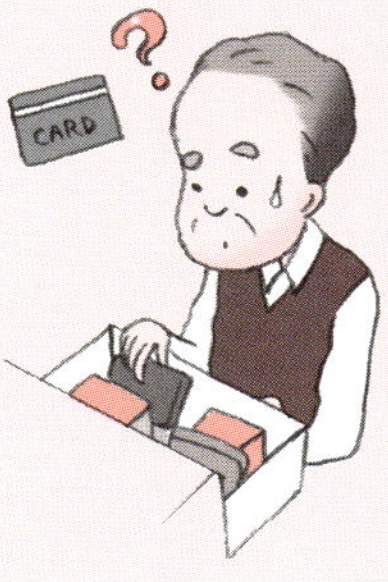

中期

- 家族や友人を認識しにくくなる
- 記憶障害が悪化する
- 失禁が増える
- 着替え、家電の取扱い、家事の手順などがわからなくなる
- 徘徊が多くなる
- 幻覚や妄想などの症状が現れる

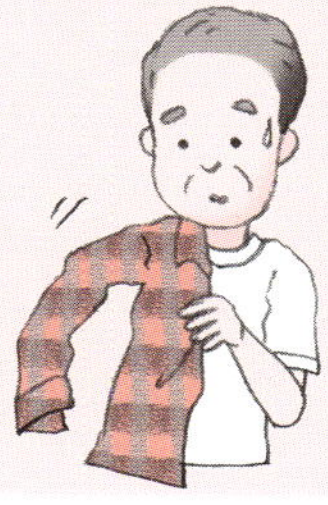

後期

- コミュニケーションがとれなくなる
- 水や食べ物が飲み込めなくなる（嚥下障害）
- うめき声をあげる
- 身体機能が衰え、歩行障害などが起きる
- 排尿排便障害

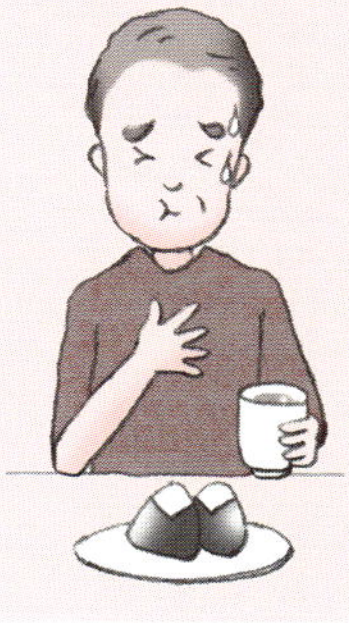

原因となる疾患

脳血管性認知症の特徴と対処

アルツハイマー型認知症に次いで多いのが、脳血管性認知症です。発作のたびに症状が段階的に進行しますが、改善するケースもあります。

脳梗塞や脳出血によって発症する認知症

脳血管性認知症は、脳の血管が詰まったり（脳梗塞）、脳の血管が出血する（脳出血）などの脳血管障害によって起こります。

脳血管障害を起こしてすぐに発症する場合もあれば、小さな脳血管障害を頻発しているうちに徐々に進行し、認知症状が現れる場合もあります。

しかし、脳梗塞や脳出血の原因となった生活習慣病（高血圧、糖尿病、脂質異常症など）を早期に治療してリハビリを行えば、進行を抑えることもできます。

障害の程度に差があるまだら認知症

脳血管性認知症の症状は、血管障害が起きた場所によって異なりますが、アルツハイマー型認知症のような記憶障害よりは、日常生活の動作がスムーズにできない実行機能の障害が多く現れます。

また、認知機能のなかでも、できることとできないことが混在し、記憶力は低下しても理解力は問題ないなど、「**まだら認知症**」と呼ばれる状態になります。

こうした症状が現れたら、できないことに対しては適切なアドバイスや手助けをし、できることに対しては本人が動き出すのをじっと待ちます。

このほか、感情を抑えられなくなる感情失禁も現れやすい症状の1つです。ささいなことで感情的になったり、うつ状態になることがあるので、冷静に対応することが大切です。

脳血管性認知症の特徴

・血管障害が起きた場所によって症状は異なる

・できることとできないことが混在する（まだら認知症）

・歩行障害、手足のマヒ、排尿障害、構音障害、夜間せん妄などが早期からみられることがある

・過去に脳血管障害を起こしたり、高血圧、糖尿病、脂質異常症を有する人に多い

・記憶障害より実行機能障害が現れやすい

・感情失禁が現れやすい

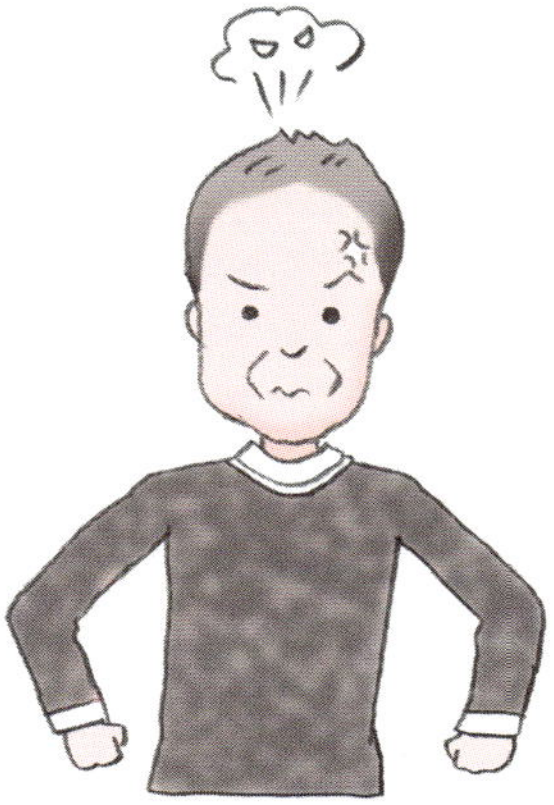

脳血管性認知症の症状の進行

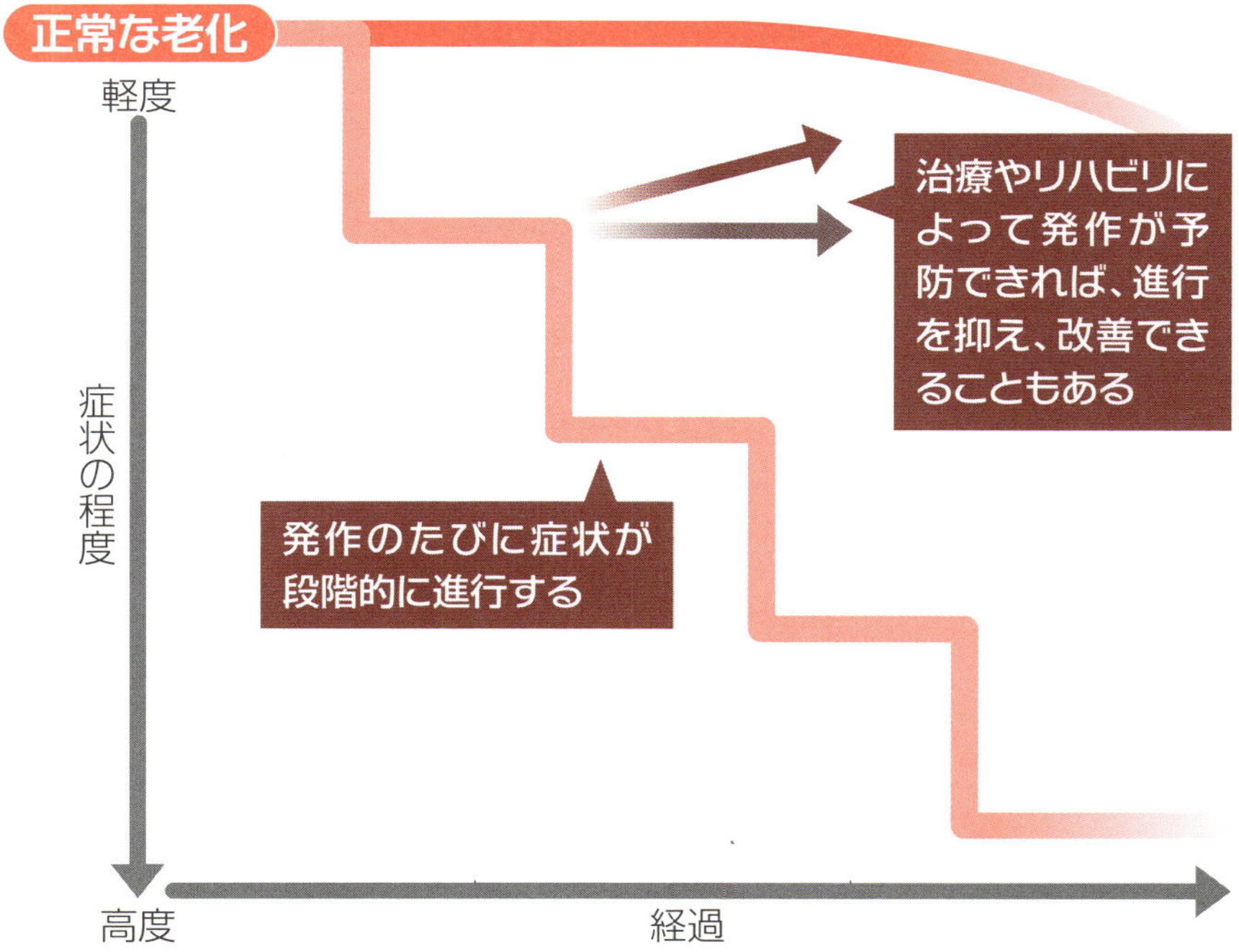

原因となる疾患

レビー小体型認知症の特徴と対処

レビー小体型認知症は、パーキンソン病に似た症状を伴います。初期は記憶障害が目立たないので、診断が難しいこともあります。

パーキンソン病を引き起こすレビー小体

レビー小体型認知症は、レビー小体という特殊なたんぱく質が脳の神経細胞に現れ、脳を萎縮させることで発症します。

このレビー小体は、パーキンソン病を引き起こす原因物質であることがわかっており、脳幹に出現すればパーキンソン病を、大脳皮質全体に出現すればレビー小体型認知症を発症します。

レビー小体型認知症の初期は、認知症の特徴である記憶障害があまり目立ちません。またパーキンソン病は発病後に認知症になることもあり、重症化するとこれらを区別することが難しくなります。

パーキンソン病との違いは初期の幻覚や妄想

レビー小体型認知症の特徴は、認知症の発症後に幻視や妄想などの精神症状がみられることです。

幻視を訴えるときは、否定せず、「脳の病気」であることを説明し、見えたときの不安な気持ちを共有します。病気であることは、まず医師に説明してもらったほうがよいでしょう。

妄想には、本人が話す内容をそのままくり返して質問します。しばらくしたら、別のことに関心を向けさせると落ち着きます。

パーキンソン病の症状に対しては、転倒予防と運動機能の向上に留意します。認知機能が低下すると、積極的にリハビリをしようという気持ちにならないため、できればいっしょに散歩したり、家事などをするとよいでしょう。

レビー小体型認知症とパーキンソン病

レビー小体が大脳皮質全体に現れる

↓

レビー小体型認知症

レビー小体が脳幹のみに現れる

↓

パーキンソン病

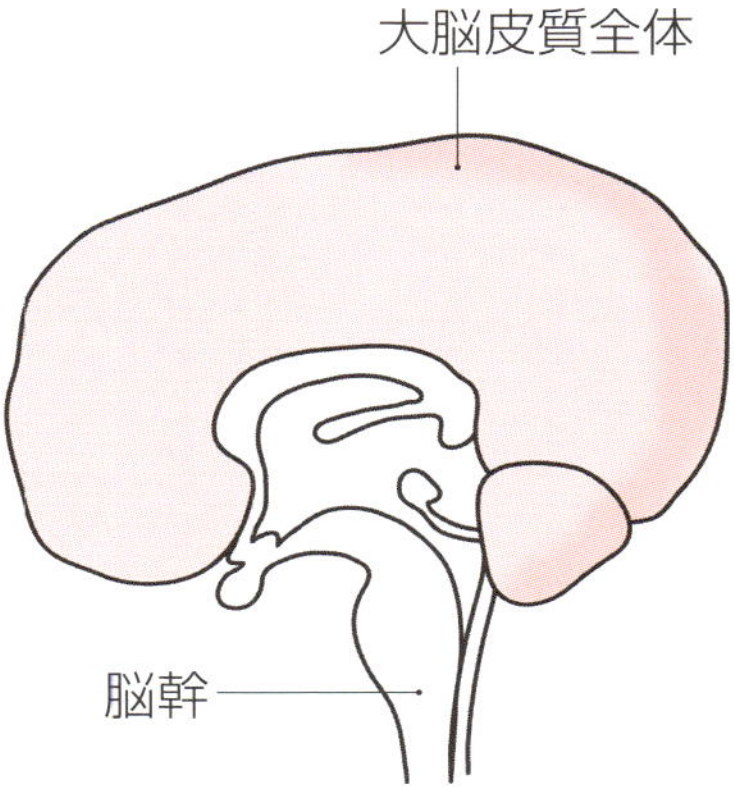

レビー小体型認知症の特徴

パーキンソン病に似た症状

認知症発症後すぐに、パーキンソン病の代表的な症状である錐体外路症状（よく転ぶ、歩き方がおかしい、手がふるえるなど）が現れる

幻視や妄想などの精神症状

昼夜を問わず、人や物、虫などが、色つきの鮮明な状態で現れる（幻視）

テレビや鏡に向かって話すなどの人物誤認（妄想性人物誤認症候群）や、もの盗られ妄想、被害妄想、嫉妬妄想などを起こし、騒ぎだす（妄想）

レム睡眠行動障害がみられる

眠りの浅い時間帯（レム睡眠中）に夢を見て、奇声を発したり、体をばたつかせたりする

認知機能が変動しやすい

良いときと悪いときの差が激しく、日によって状態が変動したり、1日のなかでも時間帯によって変動したりする

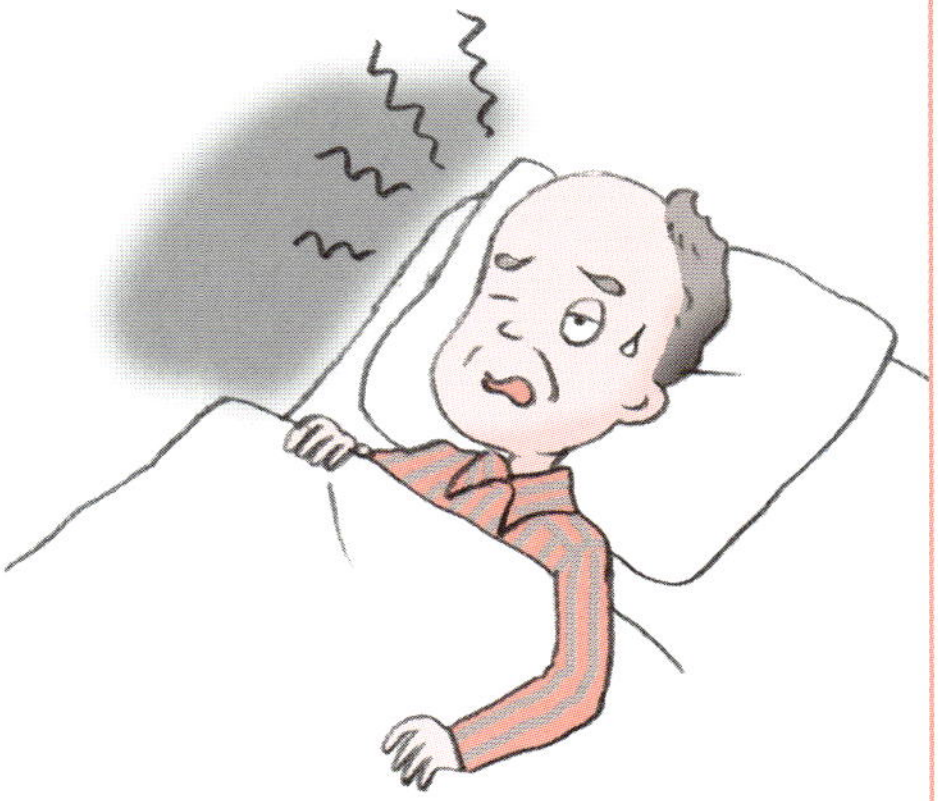

原因となる疾患

前頭側頭型認知症の特徴と対処

前頭側頭型認知症は、初老期に発症することが多く、初期はうつ病や統合失調症などと間違えられることもあります。

記憶や見当識の障害が初期には目立たない

前頭側頭型認知症は、前頭葉や側頭葉が萎縮して起こる認知症で、ここに、タウたんぱくやTDP-43という特殊なたんぱく質がたまることがわかっています。

前頭葉は、意思、思考、感情や行動のコントロールを司り、側頭葉は、記憶力、判断力、味覚、聴覚などの働きを司っていますが、前頭側頭型認知症の場合、とくに前頭葉の萎縮が顕著です。

そのため、記憶や見当識（現在の時間や場所を認識する能力）の障害よりも、人格の変化や反社会的な行動が現れやすくなります。

反社会的行為がみられたら直ちに専門医を受診する

前頭側頭型認知症の初期は、もの忘れや日常生活における失敗などが目立たないため、認知症を疑うことはほとんどありません。きっかけとなるのは、近所の店で物を盗んだり、痴漢を行うなど、社会のルールを無視した行為がみられるようになったときです。

前頭側頭型認知症の場合、重度になるまで身のまわりのことに支障をきたさないため、介護保険を申請しても要介護と認定されないこともあります。その分家族の負担も大きく、また、犯罪者扱いされかねない本人を介護するのは、精神的にも苦痛です。

このような行動がみられたら、直ちに専門医を受診し、診断書をもらうとともに、地域包括支援センターで今後の介護について相談しましょう。

前頭側頭型認知症の症状の進行

初期

- 意欲がなくなり、感情表現が乏しくなる
- 性格が変わったように見える
- 社会のルールを守らなくなる（万引き、性的ハラスメントなど）
- 時間に固執し、毎日決めた通りのスケジュールに従って行動する
- もの忘れや、身のまわりのことに関する失敗は目立たない

↓

進行期

- 記憶や見当識の障害が目立ち始める
- 理解力や判断力が低下する
- 反社会的な行動や、自分勝手な行動が増える
- 物や行為に異常にこだわり、同じ行為をくり返す
- 家族に対しても接触を避け、ことば数が少なくなる
- 時間に対する固執はうすれてくる

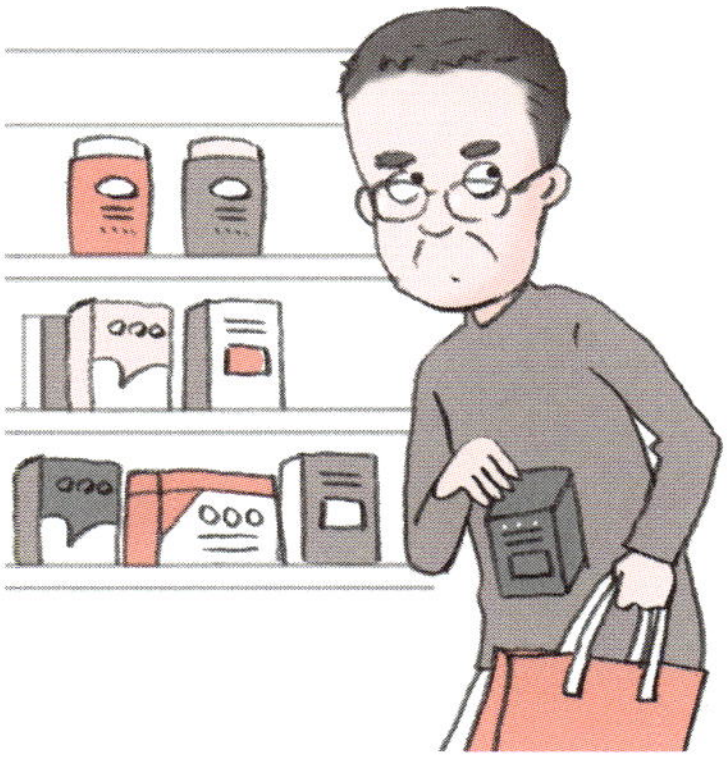

↓

重度

- 会話が極端に少なくなる
- 家族とも目を合わさず、顔を背ける
- 文章に意味不明なことばが混ざり、話の内容が理解できなくなる
- 身のまわりのことができなくなる
- 放尿、放便、弄便（便を手に取ってもてあそぶ）などの症状が現れる
- 異食行為（食べ物でない物を食べる）が始まる
- 全身の筋肉がかたまり、寝たきりになる

原因となる疾患

その他の治る認知症

原因疾患によっては完治が見込める認知症もあります。治療が手遅れにならないためにも、早期の受診が大切です。

頭部の原因疾患は手術や薬物治療などを行う

認知症の原因疾患は多数あり、なかには早期の治療によって、症状が改善したり、完治が見込めるものもあります。

頭部の疾患で治る見込みがある病気の1つが、正常圧水頭症です。

正常圧水頭症は、脳脊髄液（頭蓋骨のなかで脳を保護する液体）が過剰にたまる病気で、これが脳室周辺の神経細胞や血管などを圧迫することで、認知症のほか、失禁や歩行障害などを引き起こします。

また、慢性硬膜下血腫も回復が見込める病気です。

これは、軽度の頭部外傷の後、3週間以降に頭蓋骨の内側にある硬膜と脳の間に血液がたまる病気で、血腫によって脳が圧迫されることで、認知症や意識障害、運動障害などが現れます。

こうした頭部の病気は、通常、外科手術、放射線療法、カテーテルや薬物などによる治療を行います。

投薬や生活指導によって症状が改善されることもある

頭部以外の原因疾患でも、治る見込みがある認知症はあります。

甲状腺機能低下症もその1つで、甲状腺ホルモンの働きが低下すると、記憶障害や抑うつ、無気力などの症状が現れますが、高齢者の場合は認知症を発症することがあります。この場合、ホルモン薬を服用することで症状は改善します。薬の影響で認知症が現れた場合も、症状の改善は可能です。

治る認知症はこんなにある!!

頭部の原因疾患

正常圧水頭症

脳脊髄液が過剰にたまる病気。脳室–腹腔シャントなどにより、過剰な脳脊髄液を体内へ流す

慢性硬膜下血腫

硬膜と脳の間に血液がたまる病気。頭蓋骨内に管を入れ、血腫を取り除く（穿頭《せんとう》ドレナージ術）

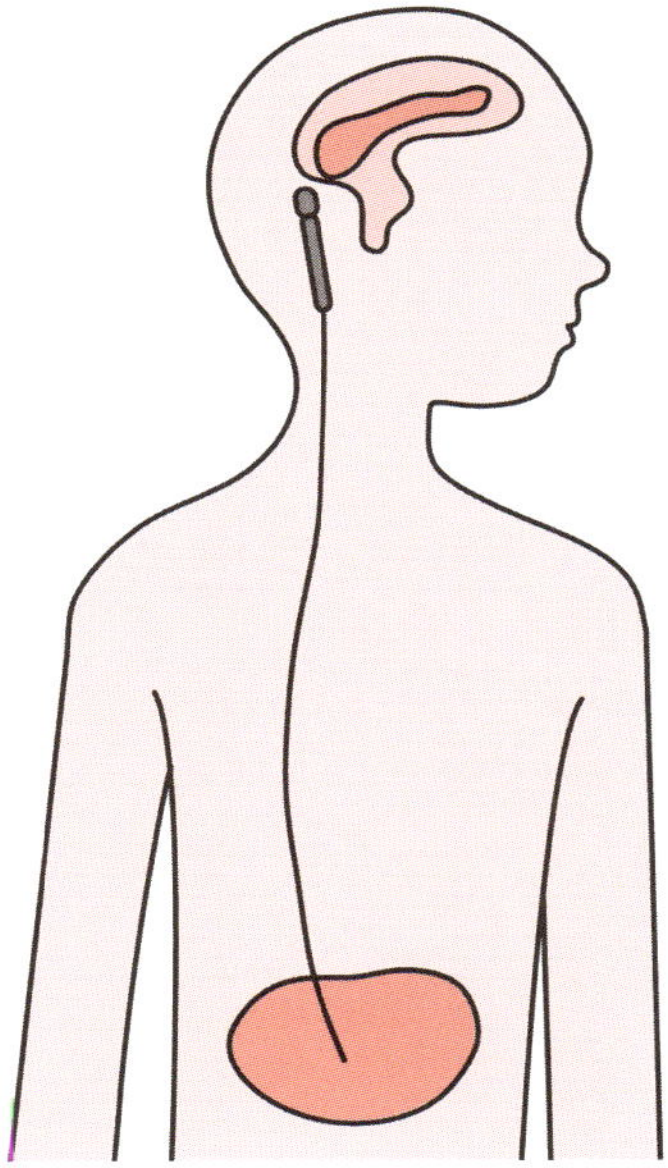

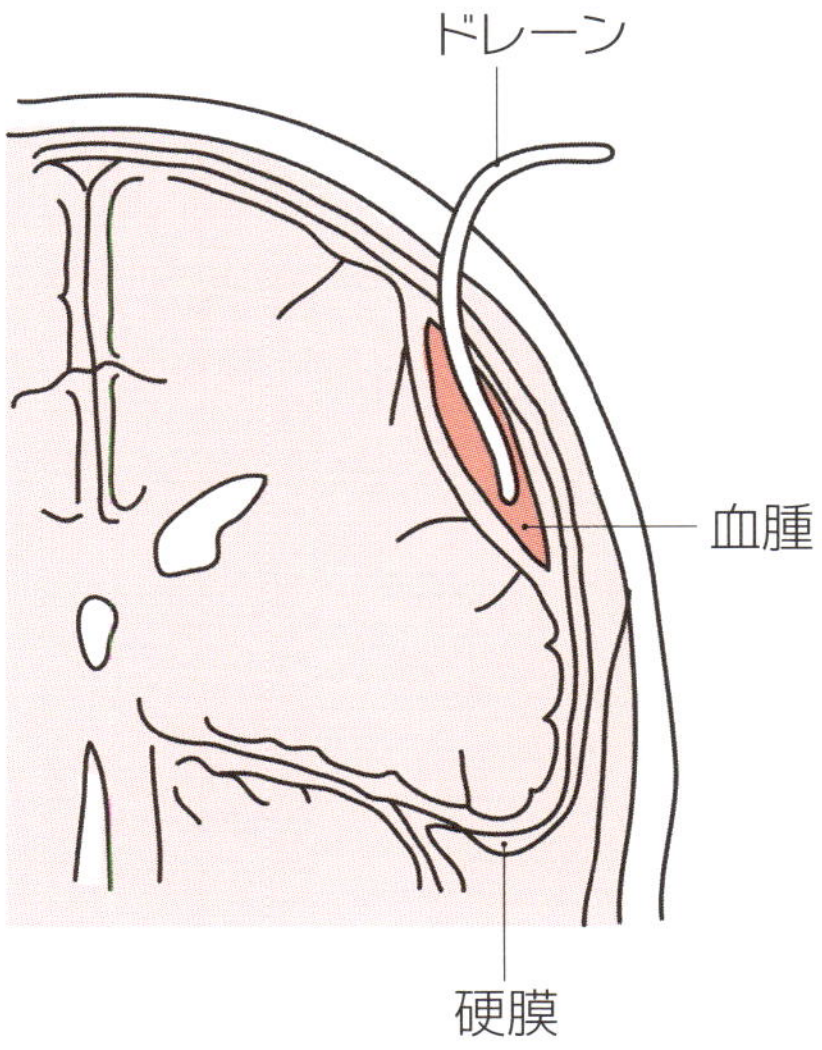

その他　脳腫瘍、脳内感染症、脳血管炎症候群

全身の原因疾患

甲状腺機能低下症

甲状腺ホルモンの働きが低下する病気。ホルモン薬を服用して治療する

その他

ビタミン欠乏症　副甲状腺疾患（機能低下、機能亢進）　血糖異常（高血糖、低血糖）　肝疾患（肝性脳症）　腎疾患（尿毒症、透析脳症）　肺性脳症　電解質異常　金属中毒　低酸素脳症　など

原因となる疾患

認知症に間違われやすい病気

認知症のような症状が現れても、必ずしも認知症であるとは限りません。適切な治療と対応を行うため、それらの病気について知っておきましょう。

認知症と間違えやすい病気には、せん妄、うつ病、仮性認知症などがあります。

せん妄は症状の現れ方の変化が大きい

せん妄は、軽い意識障害のなかで動きまわったり、幻覚、妄想、興奮などが現れる状態で、記銘《きめい》力（新しく体験したことを覚える能力）や見当識の障害、多動、睡眠障害、気分や感情の不安定など、認知症に似た症状がみられます。

しかし、認知症の場合、これらの症状が一定して現れるのに対し、せん妄は1日のうちでも変化が大きいという特徴があります。

うつ病は記憶障害や見当識障害がみられない

記憶力や判断力の低下、意欲の低下などの症状から、認知症と間違えやすい病気がうつ病です。

認知症と違うのは、記憶障害がみられず、不安感や虚無感、自殺願望などの感情的な障害が現れることです。

こうしたうつ状態は、たいてい薬物治療で改善するので、早期発見が大切です。

仮性認知症の多くは、このうつ病が原因であるといわれています。

抑うつよりも思考制止が目立つことがあり、一見、認知症のように見えますが、記憶障害がないか、もしくはごく軽度で、見当識も保たれています。そのため、本人にもの忘れの自覚があります。

また、抑うつ状態が現れる点ではアルツハイマー病と似ていますが、脳の血流が低下する領域が異なります。

認知症とせん妄、うつ病の違い

	認知症	せん妄	うつ病
発症の時期	気づかない	突然発症する	ある程度わかる
主な症状	記憶障害	錯覚、幻覚、妄想、興奮	抑うつ、記憶力･判断力の低下
1日の変化	変わらない	変化が大きく、夕方や夜間に悪化する	朝方に悪化する
経過	徐々に進行する	一過性のことが多い	急激に進行する
原因	脳の神経変性、脳血管障害、内分泌疾患、中毒性疾患など	頭部疾患や外傷、感染症、化膿症、栄養障害、脱水　など	過度の精神的ストレス、慢性疲労、ホルモンバランスの変化、薬の服用など
治療法	原因疾患によって異なる	薬物治療などによる原因の除去	抗うつ薬、心理的治療、十分な休養など

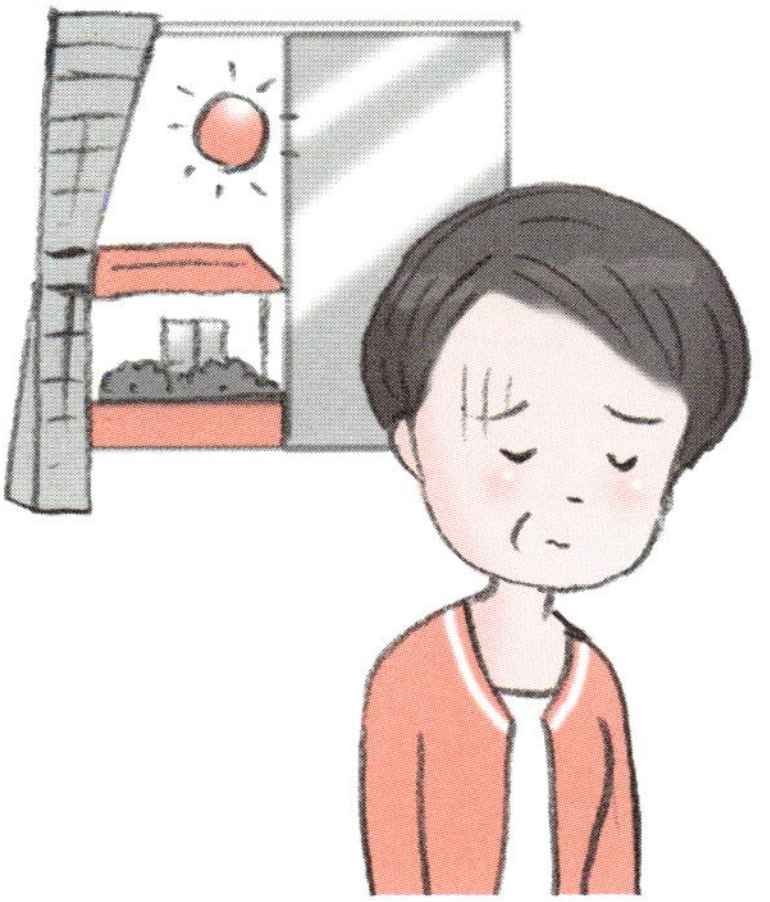

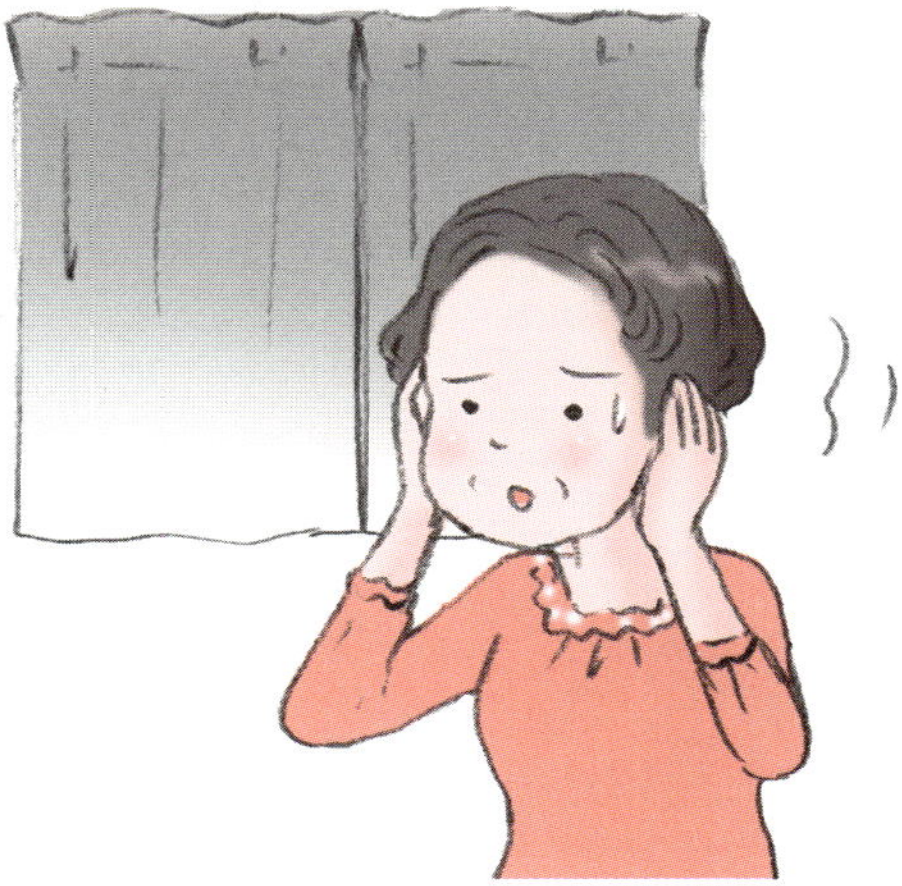

認知症の症状

認知症で現れる2つの特徴的な症状

認知症になると、人によってさまざまな症状が現れます。それは、本人の性格や周囲の環境が影響してくるからです。

必ず現れる中核症状、人によって異なる周辺症状

認知症の症状は、**中核症状**と**周辺症状**の2つに大別されます。

中核症状は、脳の神経細胞が破壊することで現れる症状で、記憶障害、見当識障害、実行機能障害、理解・判断力の障害、失語・失行・失認などの症状がこれに該当します。これらの症状は、認知症の原因疾患によって現れ方が多少異なりますが、すべての人にみられます。

中核症状が現れると、周囲の状況に適応することが難しくなります。これに、本人の性格や素質、周囲の環境や人間関係などからくる心理状態が加わって、さまざまな症状が現れます。これが、周辺症状で、**BPSD**（認知症の行動・心理症状）とも呼ばれます。

周辺症状は改善することもある

認知症になった人が、本来落ち込みやすい性格の場合、周辺症状として「不安」が現れやすくなり、自分に厳しい人の場合は、「焦燥」などが現れやすくなります。

そのほか、幻覚や妄想、徘徊、暴力、失禁、人格変化など、対応に苦慮する症状も現れます。

認知症の人を介護するとき、負担が大きいのは、こうした周辺症状です。しかし、本人の性格や周辺環境などが症状を左右するため、症状の現れ方は一人ひとり異なります。また、中核症状が進行しても、薬物による対症療法や適切な介護、接し方によって、周辺症状は改善することがあります。

認知症のさまざまな症状

脳の神経細胞が破壊する

↓

中核症状

一般的に、認知症であれば現れる症状

- 記憶障害
- 見当識障害
- 実行機能障害
- 理解・判断力の障害
- 言語障害（失語）
- 行為障害（失行）
- 認識障害（失認）

など

↓

性格・素質 → ← **環境・心理状態**

↓

周辺症状（BPSD）

本人の性格や環境の変化などの条件が加わって現れる症状

- 不安・焦燥
- うつ状態
- 幻覚・妄想
- せん妄
- 徘徊
- 興奮・暴力
- 不潔行為
- 人格変化
- 睡眠・覚醒障害
- 多弁・多動
- 失禁・弄便
- 性的異常
- 介護拒否

など

※認知症サポーター養成講座標準教材（全国キャラバンメイト連絡協議会）をもとに作成

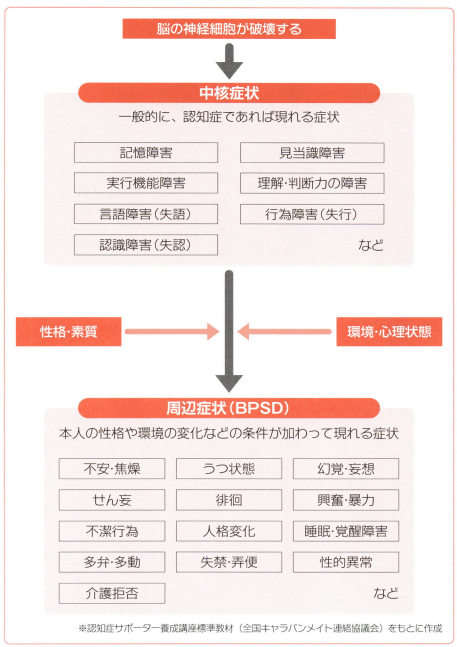

認知症の症状

認知症の人に必ず起こる「中核症状」

中核症状は、認知症の基本的な症状です。中核症状がきっかけで、認知症を疑うケースは少なくありません。

記憶や見当識の障害で認知症を疑うことも

もの忘れがひどくなると、「認知症かも?」と疑いをもつように、初期のアルツハイマー型認知症では、記憶障害が顕著に現れます。また、よく知っている場所で道に迷ったときも、認知症への不安がよぎるものです。

こうした**中核症状**は、認知症の初期では原因疾患によって目立つ症状が異なりますが、進行するとだれにでも現れます。

主な中核症状はこんなにある

①エピソード記憶障害
体験したことや出来事そのものを忘れてしまいます（50ページ参照）。

②見当識障害
日時や場所、人物を認識できなくなります（52ページ参照）。

③実行機能障害
目的を遂行するために計画したり、効率的に実行することができなくなります（52ページ参照）。

④判断・理解力の障害
2つ以上のことを並行してできなくなったり、ささいな状況の変化にも対応できなくなります。

⑤言語障害（失語）
「聞く・話す・読む・書く」など、言語にかかわる機能が失われます。

⑥行為障害（失行）
目的とする行動のとり方がわからなくなります。

⑦認識障害（失認）
視覚、聴覚、嗅覚、味覚、触覚が正常に働かなくなります。

主な中核症状とその例

①エピソード記憶障害
50ページ参照

②見当識障害
52ページ参照

③実行機能障害
52ページ参照

④判断・理解力の障害
- 予定していた来客の人数が変わると、対応できない
- 2カ所以上のお使いを頼まれると、どうしていいかわからなくなる

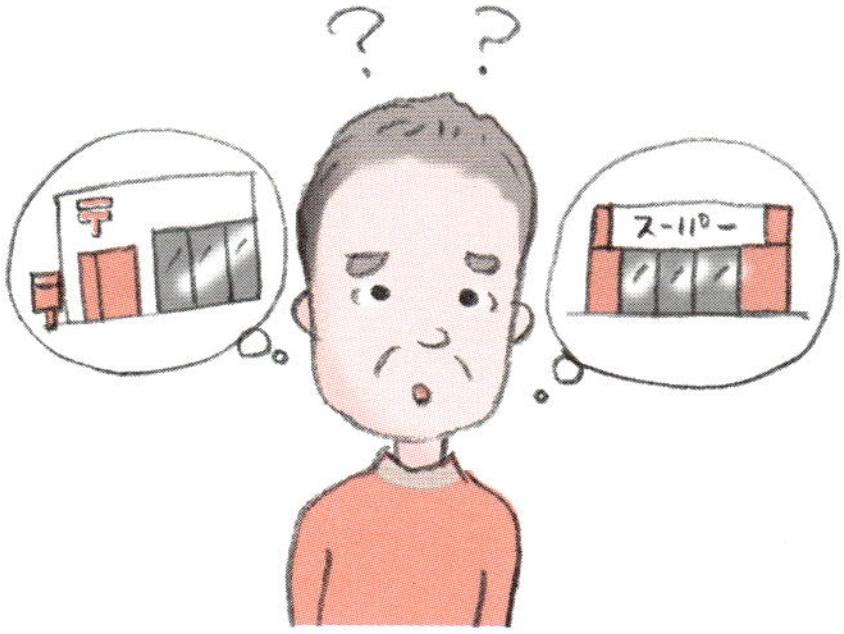

⑤言語障害（失語）
- 指示語（「あれ」「それ」など）が増える
- 相手の話すことが理解できない
- 相手の話が理解できても、ことばが出ない

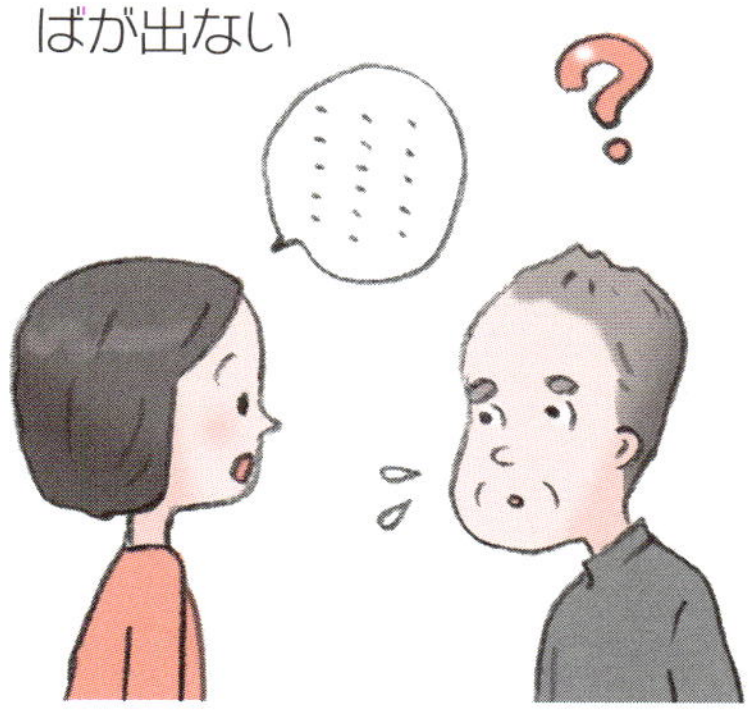

⑥行為障害（失行）
- 鍵穴にペンなどを刺して開けようとする
- セーターに足を通そうとする
- 箸が使えなくなる

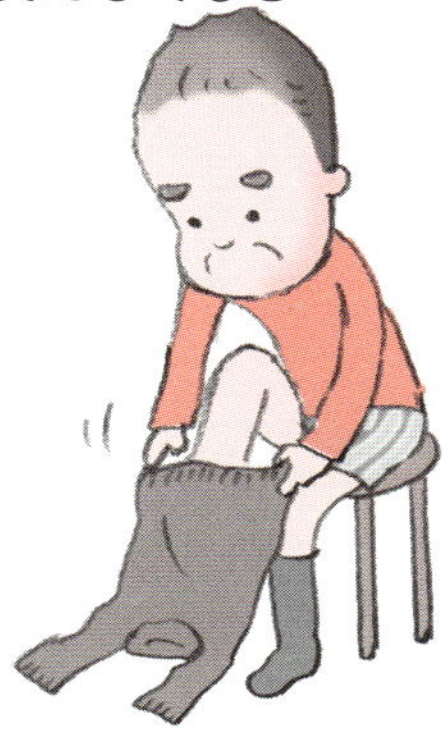

⑦認識障害（失認）
- 時計を見ても、それが何かわからない（視覚失認）
- 空間の片側が認識できなくなり、認識できないほうの壁にぶつかってしまう（半側空間無視）

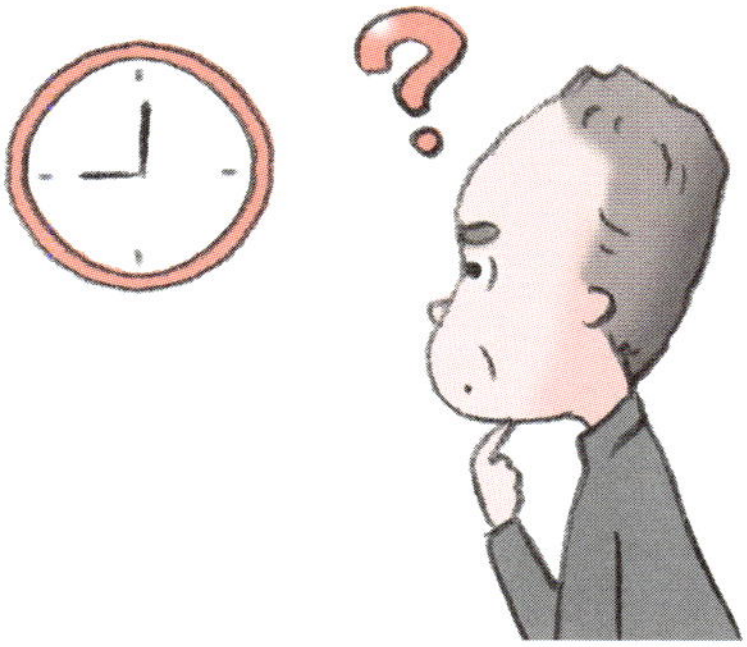

認知症の症状

中核症状の代表は「記憶の障害」

記憶障害は原因疾患にかかわらず、ほぼ全般的にみられる症状です。アルツハイマー型認知症では初期から現れ、病気を疑うきっかけになります。

記憶のメカニズムが損なわれる記憶障害

記憶は、新しい事物を脳が覚え込み（記銘《きめい》）、それを保管し（保持）、思い出す（想起）ことで、脳に定着していきます。

認知症になると、このメカニズムがうまく働かなくなり、体験や出来事そのものが記憶として定着されないため、「忘れた」という自覚さえなくなります。

また、最近のことからだんだんと忘れていくという特徴があります。

アルツハイマー型認知症は記憶障害が顕著に現れる

認知症の原因疾患のなかでも、この記憶障害が顕著に現れるのがアルツハイマー型認知症です。

アルツハイマー病の神経変性は、短期間だけ記憶としてとどめておく海馬から始まります。そのため、短期記憶に障害が起こり、新しいことが覚えられなくなります。

また、海馬が関連することで、長期記憶であるエピソード記憶の障害も現れます。エピソード記憶は個人の体験や出来事の記憶で、食事をしたことや、物をしまったこと、浴槽の水を出したことなどを忘れてしまうため、日常生活でのトラブルに発展してしまうことがあります。

やがて、側頭葉、側頭連合野、頭頂連合野にまで神経変性が現れると、一生にわたって保持される長期記憶にも障害が起こります。古い記憶が過去に向かって失われていくため、家族の名前や顔も忘れてしまうようになります。

記憶のメカニズム

記銘
新しいことを覚える

保持
保管する

想起
思い出す

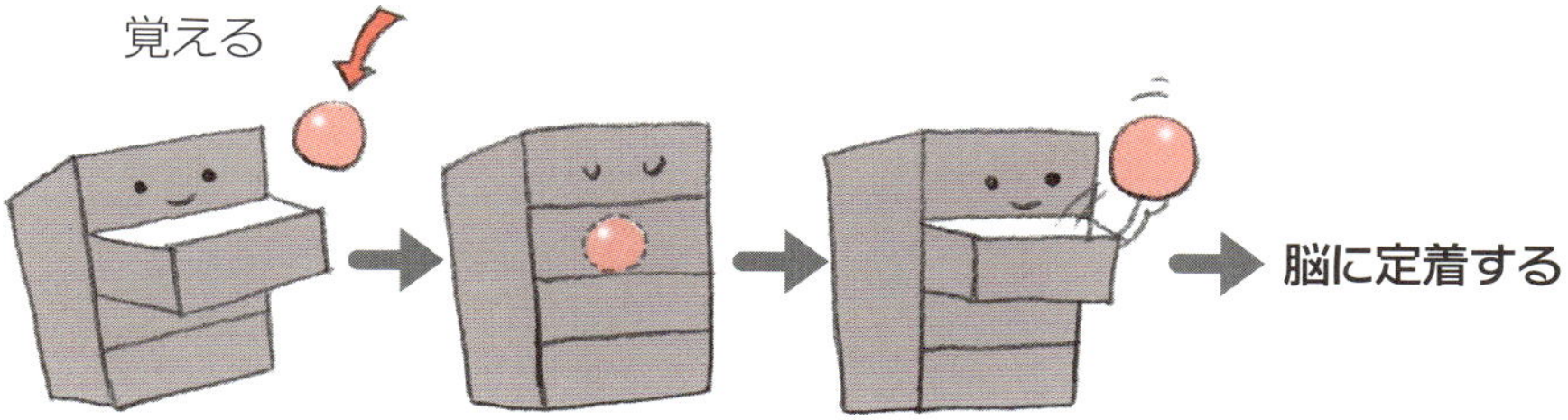

認知症で影響を受ける記憶の種類

短期記憶
　わずかな時間覚えておける記憶で、一度に保持できる容量にも限界があるといわれている。障害によって新しいことが覚えられなくなる

長期記憶

エピソード記憶
　わずかな時間覚えておける記憶で、一度に保持できる容量にも限界があるといわれている。障害によって新しいことが覚えられなくなる

意味記憶
　ことばの意味、人や物の名前などの記憶。主に右の側頭葉が萎縮する認知症では初期から障害が起こる

手続き記憶
　同じ経験をくり返すことで形成される記憶。長期間保たれるが、認知症が進行すると、自転車の乗り方などがわからなくなる

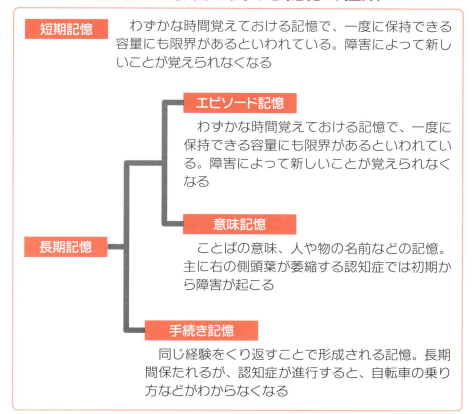

認知症の症状

「見当識障害」や「実行機能障害」

見当識障害や実行機能障害も認知症の初期にみられる症状です。とくに見当識障害が進むと、徘徊などの症状が現れやすくなります。

現在の状態が理解できない見当識障害

見当識障害は、日時や場所、人物を認識する能力の障害で、現在、自分がおかれている状態を理解できなくなります。

①時間の見当識障害

初期には、今日の日付や曜日、時間をまちがえることが多くなります。進行すると、今が何年の何月なのかわからなくなり、さらに進むと、昼夜の別や季節がわからなくなります。

②場所の見当識障害

時間の次に現れるのが、場所の見当識障害です。

よく知っている場所で道に迷ったり、よく行く店でも、そこが店であることを認識できなくなったりします。症状が進むと、家の中でトイレの場所に迷うこともあります。

③人物の見当識障害

人の名前を間違えたり、忘れたりすることは初期からみられますが、症状が進んでくると、毎日会っている家族でもわからなくなります。

段取りよく作業できない実行機能障害

実行機能とは、目的をもって計画したことを、効率的に行うのに必要な機能のことをいいます。

認知症になるとこの機能が低下し、目的を果たすための計画が立てられなくなったり、段取りよく作業ができなくなったりします。

また、予定外の出来事に対応して、よりよい順序に変更することができなくなります。

見当識障害の症状の例

①時間の見当識障害

・昼か夜かがわからない
・真夏にセーターやコートを着ている

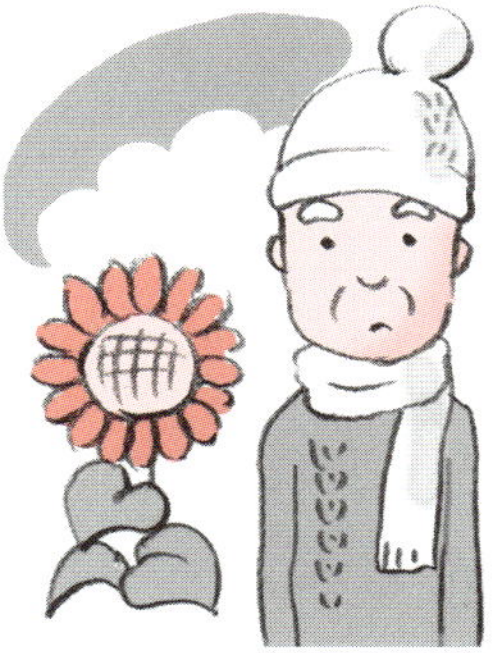

②場所の見当識障害

・慣れた道で迷子になる
・自宅のトイレの場所がわからない

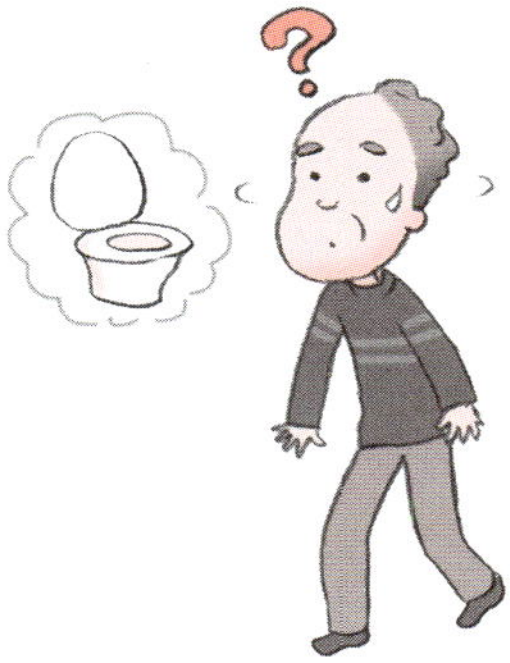

③人物の見当識障害

・顔見知りに会ってもだれかわからない
・家族を別の人と間違える

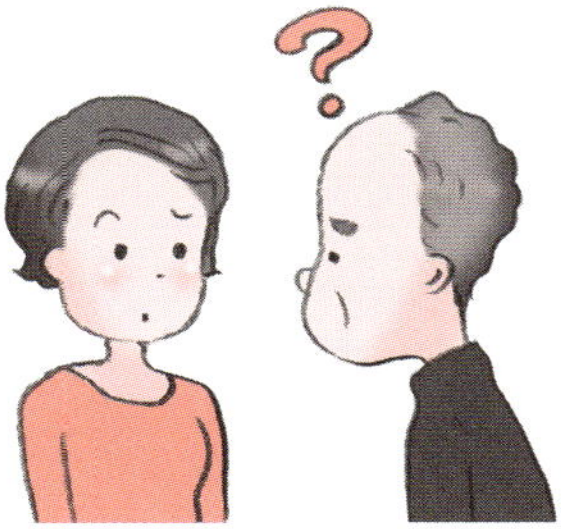

実行機能障害の症状の例

急に予定が変わると、どうしていいかわからない

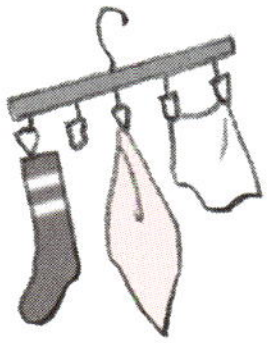

掃除や洗濯が段取りよくできない

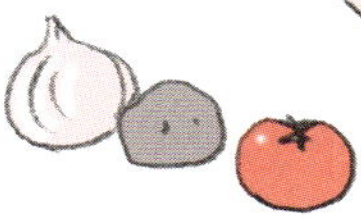

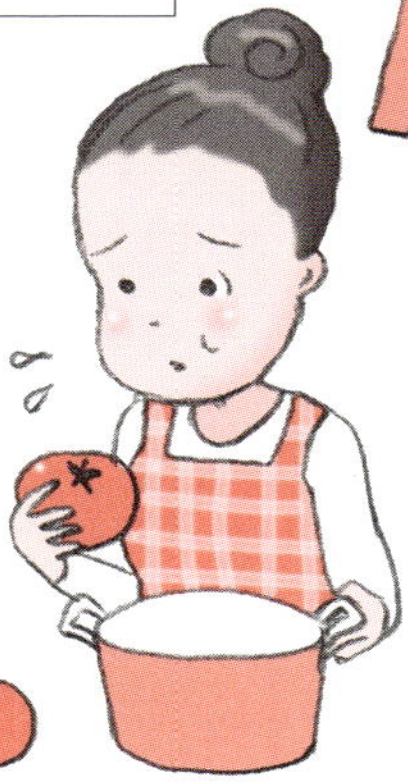

料理が手順通りにできない

外出の目的に合った服装が選べない

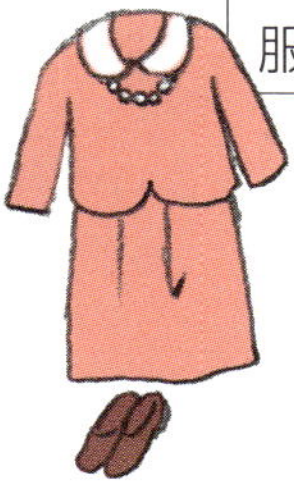

数件の店をまわるのに行ったり来たりする

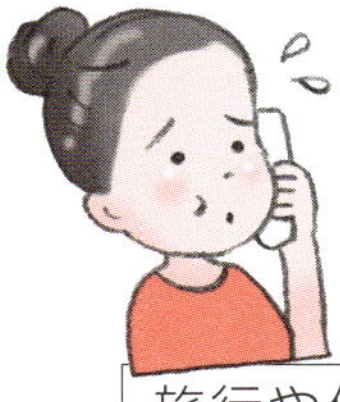

旅行や作業の計画が立てられない

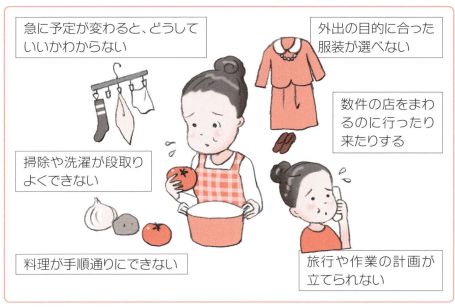

認知症の症状

認知症特有の「周辺症状」のいろいろ

周辺症状は本人の生活や周囲の環境によって異なります。そのため、人によって現れる症状や程度にも大きな違いがでてきます。

行動面における症状と精神面における症状

周辺症状は、ＢＰＳＤ（認知症の行動・心理症状）とほぼ同じ意味合いで用いられ、行動面における症状と、精神面における症状に分けられます。

行動面における症状には、徘徊、暴言・暴力行為、睡眠・覚醒障害、多弁・多動、性的異常、介護拒否などがあります。症状が進行してくると、失禁や弄便、異食などが現れやすくなります。

こうした行動面における症状は、認知機能の低下に由来します。自分のことや周囲で起こっていることが正しく理解できないために、適切な行動がとれず、これに、本人のもともとの性格や、周囲のことばや行動を受けての精神状態が加わって、さまざまな症状として現れます。

いっぽう精神面における症状には、抑うつ、妄想、幻覚、せん妄などがあります。

アルツハイマー病の場合、抑うつは認知症の発症前からみられ、進行すると、妄想や幻覚などの症状が現れる傾向があります。

陽性症状と陰性症状という分類もある

このほか、周辺症状を陽性症状と陰性症状に分類することもあります。

陽性症状は、エネルギーが外に向かって現れる症状で暴言・暴力、徘徊、過食などがこれに該当します。

また陰性症状は、無気力、無関心、無言などの症状をいいます。

周辺症状の例

行動面における症状

徘徊 家を出ても行き先を忘れてしまい、歩きまわる	**暴言・暴力** 自分の意思をことばで伝えられなくなり、気に入らないことに対して、暴言を吐いたり、暴力をふるったりする
介護拒否 介護によって不快な思いをしたり、不安になったりして、触られることに抵抗する	**多弁・多動** 興奮してしゃべり続け、大声を出したり、じっとしていられなくなる
異食 食べ物を認識できなくなり、食べ物ではない物を口に入れる	**弄便** 便を認識できず、いじったり、体にこすりつけたりする

精神面における症状

抑うつ 意欲の低下や思考の障害などがみられ、ふさぎ込むようになる	**せん妄** 意識障害を起こし、幻覚や錯覚をみて興奮する
妄想 「だれかに財布を盗まれた」など、物とられ妄想などが現れる	**幻覚** あるはずのないものが見えたり、聞こえたりする

認知症の症状

周辺症状への対処のしかた

周辺症状は、薬物治療や周囲の対応のしかたなどによって軽減したり改善したりすることもあります。

本人に適したケアのコツをつかむ

認知症の介護で負担が大きいのは周辺症状です。

妄想や幻覚などの精神的な症状は、介護する人も的確な対処の方法がわからないことが多いようです。また、徘徊や暴力行為、失禁などが頻繁に現れるようになると、介護者の体力が奪われ、精神的にも疲弊してきます。

しかし、周辺症状は改善の可能性があり、本人の症状や元来の性格、生活習慣などを踏まえてケアのコツをつかむことで、介護の負担も軽減されます。逆に、むやみに叱ったり、不快な顔をしたりすると、周辺症状が悪化し介護がより困難になります。

薬物療法やリハビリで症状の軽減を図る

抑うつや意欲低下、興奮、不眠などの症状には、一般的に薬物療法が用いられます。

薬には興奮系と抑制系の2タイプがあり、徘徊や暴力、妄想、幻覚などの陽性症状には抑制系の薬が、無気力、無関心、無言などの陰性症状には興奮系の薬が処方されます。ただし薬が効き過ぎると、薬の作用が強く出すぎることがあるので、医師の指示に従うことが大切です。

また、リハビリテーションによって症状が軽くなることもあります。音楽療法や絵画療法、アニマルセラピーなどで精神状態が落ち着いたり、昔の体験を話す回想法によって、共感してくれる人の存在に安心感が得られるためです。

周辺症状への対応

ケアのしかた

本人の性格や生活習慣を踏まえて適切なケアを行う（164ページ～参照）

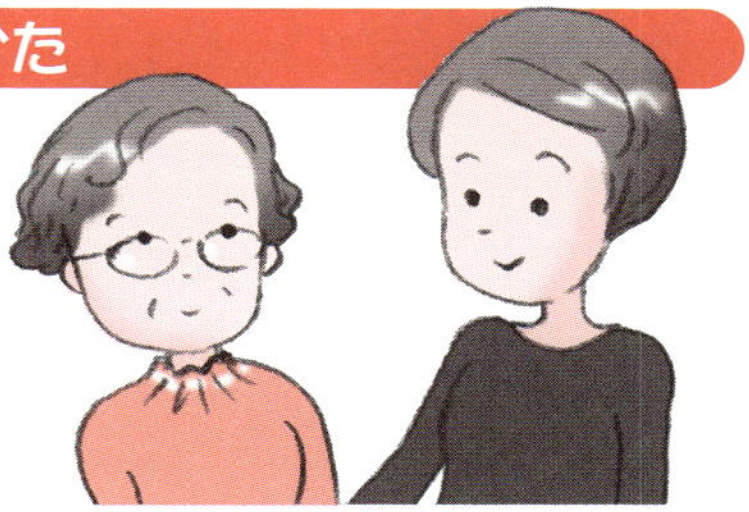

薬物療法

陽性症状 ➡ **抑制系の薬**

（徘徊、暴力、妄想、幻覚、過食、不眠、介護拒否　など）

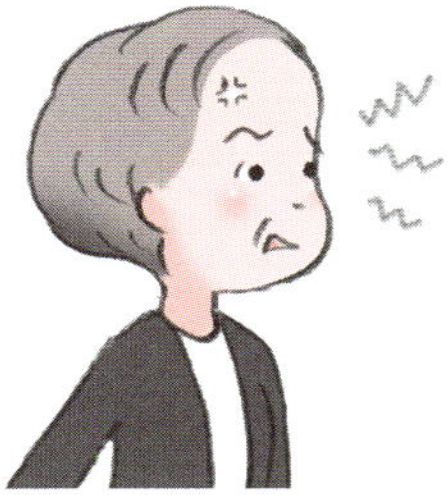

陰性症状 ➡ **興奮系の薬**

（無気力、無関心、無言、うつ状態など）

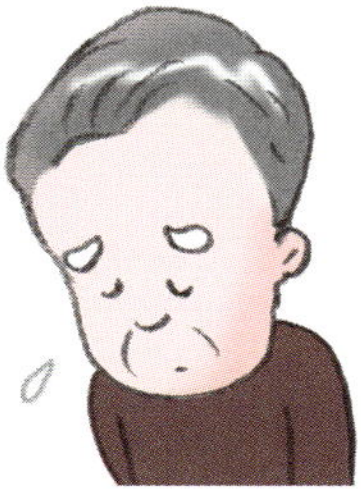

リハビリテーション

絵画療法

音楽療法

アニマルセラピー

精神状態を安定させる

回想法

共感してくれる人の存在が安心感につながる

運動療法

適度に体を動かすことで、睡眠障害が緩和される

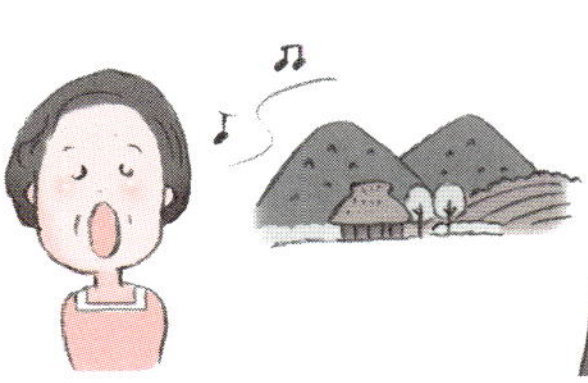

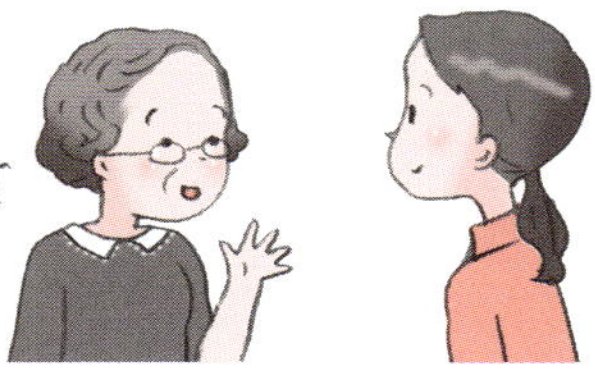

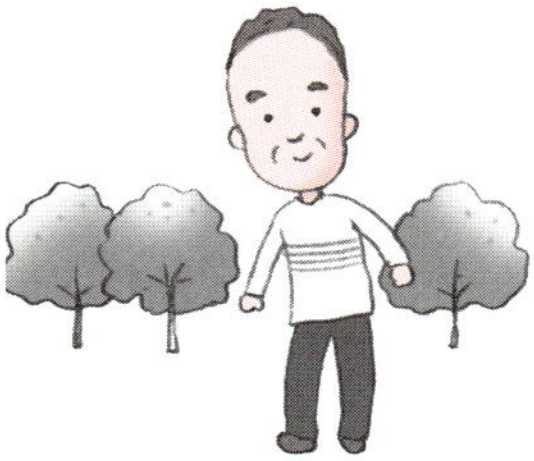

COLUMN

急増する認知症への対策の「新オレンジプラン」とは?

新オレンジプランの7つの柱

2012年に462万人だった認知症高齢者が、2025年には約700万人に達すると推計されています。その対策として、2012年9月に厚生労働省により、2013年～2017年度を実施期間とする「認知症施策推進5か年計画(オレンジプラン)」が策定されました。その計画が改められ、2015年1月に新たに策定されたのが「認知症施策推進総合戦略(新オレンジプラン)」です。

急増する認知症への施策を強化するために予防や理解、支援策など7つの施策を柱にした計画が発表されています。

①認知症への理解を深めるための普及・啓発の推進
②認知症の容態に応じた適時・適切な医療・介護等の提供
③若年性認知症施策の強化
④認知症の人の介護者への支援
⑤認知症の人を含む高齢者にやさしい地域づくりの推進
⑥認知症の予防法、診断法、治療法、リハビリテーションモデル、介護モデル等の研究開発及びその成果の普及の推進
⑦認知症の人やその家族の視点の重視

新オレンジプランの具体的な目標

これらの施策を具体的に進めるために、認知症の早期から家庭訪問を行い、認知症の人や家族の支援などを行う「認知症初期集中支援チーム」や「認知症地域支援推進員」を平成30年度までに全市区町村に設置することや、「認知症カフェ」の全市区町村での設置など目標に掲げられています。さらに2017年度末までに600万人(累計)にまで増やす目標だった「認知症サポーター(138ページ参照)」を800万人まで増やすことを新たな目標に掲げられました。

第2章

認知症を進ませない生活

（MCIの方の生活）

MCIの基礎知識

軽度認知障害（MCI）とは?

アルツハイマー型認知症などは、症状が徐々に進行します。認知症の一歩手前の状態を「軽度認知障害（MCI）」といいます。

もの忘れなどは目立つが日常生活に問題はない

軽度認知障害（MCI／Mild Cognitive Impairment）とは、記憶、決定、理由づけといった「認知機能」に問題は見られるけれど、日常生活には支障がない状態のこと。**「健康な人と認知症の人の中間」**の段階と考えられています。軽度認知障害と診断されるのは、次の5つの定義を満たす場合です。

①本人または家族から記憶障害の訴えがある
②日常生活動作は正常
③全般的な認知機能は正常
④年齢や教育レベルから考えて明らかに記憶力が低下している
⑤認知症ではない

日本における研究では、2012年の時点で、認知症の人が約462万人（65歳以上の約15%）、さらに軽度認知障害の人が約400万人（65歳以上の約13%）いると推計されています（※）。

一般の高齢者にくらべて認知症の発症率が高い

アルツハイマー型認知症になる確率を比較すると、一般の高齢者が年間1～2%であるのに対し、軽度認知症の人は年間10～15%にもなります。そのため、軽度認知症の人は**「認知症予備群」**であると考えられています。

ただし、軽度認知症の人がすべて認知症になるわけではありません。早い段階で発見し、生活の見直しなどの適切な予防対策を講じれば、認知症の発症を抑えたり、症状の進行を遅らせたりすることも可能です。

※厚生労働省研究班『都市部における認知症有病率と認知症の生活機能障害への対応』より

軽度認知障害（MCI）の定義

①本人または家族から記憶障害の訴えがある

②日常生活動作は正常

③全般的な認知機能は正常

④年齢や教育レベルから考えて明らかに記憶力が低下している

⑤認知症ではない

MCI＝①～⑤のすべてを満たす

健康

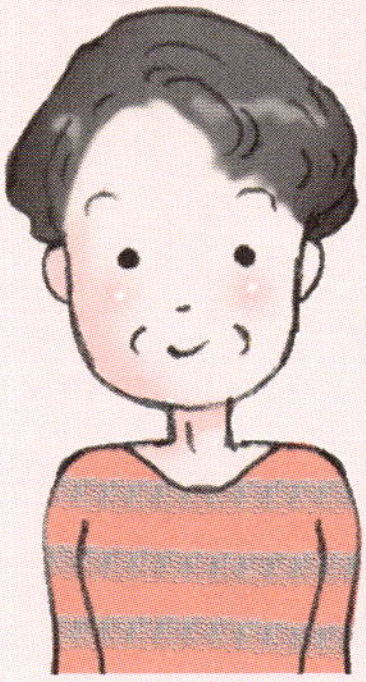

日常生活に
支障がない

軽度認知障害

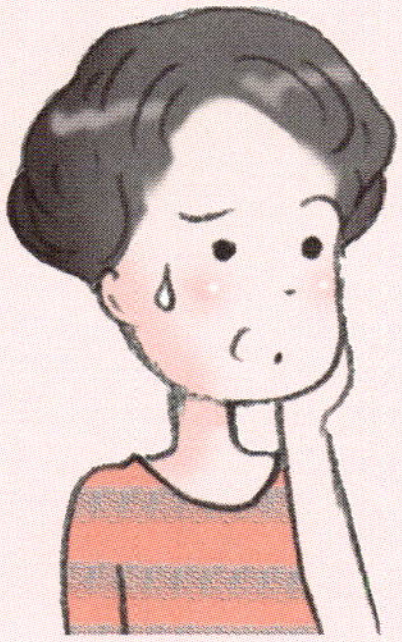

軽度認知障害は、
健康と認知症の
中間段階
（グレーゾーン）に
あたる状態

認知症

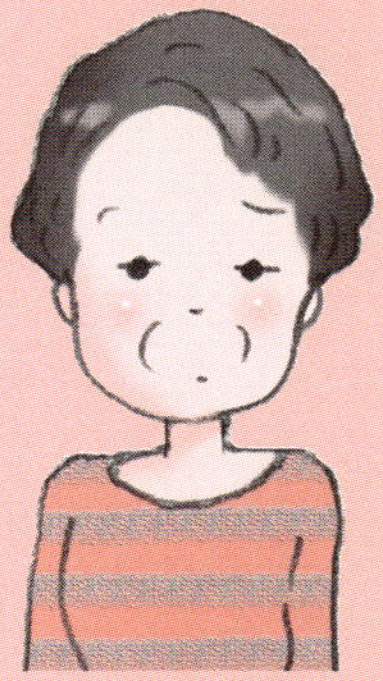

日常生活に
支障がある

MCIの基礎知識

早期発見が認知症予防の第一歩

軽度認知障害のすべてが、認知症に進行するわけではありません。認知機能の低下をくいとめるためには、早期発見が大切です。

診断方法は認知症の検査とほぼ同じ

軽度認知障害（MCI）かどうかを検査する方法は、認知症の診断法とほぼ同じ。日常生活に関する本人や家族からの聞きとりや、もの忘れの度合いを調べる簡単なテストなどが中心です。必要に応じてMRI検査やCT検査で脳の画像をチェックしたり、脳の血流を調べる検査を行ったりすることもあります。

軽度認知障害は、記憶障害の有無によって「**健忘型**」と「**非健忘型**」に大きく分けられます。さらにそれぞれが、「記憶」「遂行機能」「言語」「視空間機能」の4つの領域のうち1つに問題が見られる「単一領域」と、2つ以上に問題が見られる「複数領域」に分類されることもあります。軽度認知症が進行した場合、健忘型はアルツハイマー病（34ページ参照）、非健忘型はレビー小体型認知症（38ページ参照）や前頭側頭型認知症（40ページ参照）になることが多いといわれています。

治療の中心は毎日の暮らしの見直し

認知症を予防したり症状の進行を遅くしたりするためには、軽度認知障害の段階で異常に気づいて治療を始めることが何よりも大切です。症状に応じて薬物治療を行う場合もありますが、認知機能が少し低下している程度なら、生活習慣の見直しや認知能力の低下を防ぐ工夫など、「**認知症を進ませない生活**」を心がけることが治療の中心になります。

早期発見が大切なわけ

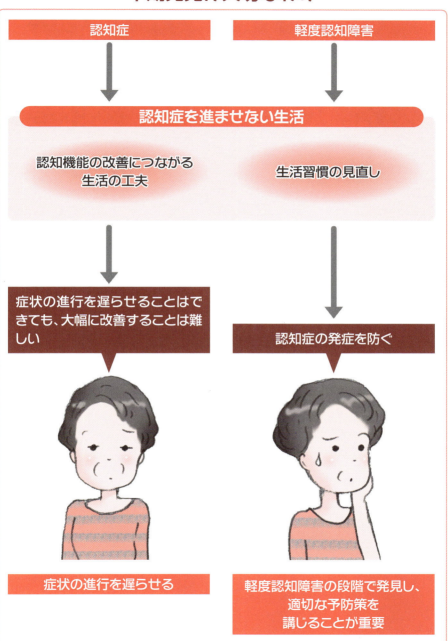

認知症 → 認知症を進ませない生活

軽度認知障害 → 認知症を進ませない生活

認知症を進ませない生活

- 認知機能の改善につながる生活の工夫
- 生活習慣の見直し

認知症：
症状の進行を遅らせることはできても、大幅に改善することは難しい

症状の進行を遅らせる

軽度認知障害：
認知症の発症を防ぐ

軽度認知障害の段階で発見し、適切な予防策を講じることが重要

MCIの基礎知識

軽度認知症の進行を防ぐために

軽度認知障害の段階で発見することができれば、その後の生活の工夫などによって、認知症に進行するのを防ぐことも可能です。

認知症の発症を予防することが大切

軽度認知障害（ＭＣＩ）と診断された場合、毎日の暮らしのなかで認知症の予防にとり組む必要があります。病気の予防は、**「病気にならないようにする」**一次予防と、**「病気を早期発見して重症化させないようにする」**二次予防に分けられます。たとえば、生活習慣病を防ぐための日常生活の工夫は一次予防、健康診断を受け、必要に応じて治療をすることは二次予防に当たります。

軽度認知障害は、加齢に伴う認知機能の低下と受け止める人もいれば、病気の一種と考える人もいます。そのため、軽度認知障害の人が認知症になるのを防ぐためのとり組みは、一次予防でもあり、二次予防でもあるといえます。

認知症の原因を知り正しい予防策を講じる

病気を効率よく予防するためには、発病の原因を正しく知り、それを避けることが有効です。軽度認知障害から進行することが多いアルツハイマー型認知症の場合、加齢に加え、平均寿命の長い女性に多く発症し、高血圧と糖尿病もリスクであることが確認されています。年齢や性別に関してはどうすることもできませんが、高血圧と糖尿病は、生活習慣の工夫や適切な治療によって、予防したり改善したりすることも可能です。つまり、糖尿病と高血圧の一次予防、二次予防を心がけることが、アルツハイマー型認知症の予防にもつながるのです。

軽度認知障害と診断されたら

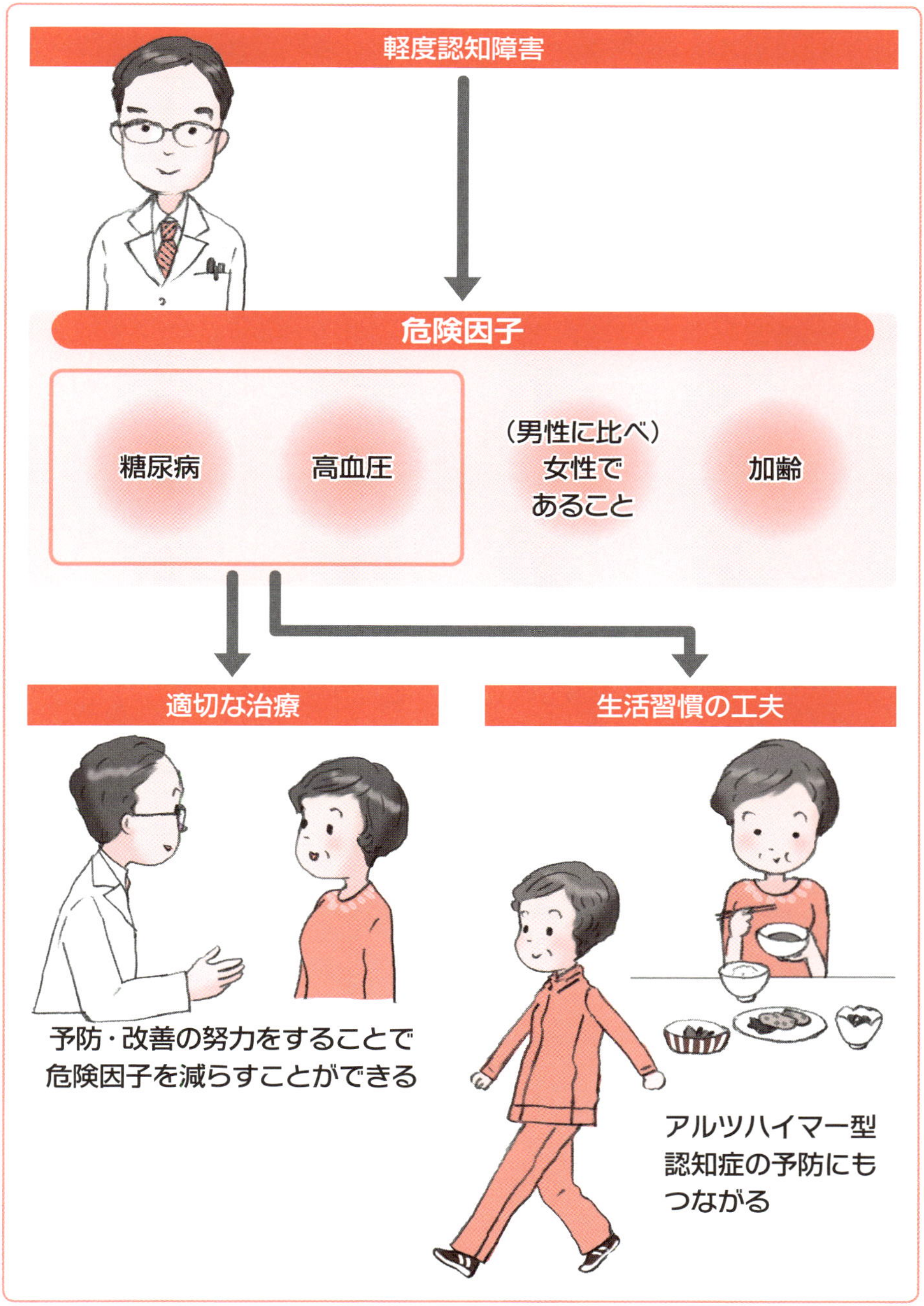

MCIの基礎知識

高血圧と糖尿病に注意する

生活習慣病の代表ともいえる高血圧と糖尿病は、認知症発症の危険因子。こまめに健康チェックを行い、予防・改善に努めましょう。

健康診断で体の状態を確認

高血圧や糖尿病は、症状がかなり進むまで自覚症状がない場合がほとんどです。早期発見のためには、定期的に健康診断を受け、血圧や血糖値を確認することが大切です。同時に、中性脂肪値やコレステロール値のチェックも忘れずに。生活習慣病は複数の病気を併発していることも多いうえ、ひとつの病気が他の病気を悪化させることもあるからです。健康診断で再検査が必要とされたときは、必ず病院で受診し、治療の必要性や治療法について医師の診断を受けましょう。

医師の指示に従って生活改善や服薬を

高血圧や糖尿病は、初期であれば薬物治療は行わず、食事や運動を中心とする生活習慣の見直しによって症状の改善をめざすのが一般的です。ただし、血圧や血糖値が下がれば以前の生活に戻してよいわけではありません。生活改善の目的は、正しい食事や運動など、体をよい状態に保つ習慣を身につけることだからです。長く続けるコツの1つが、効果を実感すること。家庭用の測定器を利用して、日ごろから血圧や血糖値をチェックしてみましょう。

症状が進行している場合は、生活習慣の見直しに加えて薬物治療が必要になります。薬は、医師の指示に従って正しく服用することが大切。もの忘れが進んでいる場合は、家族に協力してもらうなどして飲み忘れを防ぎましょう。

高血圧＆糖尿病対策

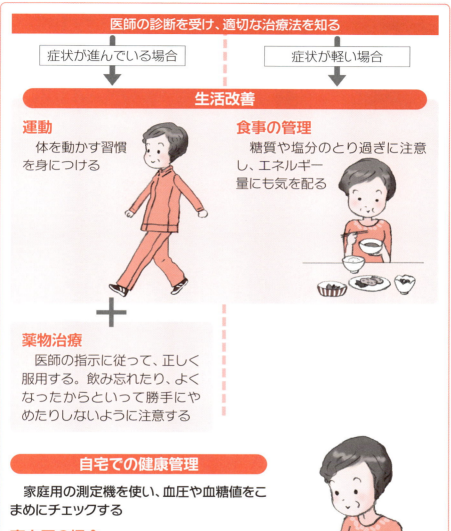

医師の診断を受け、適切な治療法を知る

症状が進んでいる場合 ／ 症状が軽い場合

生活改善

運動

体を動かす習慣を身につける

食事の管理

糖質や塩分のとり過ぎに注意し、エネルギー量にも気を配る

＋

薬物治療

医師の指示に従って、正しく服用する。飲み忘れたり、よくなったからといって勝手にやめたりしないように注意する

自宅での健康管理

家庭用の測定機を使い、血圧や血糖値をこまめにチェックする

高血圧の場合

収縮期血圧120mmHg、拡張期血圧80mmHg前後を維持するように心がける

糖尿病の場合

血糖値が空腹時で100g／dl以下をめざす

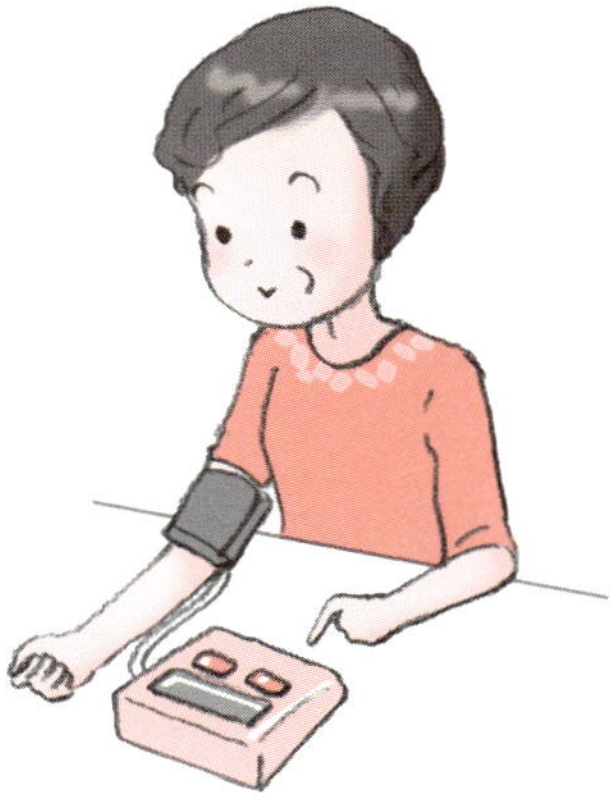

MCIの基礎知識

生活習慣病の予防が認知症の予防に

高齢者に多く見られる生活習慣病は、認知症の原因になることも少なくありません。日ごろの健康管理が認知症予防にもつながります。

生活習慣病全般の予防が大切

生活習慣病とは、食事や運動、休息、喫煙、飲酒といった日常の習慣の積み重ねによって引き起こされる病気のこと。代表的なものに、**高血圧**、**糖尿病**、**脂質異常症**、**肥満**などがあります。これらの病気の問題は、進行すると深刻な合併症や、脳血管疾患や虚血性心疾患といった命にかかわる病気を引き起こす可能性があることです。

また、脂質異常症が高血圧を悪化させるなど、ひとつの病気がほかの病気の発症や悪化につながることも多く、複数の生活習慣病を併発することも珍しくありません。認知症との関連がわかっているのは高血圧と糖尿病ですが、日ごろから生活習慣病全般の予防を心がけることが大切です。

日常生活を見直しよくない習慣を改善

生活習慣病予防のためには、食事、運動、睡眠、嗜好（喫煙や飲酒などを含む）などを見直すのが基本です。学術誌等に発表されている論文では、こうした生活習慣の改善が、アルツハイマー型認知症や脳血管性認知症の予防にかかわることも報告されています。

食事の面では、食品から十分な量のビタミンEを摂ることがアルツハイマー型認知症の抑制につながるという報告があります。また、活発に体を動かす人はアルツハイマー型認知症になりにくい傾向があることや、適度な昼寝がアルツハイマー型認知症の発症率を下げることなどもわかっています。

生活習慣病と認知症の予防

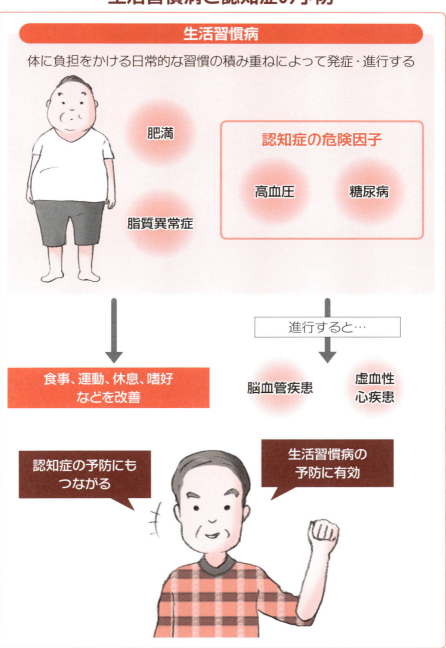

生活習慣病

体に負担をかける日常的な習慣の積み重ねによって発症・進行する

肥満

脂質異常症

認知症の危険因子

高血圧

糖尿病

↓

食事、運動、休息、嗜好などを改善

↓ 進行すると…

脳血管疾患

虚血性心疾患

MC1の基礎知識

認知症を防ぐ2つの心得

認知機能の低下を防ぐためには、暮らしぶりを見直して生活習慣病を防いだり、頭を使う生活を心がけたりすることが大切です。

認知症になりにくい方法を知る

発症のしくみが完全に明らかになっていないため、現時点では、認知症の確実な予防法や治療法はまだ見つかっていません。でも、さまざまな研究によって、認知症になりにくい方法が少しずつ明らかにされてきています。認知症を予防したり進行を防いだりするために効果があると考えられる対策は、大きく分けて2つ。食事や運動を中心とする生活習慣を見直すことと、認知症によって低下する脳の機能をきたえることです。

生活習慣と脳のトレーニングがポイント

生活習慣に関して注目したいのが、食事、運動、睡眠などの改善のほかに、人づき合いや知的行動習慣です。食事、運動、睡眠については、生活習慣病の予防に役立つことがまずそのまま当てはまります。それに加えて、人と積極的にかかわることや、新聞や本を読む、ゲームをするといった「頭を使う」習慣を身につけることを心がけましょう。

脳の機能をきたえるためには、認知機能を意識して使うことが有効です。認知症の初期から衰えがちなのが、体験したことを思い出す「**エピソード記憶**」、複数のことを同時に行う際に必要な「**注意分割機能**」、段取りよくものごとを進める「**計画力**」の3種類です。これらをきたえるためには、日ごろから新しいことに挑戦したり、人といっしょに何かを楽しんだりすることが役立ちます。

認知症の予防に役立つこと

生活習慣の見直し

食事（72ページ～参照）
　栄養バランスのよい食事を、適量に摂る

運動（96ページ～参照）
　週3日以上の運動を心がけ、ふだんから積極的に動く

人づき合い（112ページ～参照）
　友人や知人と積極的にかかわり、いっしょに楽しむ時間をもつ

知的行動習慣（122ページ～参照）
　文章を読む・書く、ゲームをするなど、「頭を使う」機会を増やす

睡眠（128ページ～参照）
　生活リズムを整えて質のよい睡眠をとり、適度な昼寝をする

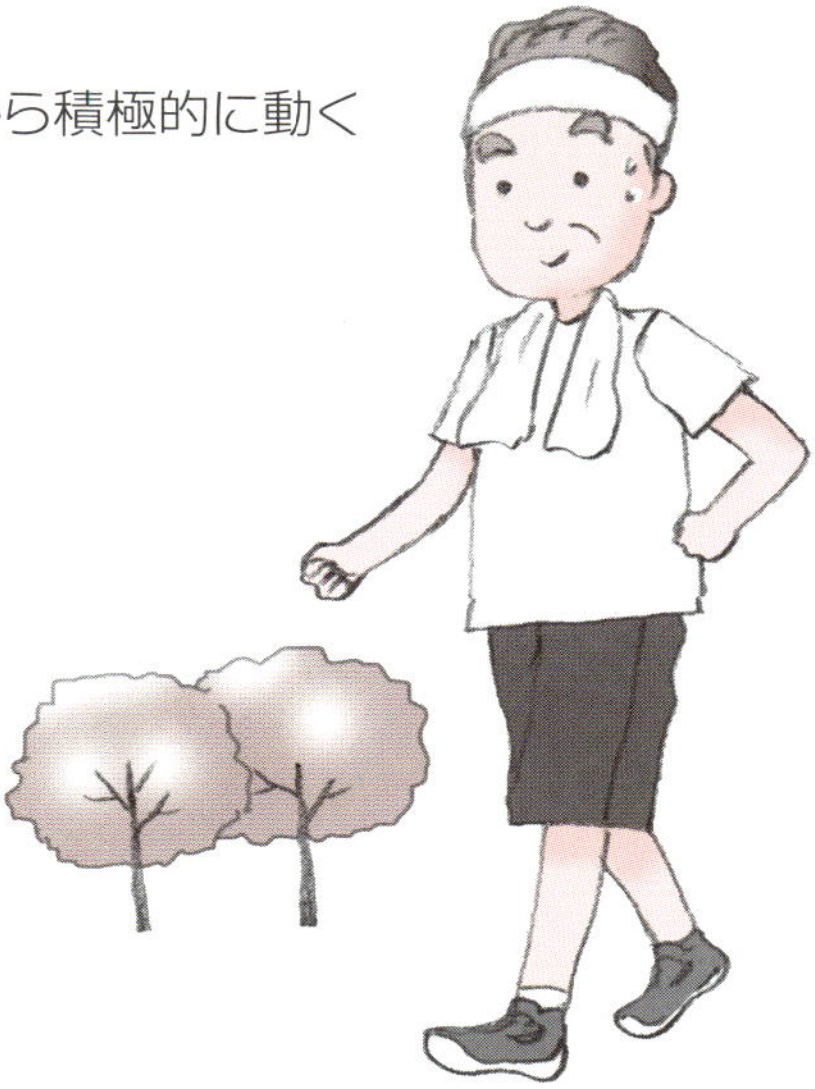

脳の機能をきたえる（108ページ～参照）

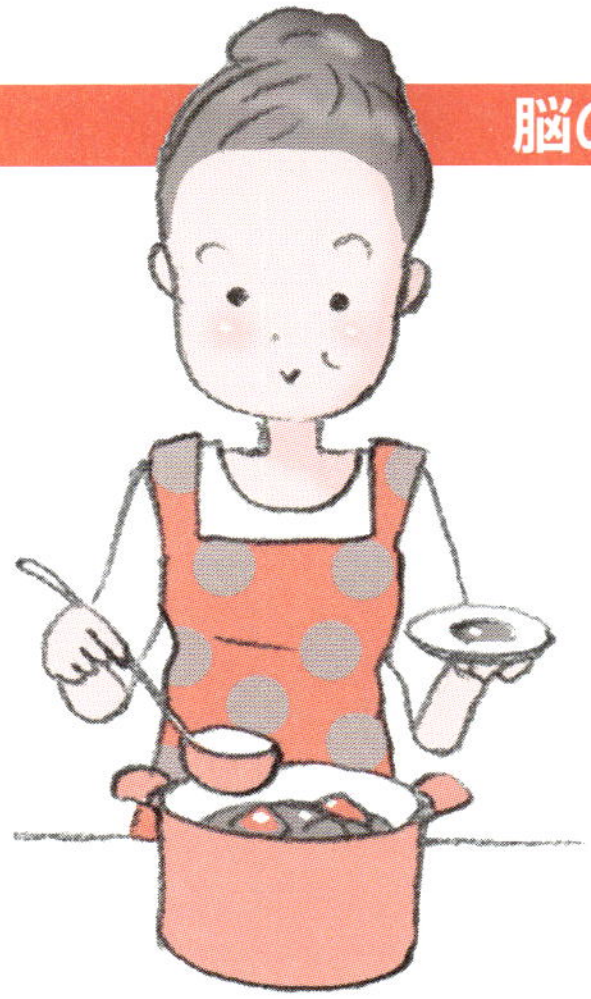

エピソード記憶
　昨日はだれと会ったか、今朝は何を食べたか　などを思い出してみる

注意分割機能
　2品以上の料理を同時に作る、表情などに注意しながら人と話す　など

計画力
　自分で計画を立てて旅行に行く、新しいことに挑戦する　など

食生活

食事の際は、よくかんで食べる

食事の習慣を見直す際は、「何を食べるか」にばかり目が行きがち。でも、まず最初に「どのように食べるか」を考えてみましょう。

ことも大切です。食事を始めてから満腹感を感じるまでには、20分ほどかかるのが普通ですが、よくかんで食べると、食事のペースが遅くなります。さらに、だ液によって食べものの分解が進むため、満腹中枢がより早く刺激され、食べ過ぎを防ぐことにもなります。食事の際は、口に入れたら30回かむことを心がけましょう。食物繊維を多く含む野菜をメニューにとり入れたり、一度に口に入れる量を減らしたりすることも、かむ回数を増やすのに役立ちます。

「かむ」ことが脳を刺激する

認知症の高齢者は、健康な高齢者にくらべて、残っている歯が少ない、という調査があります。この結果などから、「**よくかむこと**」が認知症の予防にもかかわっていると考えられています。食べものをかむと、歯根と骨をつなぐ「歯根膜」という組織を通して、脳の記憶や学習を司る部分に刺激が伝わります。さらに、脳の覚醒に関係する神経も刺激するため、脳を活性化させる効果も期待できます。

奥歯が抜けてしまっている場合はそのままにせず、入れ歯を使って、しっかりかむことを心がけます。歯が抜けると歯根膜も失われますが、かむ刺激は歯茎の粘膜から脳へ伝わります。かむことが負担にならないよう、自分に合った入れ歯をつくることも大切です。

よくかめば食べ過ぎも防げる

認知症の発症にもかかわる生活習慣病の予防には、食べ過ぎない

よくかむことのメリット

記憶・学習能力がアップ

かむ刺激が、記憶や学習にかかわる脳の領域に伝わる

脳を活性化させる

かむ刺激が、脳の覚醒にかかわる神経に伝わる

食べ過ぎを防ぐ

よくかんでゆっくり食べることで、満腹感を感じやすくなる

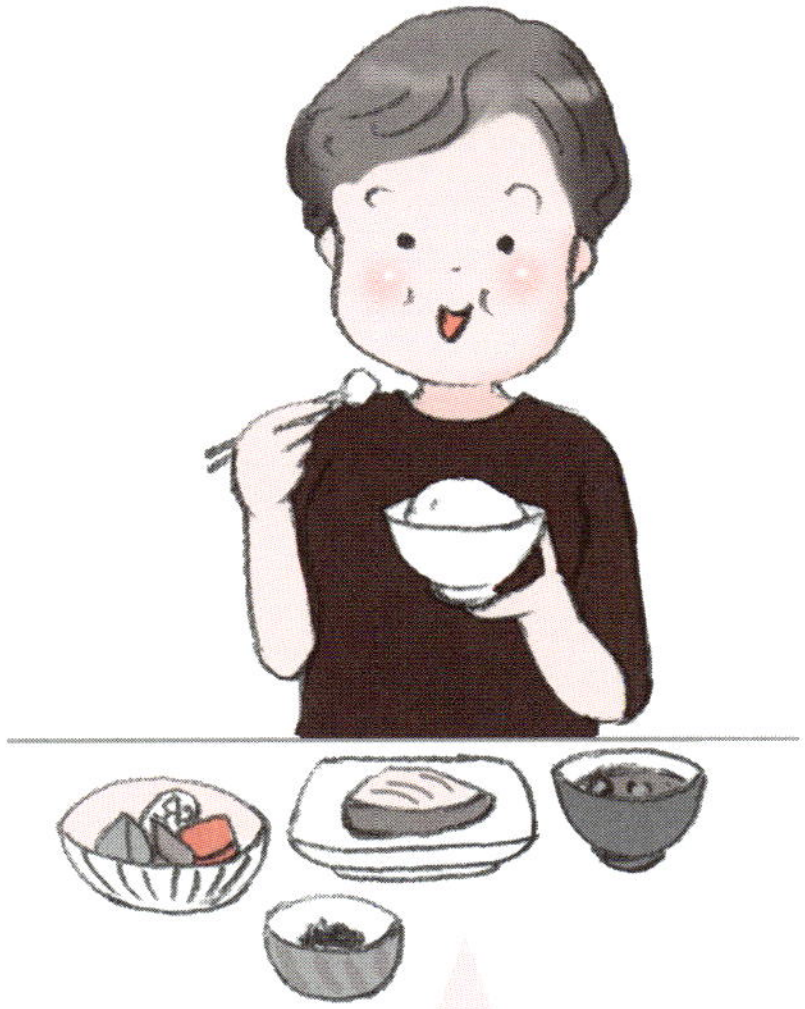

かむ回数を増やす工夫

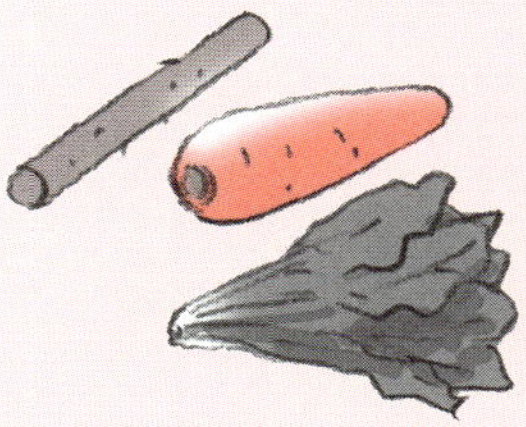

食物繊維が豊富な
野菜を多く摂る

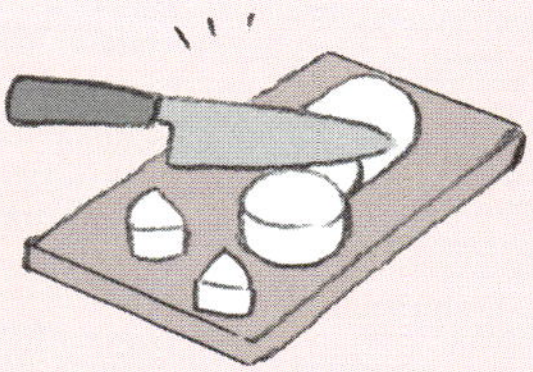

食材を大きめに切る

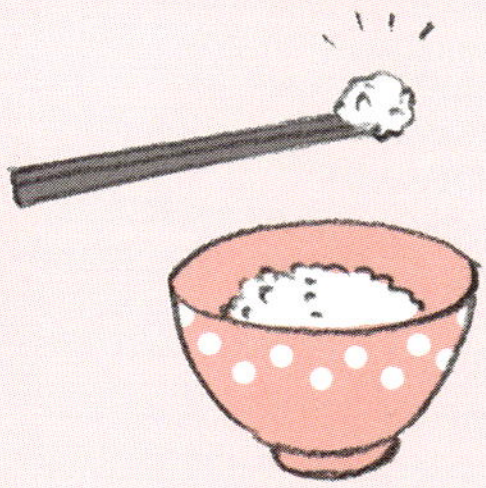

一度に口に入れる
量を少なくする

食生活

腹八分目で肥満を防ぐ

認知症の危険因子である生活習慣病は、肥満とも深くかかわっています。自分にとっての適量を知り、肥満を防ぎましょう。

内臓脂肪型肥満が生活習慣病を招く

生活習慣病には、内臓のまわりに脂肪がたまった「**内臓脂肪型肥満**」が深くかかわっています。内臓脂肪型肥満に加え、高血圧、高血糖、脂質異常症のうち2つ以上が見られる状態を「**メタボリックシンドローム**」といいます。高血圧や高血糖は、アルツハイマー型認知症のリスクを高めることがわかっています。脂質異常症は高血圧を悪化させるだけでなく、脳血管性認知症を引き起こす脳卒中や脳梗塞の原因にもなります。認知症の発症や進行を抑えるためにも、さまざまな生活習慣病につながる内臓脂肪型肥満を予防・改善することが必要です。

量、質、順序に注意して食べ過ぎを防ぐ

肥満を予防・改善する基本は、エネルギーを摂り過ぎないことです。1日に必要なエネルギー量のめやすを知り、食べ過ぎを防ぎましょう。食事から摂るエネルギー量を減らすためには、「量」だけでなく「質」にも目を向ける必要があります。満腹になるまで食べることに慣れている人にとって、「腹八分目」で食事をやめるのは難しいもの。食事の量を極端に減らさずにすむよう、きのこやこんにゃく、海藻といった低エネルギーの食材を上手に使って、料理のかさを増やしてみましょう。また、「食べる順序」にもひと工夫を。食事の最初に汁ものを飲んだり、生野菜をたっぷり食べることで、満腹感を高めることができます。

身体活動レベルのめやす

（時間）

1日の活動時間＼身体活動レベル	低い	普通	高い
日常生活の内容	生活の大部分が座位で静的な活動が中心の場合	座位中心の仕事だが、移動や立位での作業・接客など、あるいは通勤・買い物・家事・軽いスポーツなどのいずれかを含む場合	移動や立位の多い仕事への従事者。あるいはスポーツなどの余暇における活発な運動習慣のある場合
睡眠	7～8	7～8	7
座る、または立って行う静的な活動	12～13	11～12	10
ゆっくりした歩行や家事など	3～4	4	4～5
長時間続けられる程度の運動（普通歩行を含む）や労働	0～1	1	1～2
頻繁に休みが必要な運動や労働	0	0	0～1

『日本人の食事摂取基準』（厚生労働省）より

1日に必要なエネルギー量のめやす

（kcal／日）

性別	男性			女性		
身体活動レベル	低い	普通	高い	低い	普通	高い
30～49歳	2300	2650	3050	1750	2000	2300
50～69歳	2100	2450	2800	1650	1900	2200
70歳以上	1850	2200	2500	1500	1750	2000

1日の活動の少ない人は活動レベルに合ったエネルギー量の摂取を心がけたい

食生活

糖質を摂り過ぎない

認知症の原因にもなる糖尿病を予防・改善するためには、摂取するエネルギー量より、糖質の量を減らすことがポイントになります。

インスリン分解酵素の認知症にかかわる働き

アルツハイマー型認知症は、脳に「**アミロイドβ**《ベータ》」という老廃物がたまることによって起こります。アミロイドβはだれの脳でもつくられるものですが、通常は「インスリン分解酵素」によって分解されています。

インスリンとは膵臓で作られるホルモンで、食事のあとなどに上がった血糖値（血液中に含まれる糖質の割合）を下げるために分泌されます。インスリン分解酵素の第一の役割は、役目を終えたインスリンを分解し、血糖値が下がりすぎるのを防ぐことです。そのため、血糖値が高い状態が続くとインスリンの分解が最優先され、アミロイドβの分解がおろそかになってしまうのです。

主食や甘いものの食べ過ぎに注意

アミロイドβの蓄積を防ぐためには、血糖値を上げ過ぎないことが大切です。血糖値を上げるのは、「糖質」です。糖質はエネルギー源となる栄養素の1つですが、健康な人の場合、糖質から摂るエネルギーは、1日に必要なエネルギー量の6割程度にするのが基本です。糖質が多く含まれるごはん、パン、麺類や甘い菓子類は、食べ過ぎないように注意します。また、食物繊維には、血糖値の上昇をゆるやかにする働きがあります。血糖値が気になる人は、食事の最初に、食物繊維が豊富な野菜のおかずを食べ、あとから主食を食べるようにしてみましょう。

糖質の多い食品の例

食品	1食分のめやす量	糖質(g)
ごはん(精白米)	茶碗1杯(150g)	55.2
食パン	6枚切り1枚(60g)	26.6
ゆでうどん	1玉(250g)	52.0
ゆでそば	1玉(200g)	48.0
スパゲッティ(乾麺)	80g	55.6
ゆで中華めん	1玉(200g)	55.8
じゃがいも	中1個(150g)	24.5
バナナ	1本(160g)	34.2
オレンジ	1個(200g)	21.6
ショートケーキ	1個(80g)	37.2
蒸しまんじゅう	1個(60g)	33.8
かりんとう	10本(40g)	29.8
ドーナツ	1個(60g)	29.6
ミルクチョコレート	1枚(50g)	25.7
ポテトチップス	1/2袋(50g)	25.3

『五訂日本食品標準成分表』(文部科学省) より

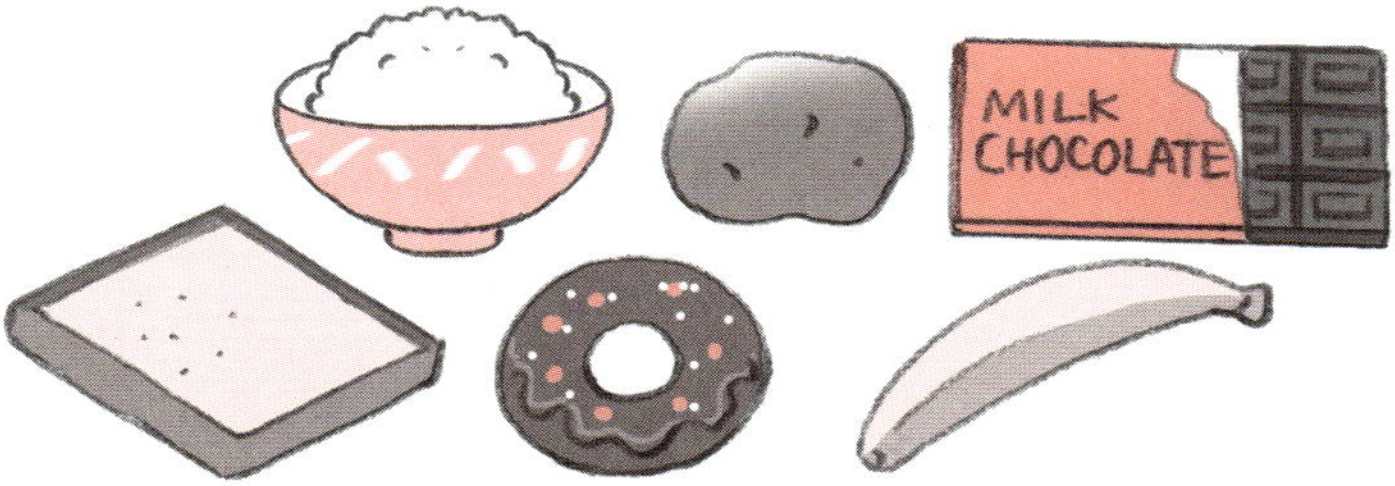

食生活

塩分を摂り過ぎない

高血圧の原因の1つが、塩分の摂り過ぎです。血圧が気になる人は料理の味つけや食材選びに気を配り、減塩を心がけましょう。

高血圧予防の基本は減塩

脳卒中や脳梗塞などの原因となる高血圧は、脳血管性認知症のリスクも高めます。また、最近の調査では、高血圧がアルツハイマー型認知症の危険因子であることもわかっています。高血圧のほとんどは、原因がはっきりしない「本態性高血圧」と呼ばれるものです。予防・改善の基本は、塩分を摂り過ぎないようにすること。実際には、食塩によって血圧が上がる程度（食塩感受性）には個人差があり、なかには食塩の影響をまったく受けない人もいます。ただし、食塩感受性を調べる方法は簡単ではなく、日本人には食塩の影響を受けるタイプの高血圧が多いと考えられるため、すべての人に減塩がすすめられています。

薄味でもおいしく食べる工夫を

日本人（成人）の食塩摂取量の平均は、1日あたり男性11・1グラム、女性9・4グラム（平成25年国民健康・栄養調査／厚生労働省）。**高血圧の予防・改善のためには6グラム未満に抑える**のが理想とされているので、多くの人に減塩が必要だといえます。

減塩のためには、塩、しょうゆといった調味料を減らすだけでなく、食品に含まれる塩分も意識する必要があります。薄味でもおいしく食べるためには、だしをしっかりとる、香味野菜やスパイスで風味にアクセントをつける、酸味をきかせて味にメリハリをつける、などの工夫も必要です。

塩分が多く含まれる食品の例

食品	1食分のめやす量	食塩相当量(g)
食パン	6枚切り1枚(60g)	0.8
ロースハム	1枚(20g)	0.5
ベーコン	1枚(20g)	0.4
あじの開き	1枚(80g)	0.9
しらす干し	大さじ1(6g)	0.2
塩ざけ	1切れ(100g)	1.8
ちくわ	1本(25g)	0.5
バター(有塩)	10g	0.2
プロセスチーズ	20g	0.6
ポテトチップス	1/2袋(50g)	0.5
塩せんべい	1枚(20g)	0.4
ラーメン(※)	1杯	3.6
カレーライス(※)	1杯	3.7
かつ丼(※)	1杯	3.6
ハンバーガー(※)	1個	2.5

『五訂日本食品標準成分表』(文部科学省)、※印は『食事バランスガイド(厚生労働省・農林水産省)』より

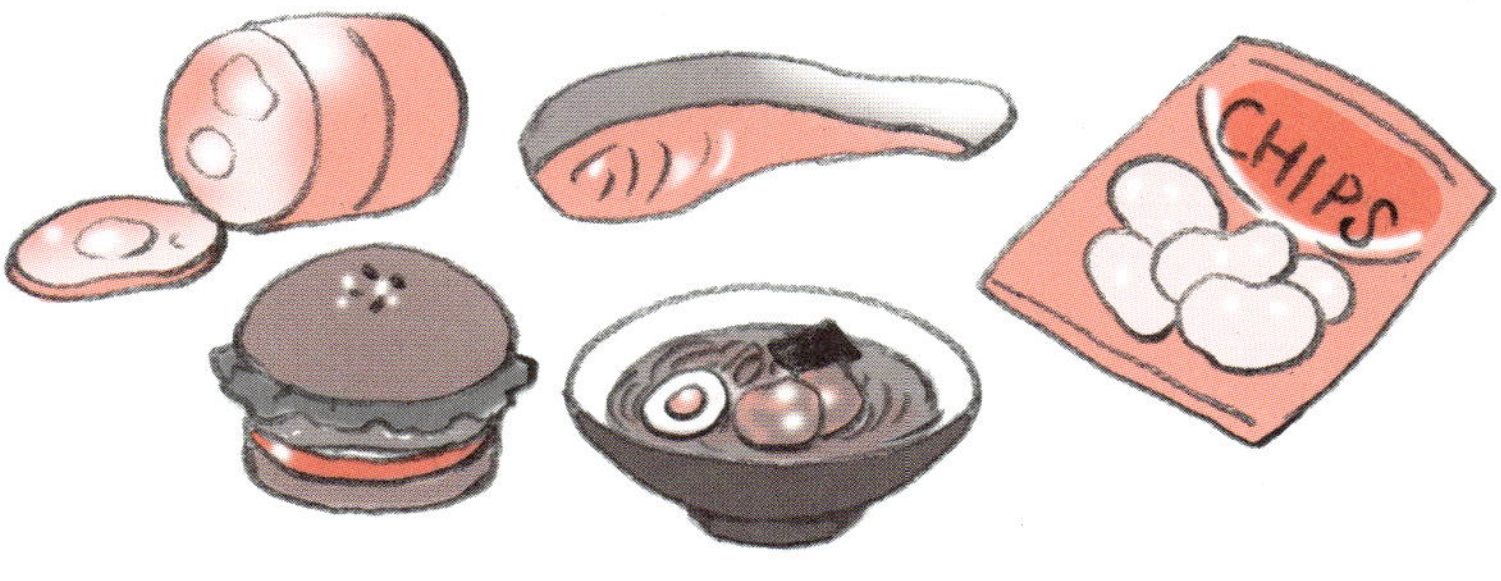

食生活

たんぱく質を十分に摂る

ダイエットをする際は、エネルギー量だけでなく、栄養バランスにも注意します。偏った食事は、脳の機能低下の原因にもなりかねません。

たんぱく質不足に注意する

生活習慣病予防の基本は、内臓脂肪型の肥満を防ぐことです。ただし、ダイエットのために、むやみに食事の量を減らすのはよくありません。摂取量を減らしたいのは、摂り過ぎると脂肪に変わりやすい糖質や脂質です。体をつくる材料となるたんぱく質は、きちんと摂る必要があるのです。

エネルギー量やコレステロールが多いイメージがあるため、高齢になるとお肉や魚、卵などを必要以上に避ける傾向があります。たしかに動物性食品には脂肪なども含まれていますが、体内で効率よく使われる質のよいたんぱく質の供給源として欠かせないものでもあるのです。たんぱく質の摂取量が少ない食事を続けると、一日3回食事を摂っていても、栄養不足に陥っていることがあります。

栄養不足は認知機能低下の原因にも

栄養状態を確認する際の指標となるものの1つに「血清アルブミン値」があります。アルブミンは、たんぱく質をもとに体内でつくられる成分で、筋肉や脳の機能維持にかかわっています。栄養不足で血清アルブミン値が低くなると、運動機能や免疫の働きが低下するうえ、認知機能の低下も引き起こします。筋力の衰えを感じる、などは栄養不足のサインである可能性もあります。栄養不足からくる認知症を防ぐためにも、たんぱく質が豊富な食品をきちんと摂ることを心がけましょう。

たんぱく質の「質」とは？

アミノ酸スコアが100の食品

牛サーロイン（脂身なし）、鶏もも肉（皮なし）、豚ロース（脂身なし）、あじ、さけ、卵、大豆・大豆製品、牛乳など

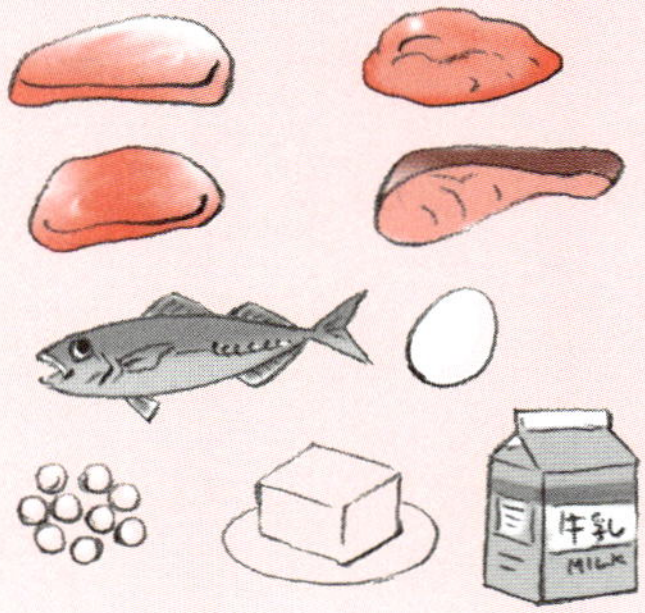

食品に含まれるたんぱく質が良質であるかどうかは、「アミノ酸スコア」で表されます

アミノ酸スコア

人の体内で作ることができない9種の「必須アミノ酸」のバランスを表す

↓

満点である「100」に近いほど、体内で効率よく使われるため、「良質」とみなされる

たんぱく質が豊富な食品の例

食品	1食分のめやす量	たんぱく質（g）
牛肉（ヒレ）	100g	21.3
豚肉（ロース）	薄切り1枚（30g）	5.8
鶏むね肉	1/2枚（100g）	19.5
卵	1個（60g）	6.3
牛乳	1杯（200ml）	6.9
あじ	中1尾（180g）	16.8
さけ	1切れ（100g）	22.3
するめいか	1/2杯（150g）	20.4
大正えび	1尾（25g）	2.4
木綿豆腐	100g	6.6g

『五訂日本食品標準成分表』（文部科学省）より

食生活

魚から質のよい脂を摂る

質のよい脂は、健康維持や認知症予防に欠かせません。とくに、魚に含まれるＤＨＡやＥＰＡは、認知機能の改善に役立ちます。

魚を食べると認知症のリスクが下がる

油脂に含まれる脂肪酸は、「**飽和脂肪酸**」と「**不飽和脂肪酸**」に大きく分けられます。飽和脂肪酸は肉類や乳製品、不飽和脂肪酸は魚や植物油に多く含まれており、不飽和脂肪酸は、構造の違いによってさらに細かく分類されています。

これまでの研究などから、日常的に魚を多く食べる人は、認知症の発症リスクが低いことがわかっています。これは、魚に含まれる不飽和脂肪酸の一種、**ＤＨＡ**や**ＥＰＡ**の働きによるものと考えられています。ＤＨＡには、アミロイドβ（脳でつくられる老廃物）が脳にたまるのを防いで認知機能を改善する作用があるため、アルツハイマー型認知症の予防に有効。ＥＰＡは血液をサラサラに保って血栓を防ぐため、脳血管性認知症の予防に効果が期待できます。

油をむだにしない食べ方を工夫する

ＤＨＡやＥＰＡは、サンマ、イワシ、サバ、マグロなど、いわゆる「背の青い魚」に多く含まれています。ＤＨＡやＥＰＡを効率よく摂るには、新鮮なものを刺身で食べるのがいちばんです。加熱すると魚の脂肪が流れ落ちてしまうため、その分、摂取量が少なくなってしまうからです。煮魚などは塩分を控えめにして煮汁ごと食べるなど、調理の際に溶け出した油もむだにしない工夫をしてみましょう。また、魚の水煮などの缶詰にも、鮮魚とほぼ同じ量のＤＨＡやＥＰＡが含まれています。

脂肪酸の種類

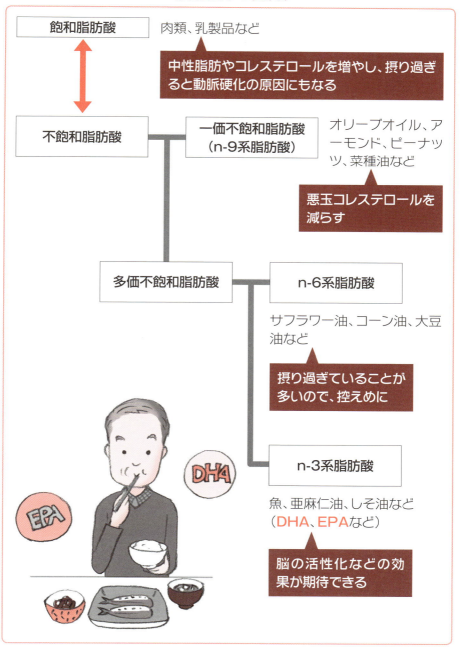

飽和脂肪酸

肉類、乳製品など

中性脂肪やコレステロールを増やし、摂り過ぎると動脈硬化の原因にもなる

不飽和脂肪酸

一価不飽和脂肪酸（n-9系脂肪酸）

オリーブオイル、アーモンド、ピーナッツ、菜種油など

悪玉コレステロールを減らす

多価不飽和脂肪酸

n-6系脂肪酸

サフラワー油、コーン油、大豆油など

摂り過ぎていることが多いので、控えめに

n-3系脂肪酸

魚、亜麻仁油、しそ油など（DHA、EPAなど）

脳の活性化などの効果が期待できる

食生活

抗酸化ビタミンで脳の老化を防ぐ

老化は、細胞が酸化されることによって起こります。抗酸化作用をもつ栄養素をしっかり摂って、細胞の老化を防ぎましょう。

活性酸素が細胞の老化を進める

呼吸によってとり入れられた酸素は、血液中に溶け込んで全身の細胞に送られます。細胞では、食物から摂った栄養分と酸素を利用してエネルギーを生み出します。体内で起こるこのような反応を「代謝」といいます。

酸素は人の体に欠かせないものですが、代謝の過程などで「**活性酸素**」に変化することがあります。活性酸素には正常な細胞を酸化させる作用があるため、増えすぎると体に悪影響を及ぼします。活性酸素の害から体を守る「**抗酸化物質**」は体内でもつくられていますが、活性酸素が増えすぎると、それだけでは不足です。同様の働きをする物質は食物にも含まれているので、食事から抗酸化物質を補給することも大切です。

抗酸化作用のあるビタミンで老化を抑制

すぐれた抗酸化物質の代表が、ビタミンEです。ビタミンEの多い食事はアルツハイマー型認知症を防ぐ、という調査報告もあります。これは、ビタミンEの抗酸化作用によって神経細胞の酸化が抑えられ、老化を遅らせるためと考えられています。

ビタミンEは、野菜やくだものに多く含まれるβカロテン（体内で必要な分だけビタミンAにかわる）、ビタミンCといっしょに摂ると、抗酸化作用が高まります。この組み合わせは、3種のビタミンの名前から「ビタミンACE《エース》」と呼ばれることもあります。

ビタミンACE《エース》を摂るには

βカロテン（ビタミンA）が豊富な食品（※）

色の濃い野菜（緑黄色野菜）に多く含まれる。油といっしょに摂ると吸収率が高まる

ビタミンA（レチノール）

鶏レバー、豚レバー、うなぎ蒲焼き、銀だらなど

βカロテン

モロヘイヤ、にんじん、かぼちゃ、春菊、ほうれんそう、チンゲンサイなど

ビタミンACE

3種類をいっしょに摂ることで、抗酸化作用がアップする

ビタミンCが豊富な食品

水に溶けやすく熱に弱いので、切ってから水にさらしたり、加熱したりするのは短時間に

菜の花、ブロッコリー、ピーマン、ゴーヤ、キャベツ、さつまいも、じゃがいも、キウイフルーツ、柿、いちご　など

ビタミンEが豊富な食品

植物油やナッツなどに多く含まれる

ひまわり油、サフラワー油、コーン油、アーモンド、落花生、うなぎ蒲焼き、はまち（刺身）、赤ピーマン、かぶの葉　など

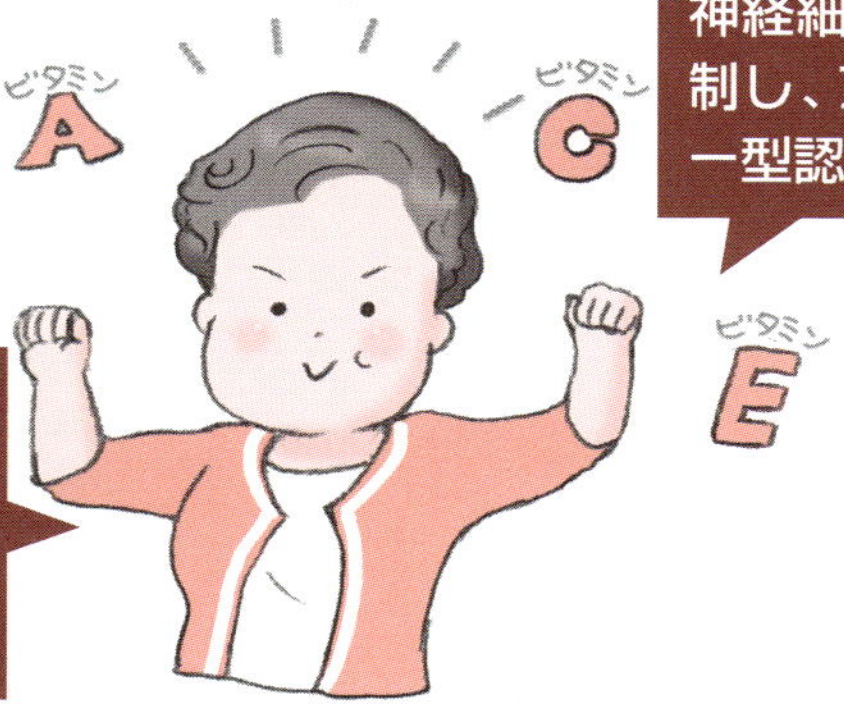

神経細胞の老化を抑制し、アルツハイマー型認知症を予防

生活習慣病の予防にもつながるため、脳血管性認知症の予防にも有効

※動物性食品に含まれるビタミンAは過剰症の心配があるため、必要な分だけビタミンAに変わるβカロテンを多く摂るようにするとよい

食生活

ビタミンB群をしっかり摂る

各種の栄養素や成分は、たがいに補い合って働いています。体内で行われるさまざまな代謝には、代謝を助ける成分も欠かせません。

さまざまな成分の代謝にかかわる

認知機能の低下を抑えるためには、ビタミンB群をしっかり摂ることも有効です。ビタミンB群は、食事で摂ったたんぱく質、糖質、脂質の代謝などに深く関わっている栄養素です。たんぱく質は、体内でアミノ酸に分解されてから利用されますが、認知症予防のために注目したいのが、「**ホモシステイン**」というアミノ酸。ホモシステインが増えすぎると動脈硬化が進行し、脳血管性認知症の原因となる脳血管障害のリスクが高まります。さらに、ホモシステインの増加は、アルツハイマー型認知症の発症リスクも高めると考えられています。ホモシステインはビタミンB6、B12、葉酸の力を借りてほかの物質に変換されるため、これらの成分をきちんと摂ることがこれらの成分をきちんと摂ることが認知症の予防にもつながるのです。

毎日の食事からこまめに補給する

ホモシステインの代謝にかかわるビタミンB6、B12、葉酸に加え、ビタミンB1、B2もきちんと摂りたい栄養素です。体内でエネルギー源となるのは、糖質、たんぱく質、脂質の3種類。ビタミンB1やB2が不足するとこれらの栄養素をエネルギーにかえる働きが鈍くなるため、肥満につながったり疲れやすくなったりすることがあります。ビタミンB群は水溶性のため、一度にたくさん摂っても、使いきれない分は排泄されてしまいます。食事のバランスに気を配り、毎日摂ることが大切です。

ビタミンB群を多く含む食品の例

	食品	1食分のめやす量	ビタミンB1(mg)
ビタミンB1が豊富な食品の例	豚ヒレ肉	100g	0.98
	うなぎ蒲焼き	100g	0.75
	落花生(乾燥)	30g	0.26
	そら豆	10粒(50g)	0.25
	たらこ	1/2腹(30g)	0.21
	玄米ごはん	1膳(120g)	0.19
	食品	1食分のめやす量	ビタミンB2(mg)
ビタミンB2が豊富な食品の例	豚レバー	50g	1.80
	うなぎ蒲焼き	100g	0.74
	牛乳	1カップ(200ml)	0.32
	ぶり	100g	0.36
	納豆	50g	0.28
	卵	1個(60g)	0.26
	食品	1食分のめやす量	ビタミンB6(mg)
ビタミンB6が豊富な食品の例	かつお(春取り)	100g	0.67
	あじ	中1尾(150g)	0.6
	牛レバー	50g	0.45
	赤ピーマン	大1/2個(75g)	0.28
	バナナ	1本(160g)	0.6
	さつまいも	1/2本(100g)	0.28
	食品	1食分のめやす量	ビタミンB12(mg)
ビタミンB12が豊富な食品の例	牛レバー	50g	26.42
	さんま	中1尾(120g)	21.24
	あさり	5個(40g)	21.00
	牡蠣	小2個(70g)	19.67
	いわし丸干し	2尾(40g)	11.72
	たらこ	1/2腹(30g)	5.43
	食品	1食分のめやす量	葉酸(mg)
葉酸が豊富な食品の例	牛レバー	50g	500
	菜の花	50g	170
	枝豆	20さや(50g)	160
	ほうれんそう	1/4束(50g)	105
	ブロッコリー	50g	105
	いちご	100g	90

『五訂日本食品標準成分表』(文部科学省) より

食生活

ポリフェノールで脳の老化を抑制

野菜やくだものが体によいとされるのは、ビタミンなどの栄養素に加え、すぐれた抗酸化力をもつ成分も含まれているからです。

野菜やくだものに含まれすぐれた抗酸化作用をもつ

ポリフェノールは植物が光合成を行う際に生み出される物質で、ほとんどの野菜やくだものに含まれています。ポリフェノールとは一定の構造をもつ化合物の総称で、数千もの種類があります。ポリフェノールに共通する特徴は、すぐれた抗酸化作用をもっていること。活性酸素の害から体を守り、細胞の老化を防ぐため、各種の生活習慣病はもちろん、認知症の予防にも役立つと考えられます。さらに、ポリフェノールのなかには、脳内でアミロイドβがつくられるのを阻害したり、アミロイドβを分解したりする働きをもつものがあるという実験結果も報告されています。このことから、アルツハイマー型認知症の予防につながる可能性も期待されています。

ポリフェノールを上手に摂るコツ

ポリフェノールは、植物の色素や苦み・渋みなどの成分です。植物を紫外線から守る働きもあるため、野菜やくだものの皮（外皮）に多く存在しています。また、調理する際にとり除く「アク」にもポリフェノールが含まれています。ポリフェノールを効率よく摂るためには、無理なく食べられるものなら野菜の皮はむかずに使い、アク抜きも最低限にするとよいでしょう。ポリフェノールは、一度にたくさん摂っても体に蓄えることはできません。いろいろな種類の野菜を摂ることを心がけ、毎日こまめに補給しましょう。

ポリフェノールの種類と多く含む食品の例

アントシアニン
なす、赤じそ、紫いも、ブルーベリー、ぶどう、すいか

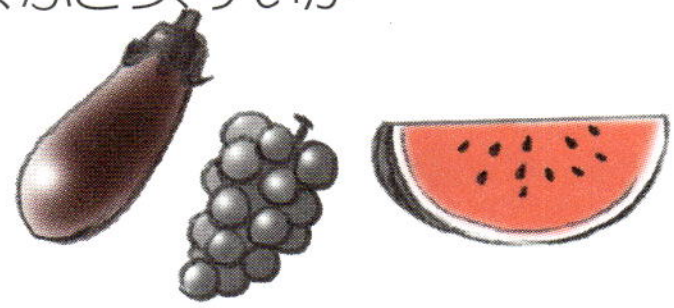

イソフラボン
大豆、大豆製品（納豆、豆腐、みそ、きなこ　など）

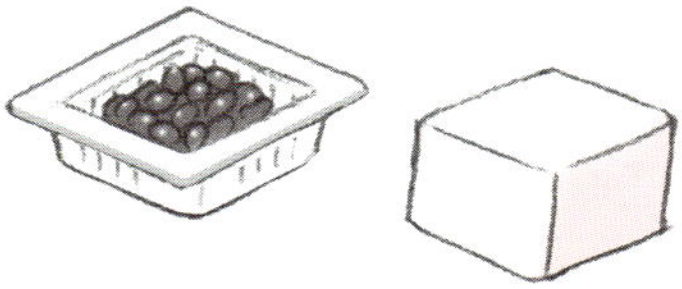

カテキン（94ページ参照）
緑茶、ほうじ茶

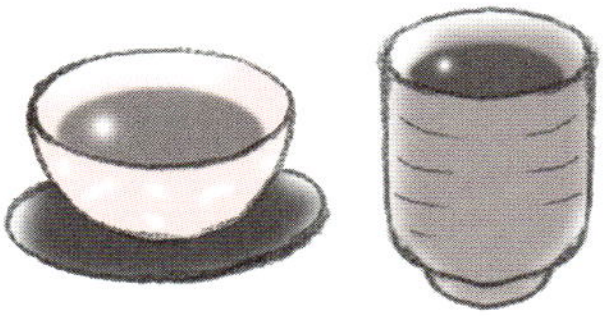

クロロゲン酸（94ページ参照）
コーヒー、じゃがいもやさつまいもの皮

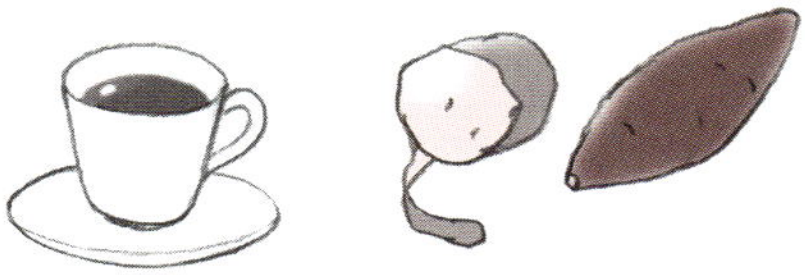

クルクミン（90ページ参照）
ウコン（ターメリック）、カレー粉

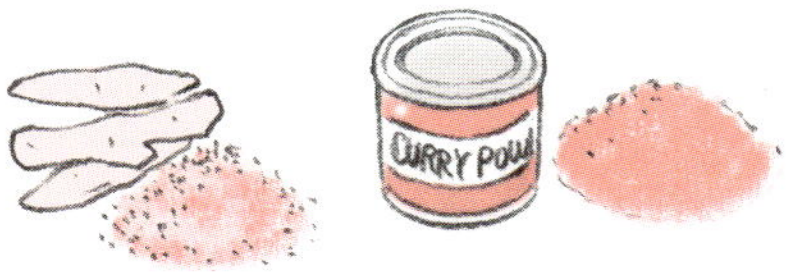

カカオマスポリフェノール
チョコレート、ココア

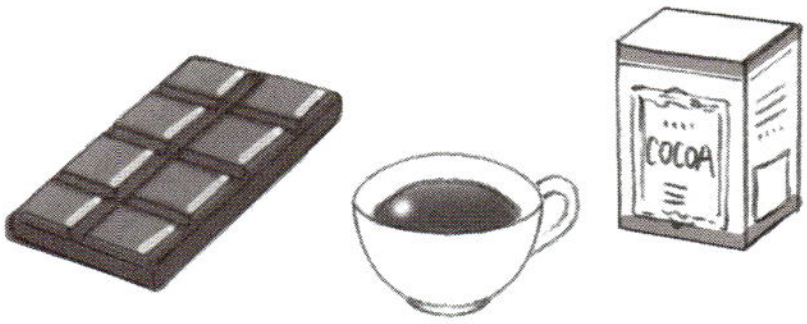

ルチン
そば、玉ねぎ

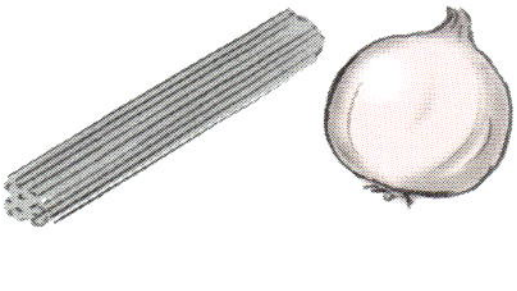

ヘスペリジン
レモン、みかん

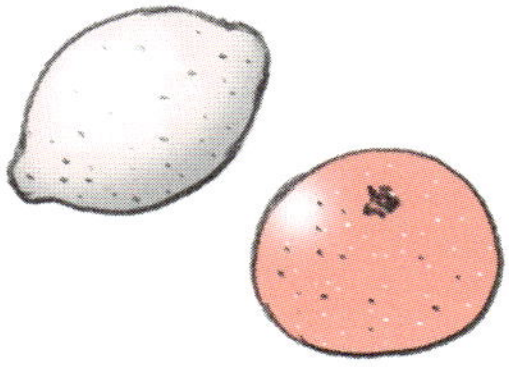

ケルセチン
玉ねぎ、緑茶、トマト、りんご

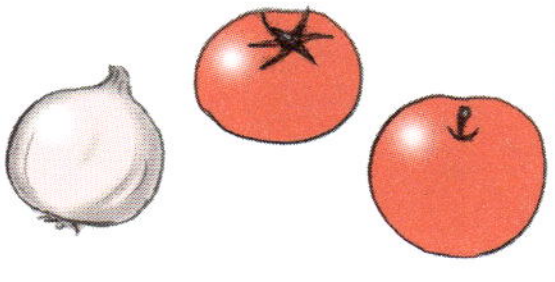

食生活

カレーで認知症を予防する

家庭料理の定番であるカレーに、認知症を予防する効果が…。カギを握るのは、カレーの色の元となっているスパイスです。

カレーに使われるウコンに注目

カレーとアルツハイマー型認知症の関係についての研究は、「(カレーをよく食べる) インドのアルツハイマー型認知症発症率はアメリカの約4分の1」とする学術論文が発表されたことをきっかけに、さまざまな形で行われるようになりました。その結果、カレーに使われるウコンが認知症予防に関係があることがわかりました。

ウコンには、ポリフェノールの一種である「**クルクミン**」が豊富に含まれています。クルクミンにはすぐれた抗酸化作用があるため、神経細胞の老化を防いで認知機能の低下を抑えたり、生活習慣病を予防して脳血管型認知症につながる脳血管疾患のリスクを低下させたりするのに役立ちます。さらに、脳にアミロイドβがたまるのを防ぎ、アルツハイマー型認知症の予防に期待されています。

カレー以外のメニューにもウコンをとり入れる

ウコンは、カレーの色の元となっているもの。「ターメリック」というスパイスとしても知られ、沖縄では「うっちん」と呼ばれお茶にも利用されています。ウコンを含むサプリメントもたくさんありますが、適量以上に摂ったり、肝臓の病気がある人が摂ったりすると、肝臓に負担をかけてしまうことがあります。食べものから摂取する分には過剰摂取による副作用の心配はほとんどないので、できればサプリメントに頼らず、食事から摂るようにしましょう。

ウコン（クルクミン）をとる工夫

効率よく摂るコツ

脂質の一種である「レシチン」といっしょに摂ると吸収率がアップするので、レシチンが豊富な卵（卵黄）、大豆などと組み合わせるとよい

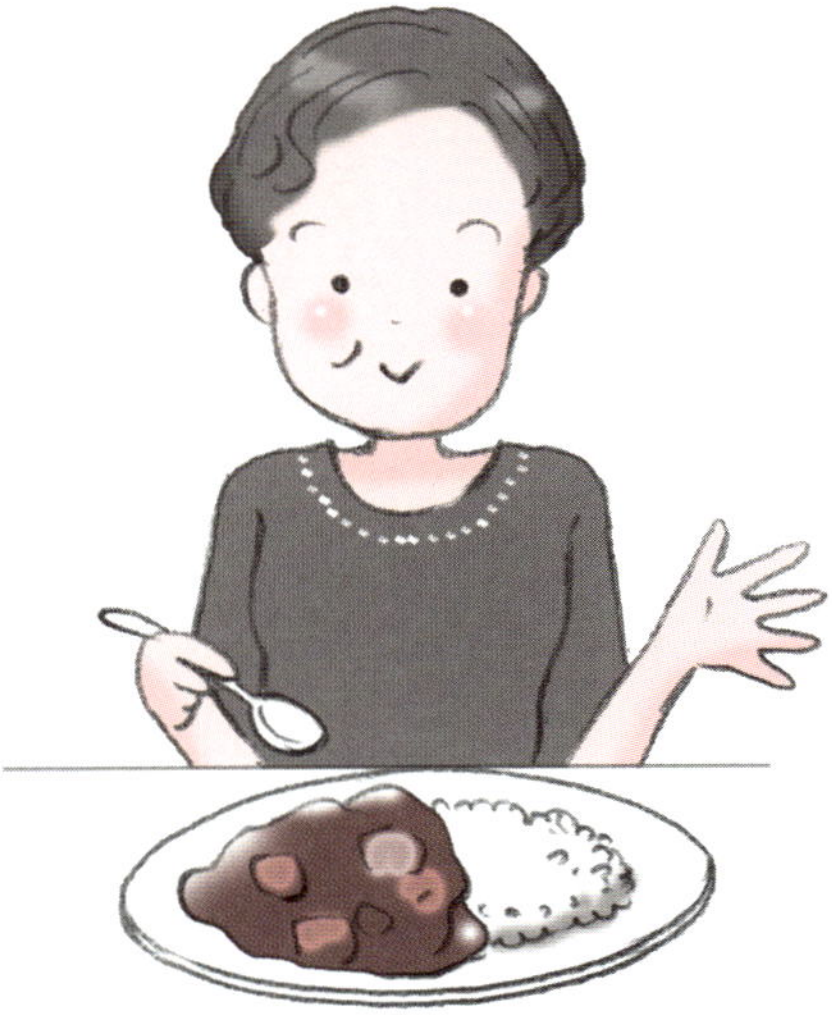

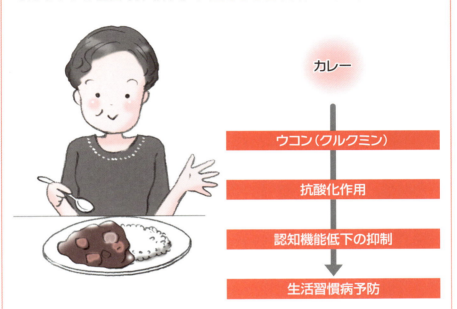

カレー
↓
ウコン（クルクミン）
↓
抗酸化作用
↓
認知機能低下の抑制
↓
生活習慣病予防

ウコンの選び方

秋ウコンと春ウコン（正式名称はキョウオウ）があり、秋ウコンのほうがクルクミンを豊富に含んでいる

味や香りの特徴

・土くさいような独特の香りがある
・辛みはほとんどない
・主に「料理の色づけ」を目的に使われる

カレー以外の料理へのとり入れ方

・お米に混ぜて炊く
・炒めものに加える
・スープに加える　など

ウコンを軽く炒ってから使うと、独特の香りが弱まる

食生活

お酒を飲むなら適量の赤ワイン

赤ワインが生活習慣病の予防に役立つことはよく知られていますが、最近では、認知症を予防する可能性にも注目が集まっています。

赤ワインが認知症予防に役立つ

お酒を飲まない人より、ほどよく飲む人のほうが認知症を発症しにくいといわれています。ただし、お酒の飲み過ぎは体に負担をかけるので、適量を守ることが前提です。お酒を飲むなら、アルツハイマー型認知症や生活習慣病の予防に有効だと考えられている赤ワインがおすすめ。1日あたり、男性ならグラス2杯、女性なら1杯程度が適量とされています。

主に皮や種に含まれるポリフェノールに注目

赤ワインの健康効果が注目されるようになったきっかけは、「フランスでは脂質が多い食事を摂っているのに、赤ワインをたくさん飲んでいるため、虚血性心疾患や脳血管障害による死亡率が低い」という「フレンチパラドックス」です。赤ワインには、アントシアニン、カテキン、タンニン、レスベラトロールなど、さまざまなポリフェノールが含まれています。これらにはすぐれた抗酸化作用があり、さらにアミロイドβが脳にたまるのを防ぐ可能性もあることから、認知症の予防にも役立つと考えられます。ワインには赤、白、ロゼなどの種類がありますが、とくに赤ワインがよいとされるのは、ぶどうのポリフェノールが主に皮と種に含まれているためです。赤ワインは皮や種をつけたまま絞った果汁からつくられるので、果肉だけを使う白ワインにくらべてポリフェノールの含有量は約10倍にもなるといわれています。

認知症予防に役立つお酒の飲み方

適量を守ることが大切

1日あたりの適量は、男性ならグラス2杯、女性ならグラス1杯程度

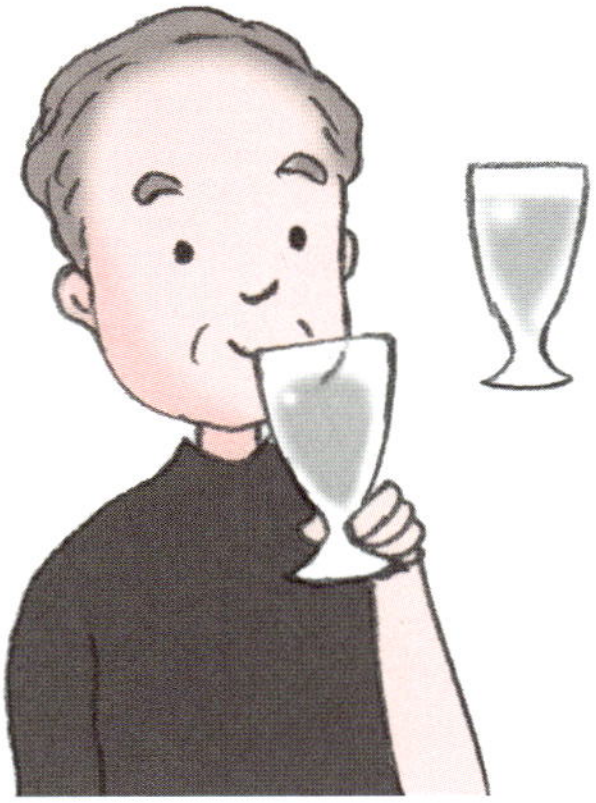

お酒を飲むなら赤ワインを選ぶ

さまざまなポリフェノールの働きで、認知症の予防に効果を発揮する

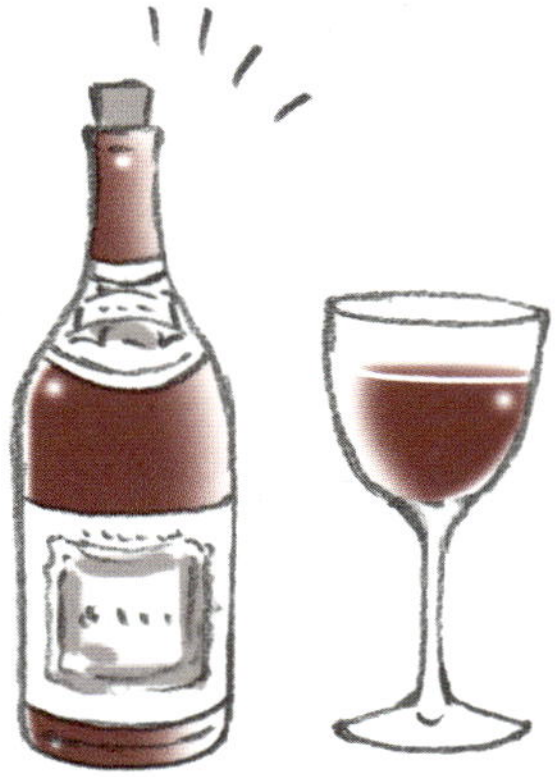

お酒が苦手ならぶどうジュースでも

皮も使われているぶどうジュースなら、ポリフェノールの補給源に

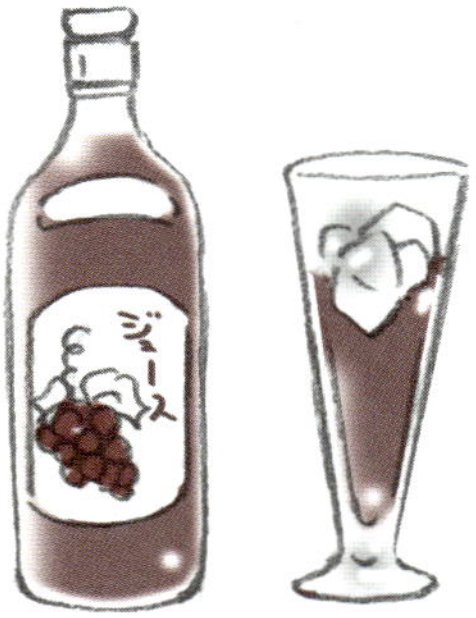

ジュースは種を除いてから作られることが多いので、赤ワインよりはポリフェノールの含有量が少なくなる

家族や仲間と楽しく飲む

会話や場の雰囲気を楽しみながら飲むことは、脳にとってよい刺激に

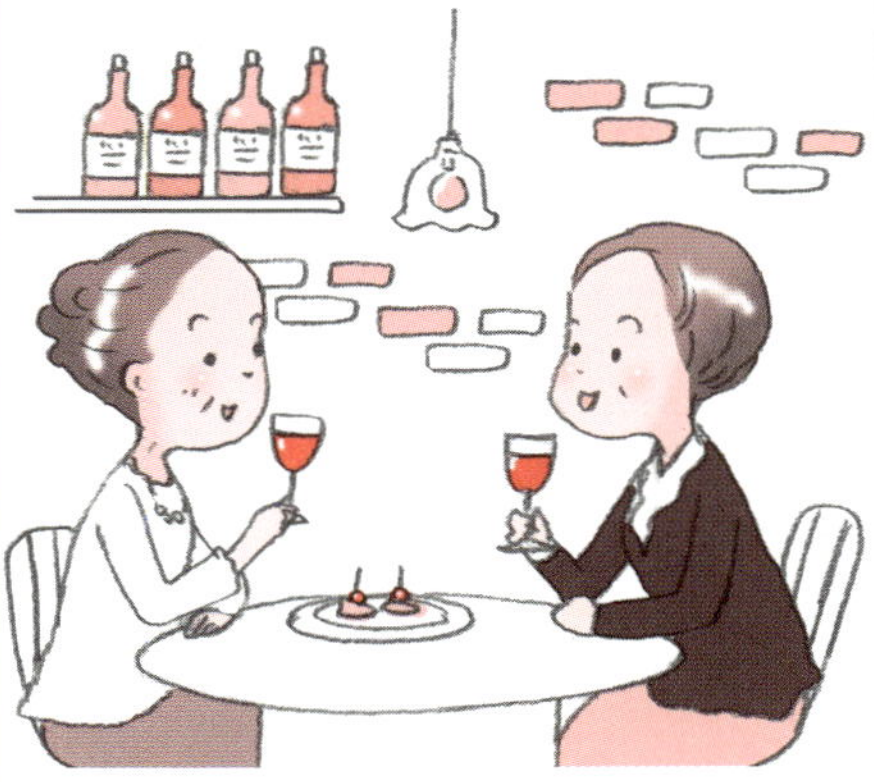

食生活

コーヒーや緑茶を生活にとり入れる

食後や、仕事・家事の合い間のひと休みには、コーヒーやお茶を。リラックスできるうえ、認知症予防にもつながるかもしれません。

認知症予防にかかわる コーヒーの効果

コーヒーを飲まない人とくらべた場合、一定量以上のコーヒーを飲む人は認知機能の低下が少ない、という報告があります。この調査によると、認知機能がもっともよく保たれていたのは、1日3杯のコーヒーを飲む人でした。これは、コーヒーに含まれるカフェインの作用によるものと推測されています。動物実験では、カフェインを摂ることで脳での異常なたんぱく質の沈着が少なくなることも確認されています。また、カフェインだけでなく、コーヒーに含まれるクロロゲン酸などのポリフェノールやマグネシウムなども、認知機能の低下を抑える作用にかかわっていると考えられています。

認知症予防にかかわる 緑茶の効果

日本の高齢者を対象に行われた調査では、緑茶を飲む量が少ない人にくらべ、1日2杯以上の緑茶を飲む人は認知機能低下のリスクが半減する、という結果が出ています。緑茶には、ポリフェノールの一種であるカテキンや、ビタミンE、Cといった抗酸化力の高い成分が多く含まれています。これらが神経細胞の老化を抑制することが、認知機能の保持につながっていると考えられます。また、動物実験の段階ですが、緑茶に含まれるポリフェノールの一種「エピガロカテキン・ガレート」が、脳でのアミロイドβ（76ページ参照）の沈着を抑えることもわかっています。

認知症予防に役立つお茶やコーヒーの飲み方

これまでの調査結果から…

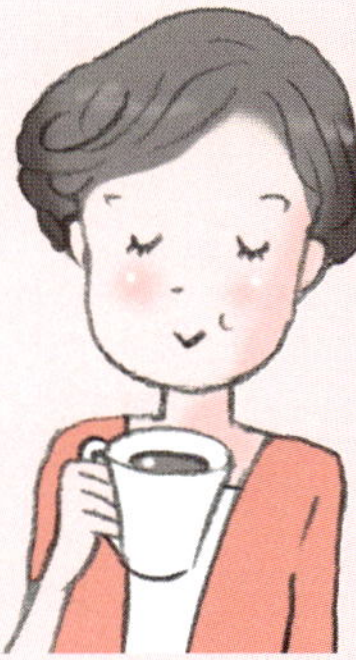

コーヒーなら1日3杯がめやす

1日3杯以上のコーヒーを飲む人が、認知機能の低下がもっとも少ない

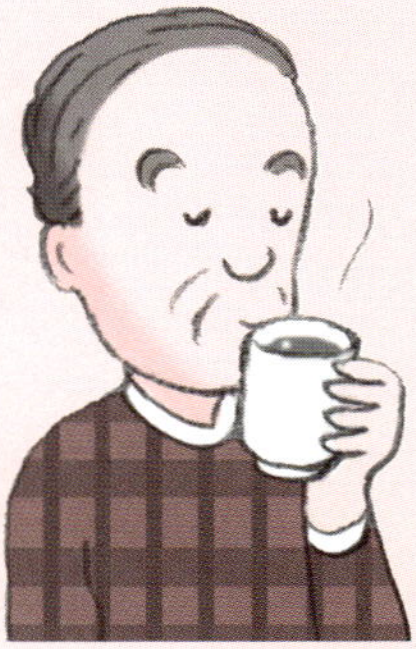

緑茶なら1日2杯以上

認知機能が低下するリスクがもっとも低いのは、1日2杯以上の緑茶を飲む人

リラックス効果

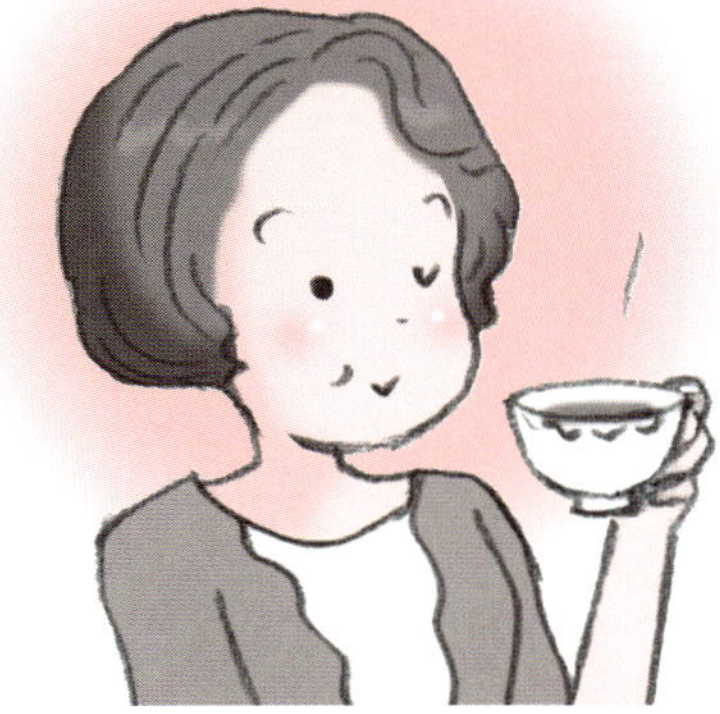

ポリフェノールなど

↓

認知症予防に効果!!

運動

基本は有酸素運動

適度に体を動かす習慣は、高血圧や糖尿病などの生活習慣病の予防に役立ちます。また、認知症の発症率を下げる効果も期待できます。

体を動かすことが認知症予防につながる

認知症予防のために身につけたいのが、**適度な運動の習慣**です。体を動かすことは生活習慣病の予防・改善につながるため、アルツハイマー型認知症の危険因子である高血圧や糖尿病の発症を防ぐのに有効です。また、運動すると血流がスムーズになるため、脳細胞も活性化。さらに、筋肉を動かすと前頭葉が活性化することもわかっており、こうしたことも認知症予防にかかわっていると考えられています。アメリカで行われた調査では、1日に一定以上の距離を歩く人は認知症の発症率が低いこともわかっています。

30分程度続けられる有酸素運動を中心に

認知症予防のためにとり組みたいのは、おもに「**有酸素運動**」です。有酸素運動とは、ある程度の時間無理なく続けられるような軽い運動のこと。体脂肪を効率よく燃焼させる効果があるため、肥満が原因のひとつとなる生活習慣病の予防に有効です。1回あたり20～30分程度をめやすに、週2～3回のペースで続けるのがよいとされています。

体を動かすことに慣れてきたら、有酸素運動に加えて、筋トレなどの「**無酸素運動**」にも挑戦してみましょう。無酸素運動には、筋肉を増やす効果があります。筋肉量が増えると、体を動かしていないときに使われるエネルギー量（基礎代謝量）が増えるため、太りにくい体づくりにつながります。

有酸素運動と無酸素運動

運動のタイプ	**有酸素運動** 無理なく20～30分程度続けられる強度の運動	**無酸素運動** 瞬間的に強い力を出すような運動
エネルギー源	体脂肪をエネルギー源とする。脂肪を燃やす際に酸素が必要	筋肉に貯めてあるグリコーゲン（糖質の一種）がエネルギー源。エネルギーをつくる際、酸素は必要ない
おもな効果	体脂肪が減る	筋肉が増える
運動の例	ウォーキング、ジョギング、水泳（ゆっくり）など 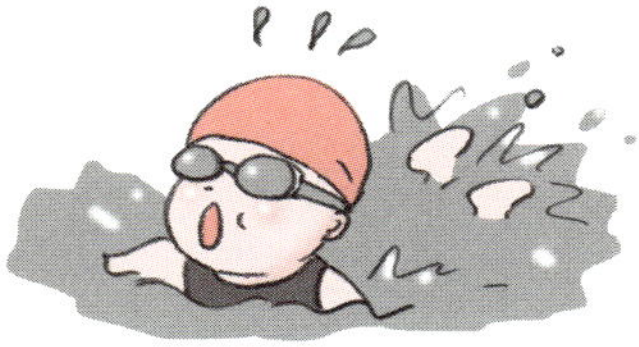	筋力トレーニング、短距離走など 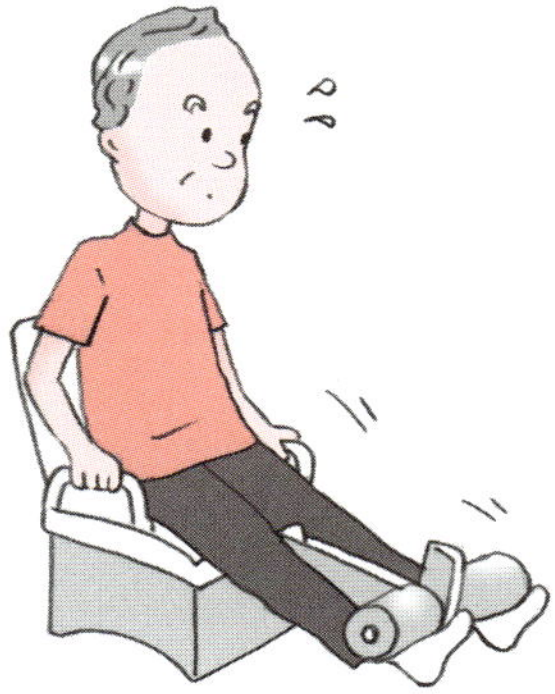

↓

期待できる効果

肥満予防、血行改善、脳細胞の活性化

↓

生活習慣病の予防・改善

↓

認知症の予防

運動

運動する際の注意

健康づくりのための運動が、けがや不調の原因となったのでは本末転倒。無理をせず、自分に合った強度で行うのが基本です。

無理なく安全に行う

運動は認知症予防や健康維持に役立ちますが、これまで運動習慣のなかった人が始める際には注意が必要です。運動がけがや不調につながらないよう、無理のない強度・時間から始めましょう。

運動の前には必ずストレッチを行い、体を温めて筋肉をほぐします。運動する際は、とくに転倒に注意。自分の体力や体調に合った運動を選び、ふらついたり転んだりした場合に備えて、周りに家具などのない場所で行いましょう。脱水を防ぐため、こまめに水分補給をすることも大切です。痛みや体の異常を感じたときはすぐに中止し、休息しながら様子を見ます。

短時間でも継続することを目標に

運動は、継続することが何よりも大切です。1回の時間は短くてもよいので、週に2~3回は行うようにしましょう。運動の強度は、20分程度は続けられ、「**ややきつい**」と感じるぐらいが適正とされています。心拍数などをめやすに、自分に合った強度で行いましょう。

運動のための時間を確保するのが難しい場合は、生活のなかで活動量を増やすことを心がけます。できるだけ車や自転車を使わず、移動は徒歩で。駅や建物内では、エスカレーターやエレベーターの利用を控えて階段を使うようにします。掃除や庭の手入れ、洗車、ペットの散歩なども体を動かすよい機会と考え、日ごろから積極的にとりくみましょう。

運動強度のめやす

毎日続ける運動は、50~60%の強度をめやすにします。

運動強度50%

安静時心拍数（拍／分）＼年齢	65歳	70歳	75歳	80歳
60	111	109	107	106
70	116	114	112	111
80	121	119	117	116

運動強度60%

安静時心拍数（拍／分）＼年齢	65歳	70歳	75歳	80歳
60	121	119	117	115
70	125	123	121	119
80	129	27	125	123

〈例〉70代で、安静時心拍数が約70の人

運動時の心拍数が123前後

↓

運動強度が約60%

①安静時の心拍数を測る

10分以上安静にしたあと、1分間の脈拍数（※）を数える

↓

②運動時の心拍数を測る

運動した直後の、1分間の脈拍数（※）を数える

↓

③運動強度を知る

①、②を左の表に当てはめ、おおよその運動強度を知る

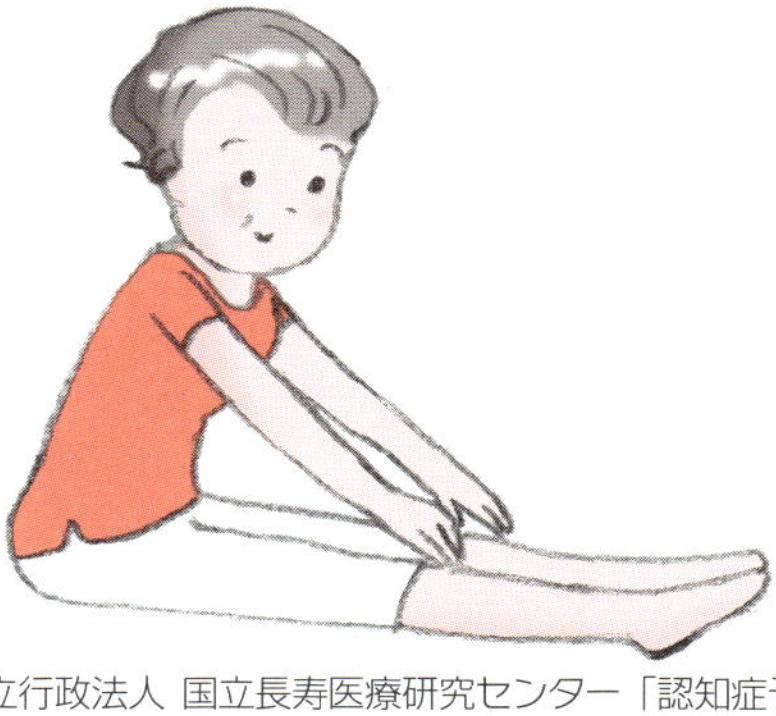

独立行政法人 国立長寿医療研究センター「認知症予防へ向けた運動 コグニサイズ」より

脈拍の数え方

人さし指・中指・薬指をそろえ、手首の下に当てる

※10秒間の脈拍数を6倍してもよい

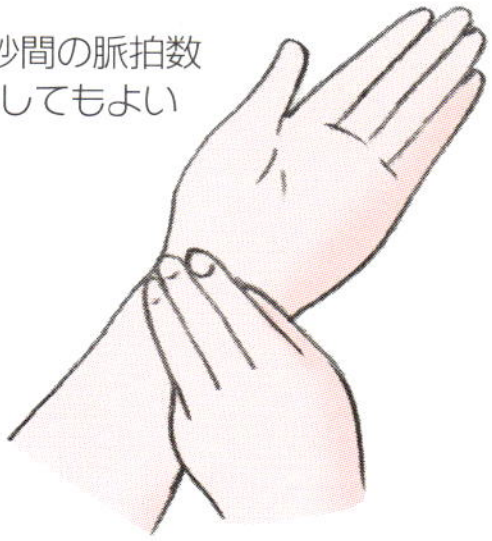

運動

手軽にできるウォーキング

運動に慣れていない人は、まず、簡単に始められるウォーキングに挑戦してみましょう。背筋を伸ばし、リズミカルに歩くのがコツです。

歩くことで脳が活性化

これから運動を始める人にもおすすめなのが、ウォーキングです。有酸素運動の代表ともいえるウォーキングは、生活習慣病の予防・改善に効果があることがよく知られています。認知症の危険因子である高血圧や糖尿病の予防に有効なうえ、体を動かすことによって全身の血行がスムーズになり、脳の活性化にもつながります。

歩く際は、筋肉や骨、関節を動かす機能と、体のバランスや反射の調節を行う機能の両方が使われています。また、歩く刺激は脳の記憶や意欲にかかわる部分を活性化し、歩きながらふだんとは違う風景を眺めることでも脳がきたえられます。ウォーキングによるこうした効果も、認知機能の向上にかかわっていると考えられます。

姿勢よく少し速足で歩く

ウォーキングは歩くだけの手軽な運動法ですが、ダラダラと歩いたのでは、効果はそれほど期待できません。ふだんより速足で、リズミカルに足を動かすことが大切。背すじを伸ばし、軽く腕を振りながら歩きましょう。けがを防ぐため、必ず足に合ったウォーキングシューズを履いて行います。**1回20～30分程度、週3回をめやすにします**。気温や天候に合わせて服装を調節し、ウォーキングの前後には水分補給も忘れずに。運動のための時間がとれない人は、買いものなどの際、少し速足で歩くことを心がけましょう。

ウォーキングのポイント

無理をしない

暑さや寒さが厳しいとき、悪天候のとき、体調がよくないときは無理に行わないなど柔軟な姿勢で行う

前後には水分補給

脱水を防ぐため、ウォーキングの前後に水分をとる。できれば小さいペットボトルなどに入れた飲みものを持って行う

軽く腕を振る

肘を曲げ、ふだん歩くときより大きめに腕を振る

背すじをのばす

10mほど先の地面を見るつもりで

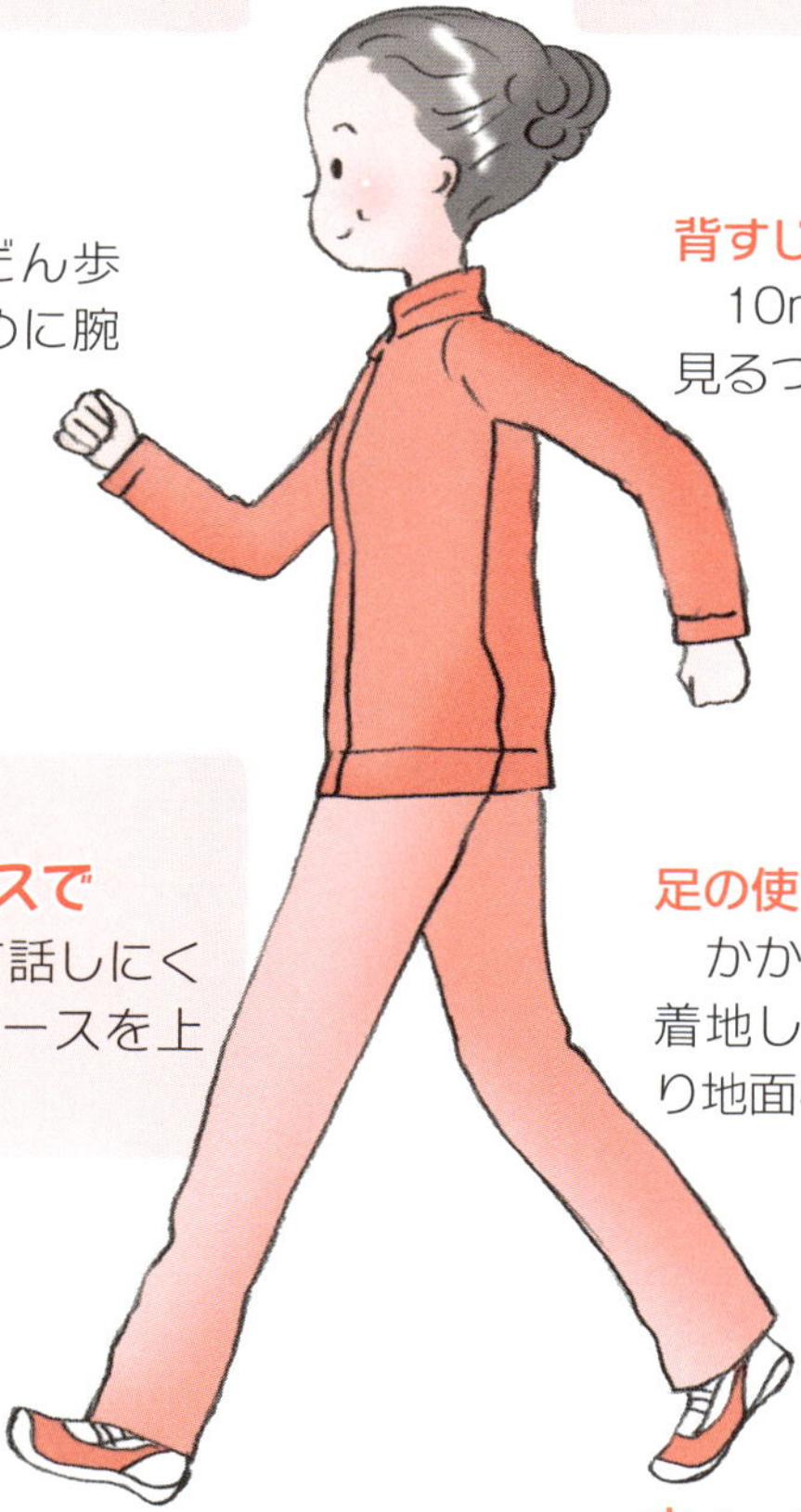

会話ができるぐらいのペースで

息が上がって話しにくいようでは、ペースを上げすぎ

足の使い方を意識する

かかとからやわらかく着地し、つま先でしっかり地面をける

ウォーキングシューズを履く

けがを防ぐため、足に合ったウォーキングシューズを履いて行う

point

継続するための工夫

- 家族や友人といっしょに歩く
- 歩数計を使って歩数や距離を記録する

運動

毎日続けたいストレッチ

かたくなった筋肉を伸ばすストレッチは、毎日の習慣にしたい運動です。長く続けることで、体がスムーズに動くようになります。

ストレッチで血行を改善

ストレッチは、体を動かす習慣がない人や運動が苦手な人でも挑戦しやすい運動です。運動不足や冷え、ストレスなどの蓄積によって筋肉はかたくなり、血行が悪くなります。血行が悪くなると、細胞に届けられる酸素や栄養が少なくなるため、脳の機能も低下してしまいます。ストレッチで筋肉をほぐすことは、全身の血流をスムーズにするのに役立ちます。また、筋肉を動かすことによって前頭葉が刺激され、記憶や意欲に関わる機能が活性化する効果も期待することができます。

息を止めずに体を伸ばす

ストレッチの基本は、かたくなった筋肉を伸ばしたりひっぱったりしてほぐすこと。こりやすい肩や背中、首に加え、脚のストレッチも大切です。ふくらはぎなど脚の大きな筋肉は、下半身から心臓へ血液を押しもどすポンプのような役割を果たしています。脚の筋肉をほぐすことは、こうしたポンプ機能を高め、血行を改善することにつながるのです。

ストレッチは、体を大きく、ゆっくりと動かすのが基本です。筋肉や関節がしっかり伸びた状態で10秒ほど静止してから、ゆっくりと力を抜きます。体を伸ばすときは息を止めないように注意し、痛みを感じない範囲で行います。短時間でも毎日続けると効果が上がるので、就床前などの習慣にしてみましょう。

ストレッチの基本

ゆっくりと体を動かす
反動をつけたり、無理な力をいれたりしない

息を止めずに行う
最初に息を吸い、体を伸ばしながらゆっくりと息を吐くとよい

無理のない範囲で
痛みを感じるまで体を伸ばさない

筋肉を伸ばしたら静止する
筋肉がしっかり伸びた状態で、10秒ほど静止する

ふくらはぎのストレッチ
片方の足を前に踏み出す。曲げた膝に手をおいて体重をかけ、後ろの足のふくらはぎを伸ばす

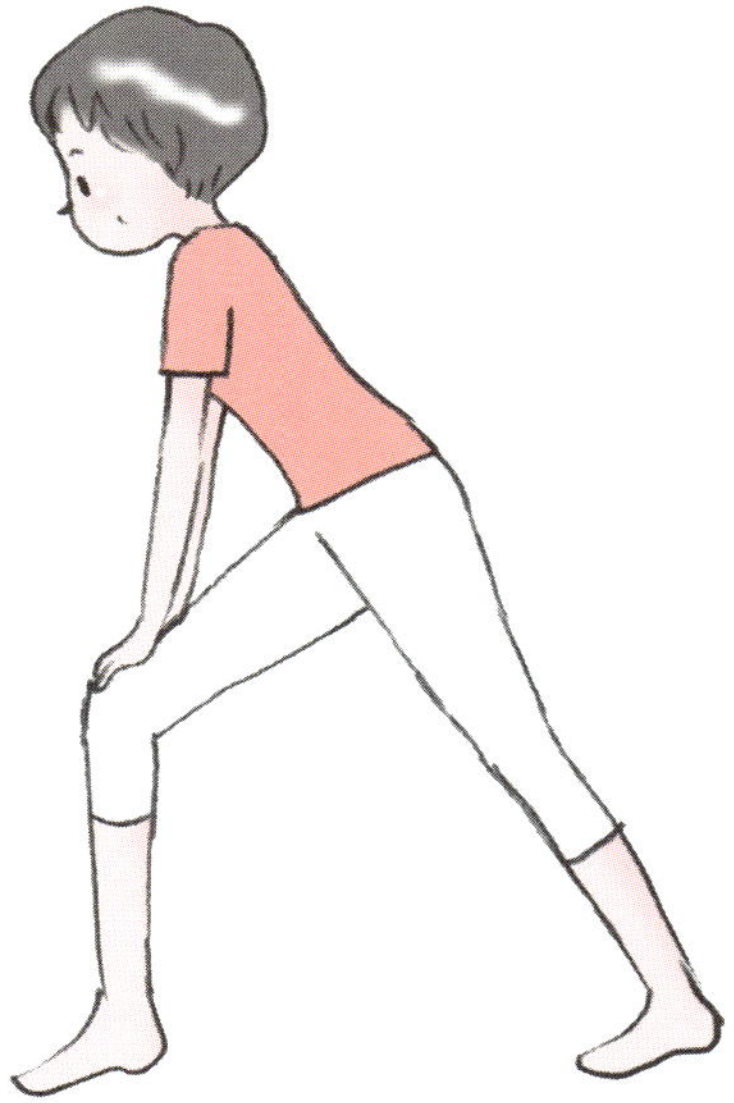

背中~肩のストレッチ
両手の指を組み、手のひらを前へむけて腕を伸ばす。頭を少し前へ倒し、背中の上部を丸める

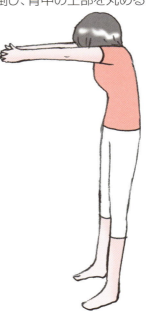

運動

筋力トレーニングで太りにくい体に

筋力トレーニングは、大きな負荷をかけず、呼吸を止めずに行うのが基本。自分の体力や体調に合わせて、無理のない範囲で行います。

脳を活性化させ太りにくい体をつくる

運動に慣れてきたら、有酸素運動に加えて筋力トレーニングにも挑戦してみましょう。ほかの運動と同様、筋力トレーニングにも、脳を刺激し、活性化させる効果が期待できます。また、トレーニングによって筋肉が増えると、体を動かしていないときに使われるエネルギー量（基礎代謝量）が増えるため、「太りにくい体」になっていきます。肥満の予防・改善は、アルツハイマー型認知症の危険因子である高血圧や糖尿病の予防にもつながります。同時に、「**ロコモティブ・シンドローム**（体を動かすための器官の障害により、要介護になる危険度が高い状態）」の予防にも役立つため、寝たきりになることから起こる認知機能の低下も防ぐことができます。

息を止めずゆっくり動く

高齢者が筋トレを行う際に注意したいのは、無理をして大きな負荷をかけすぎないことと、力を入れる際に息を止めないこと。自分の体重が負荷となるので、基本的にダンベルなどを使う必要はありません。息を止めて力を入れると血圧が上がってしまうので、最初に息を吸い、ゆっくりと息を吐きながら力を入れていきます。体を動かす際は、どこの筋肉に力を入れているのかを意識するようにすると、トレーニングの効果がアップします。トレーニングの前後には筋肉をほぐし、疲労を残さないためにストレッチを行いましょう。

筋トレの基本

無理のない範囲で
ダンベルなどは使わず、自分の体重を利用して行う

息を止めずに行う
最初に息を吸い、ゆっくりと息を吐きながら力を入れていくとよい

使っている筋肉を意識する
今、どこの筋肉に力を入れているのか、意識しながら行うと効果的

ゆっくりと体を動かす
反動をつけたり、一気に力を入れたりしない

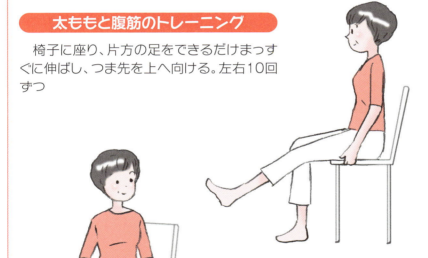

太ももと腹筋のトレーニング

椅子に座り、片方の足をできるだけまっすぐに伸ばし、つま先を上へ向ける。左右10回ずつ

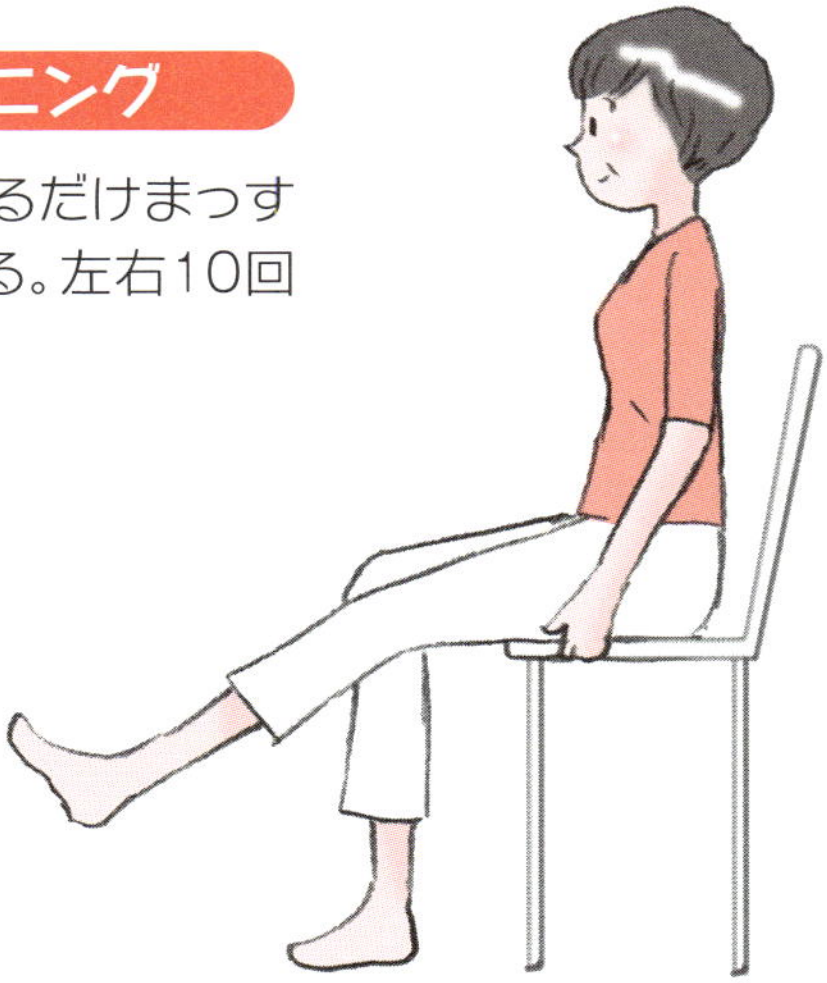

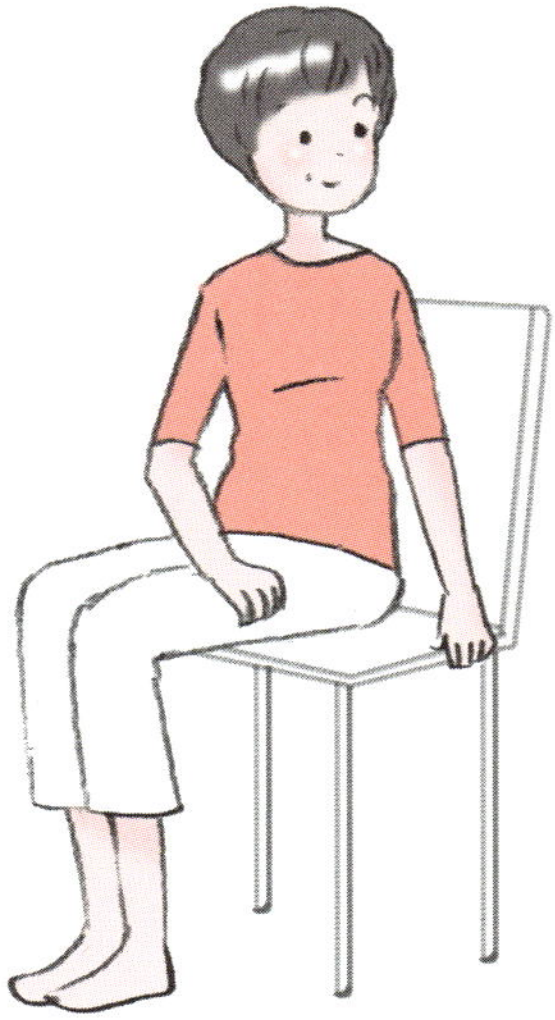

背中と腰のトレーニング

椅子に座り、片方の手で反対側の膝をつかんで状態をひねり、10秒ほど静止する。左右2〜3回ずつ

体と脳を同時に鍛える

運動と頭を使うゲームなどを組み合わせて行うと、脳の広い領域が活性化されます。認知症予防効果もアップすることが期待できます。

体を動かしながら頭を使う

脳には、常にさまざまな情報が送られています。でも、認知機能が低下すると、複数の情報を組み合わせたり異なる情報を同時に処理したりすることが難しくなってきます。こうした状態の予防・改善に役立つトレーニングとして注目されているのが、「**一度に2つ以上のことをする**」方法です。運動には脳を活性化させる効果がありますが、ただ体を動かすのではなく、同時に頭を使う作業をすると、認知機能がより高まると考えられています。「体を動かす」ための領域と「考える」ための領域を同時に働かせることで、脳の広い範囲を刺激し、情報処理能力をきたえることがねらいです。

楽しみながらできることから始める

「頭を使う」といっても、とくに難しいことをする必要はありません。足踏みをしながら一定のリズムで手をたたく、だれかといっしょにウォーキングをしながらしりとりをするなど、楽しみながらできることから始めてみましょう。

効果的に行うコツは、運動と思考を「同時に」行うことです。動きが止まってしまう、または考えがまとまらないなど、どちらか一方に気をとられてしまう場合は、運動または考えることのレベルを少し下げ、並行して行えるようにしましょう。いつも同じことをしていると慣れてしまうので、できれば毎回、違う課題を考えて行うようにします。

頭と体を同時に使う例

太ももと腹筋のトレーニング

・しりとりをする
・簡単な足し算・引き算の問題を出し合う　など

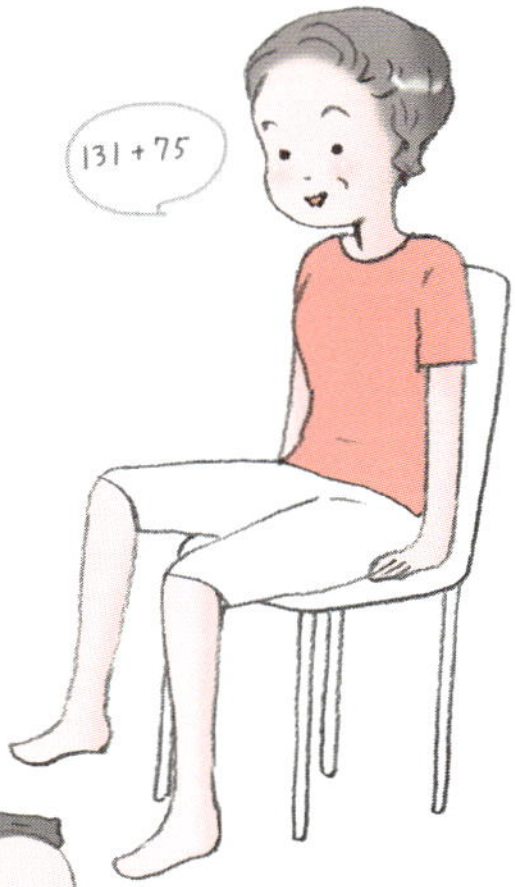

ひとりでウォーキングをしながら

・野菜、動物、国名などのテーマを決め、それに合うものを思い浮かべる
・あひる→いちご→うさぎのように、50音順に言葉を思い浮かべる　など

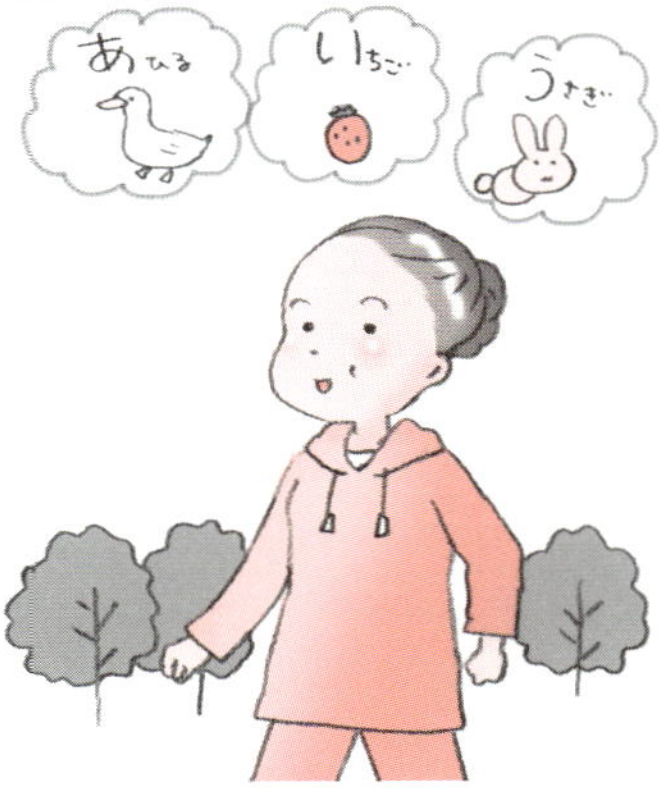

室内で

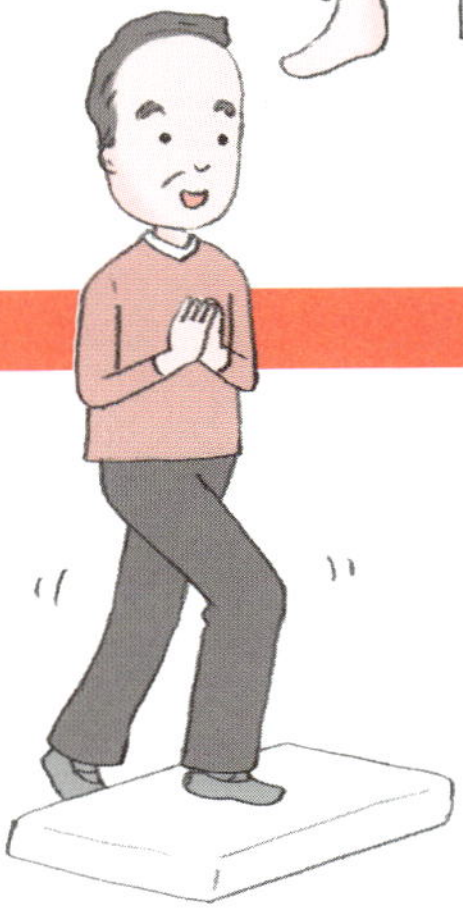

足踏みをしながら数を数え、3の倍数で手をたたく

前、後ろ、右、左への動きを組み合わせた複雑なステップを覚えてくり返す　など

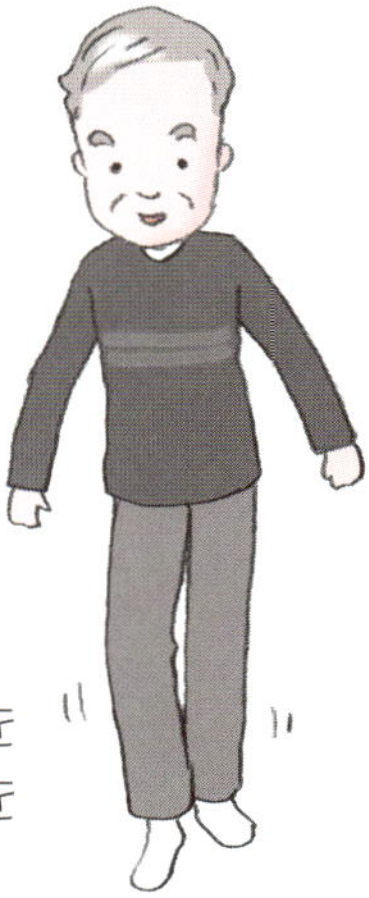

point
・体を動かし続けながら、考えることが大切
・どちらか一方に気をとられてしまう場合は、レベルを下げて挑戦する
・慣れてしまわないように、考えることのテーマなどを工夫する

日常生活

楽しいことをする

「楽しい」「うれしい」という気持ちは、脳によい刺激を与えてくれます。毎日を楽しく過ごすことは、何よりの認知症予防法です。

暮らしのなかで楽しさや達成感を求める

好きなことをしているときに楽しさや喜びを感じるのは、脳内で神経伝達物質の一種「**ドーパミン**」の分泌量が増えるためです。「快楽物質」とも呼ばれるドーパミンのおもな働きは、人をよい気分にしたり、意欲や集中力を高めたりすること。さらに、一時的な記憶など認知機能の調節にもかかわっています。つまり、好きなことに積極的にとり組んだり、楽しさを求めたりする暮らしは、認知機能の低下を防ぐことにもつながっているといえるのです。

毎日ひとつ新しい経験を

ドーパミンの分泌を促すのは、「楽しい」「うれしい」といった快感や感動を得たり、何かに対する意欲を感じたりしているとき。なかでも、「**新しい刺激**」を感じたときにドーパミンの分泌量が増えることがわかっています。

脳に新しい刺激を与えるために有効なのが、初めての経験をすることです。規則正しい生活は健康維持に役立ちますが、だからといって、毎日同じスケジュールに沿って暮らしていたのでは、脳への刺激が不足してしまいます。自宅から駅までの道順をかえてみる、新しい料理に挑戦してみる、といった小さなことでも、脳にとっては新鮮な刺激になります。毎日ひとつでもよいので、「初めてのこと」をするのを目標に、生活に変化をつける努力をしてみましょう。

「好きなこと」をする効果

好きなこと

熱中できること

楽しいこと

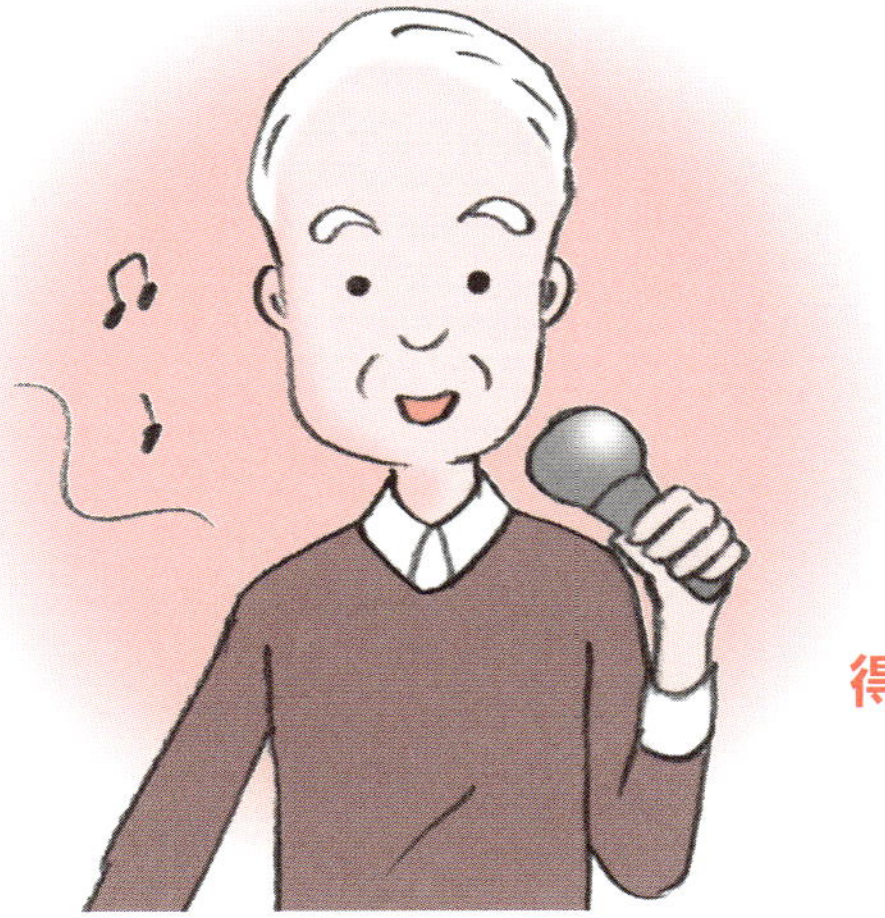

初めてのこと

達成感が得られること

↓

ドーパミンの分泌量が増える

ドーパミンのおもな働き
- 快感をもたらす
- 意欲や集中力を高める
- 記憶などの認知機能を高める

↓

もう一度やろう、もっとやろうという意欲が高まる

楽しい、うれしい、すばらしいといったプラスの感情が高まる

↓

さらに楽しいことなどにとり組む好循環につながる

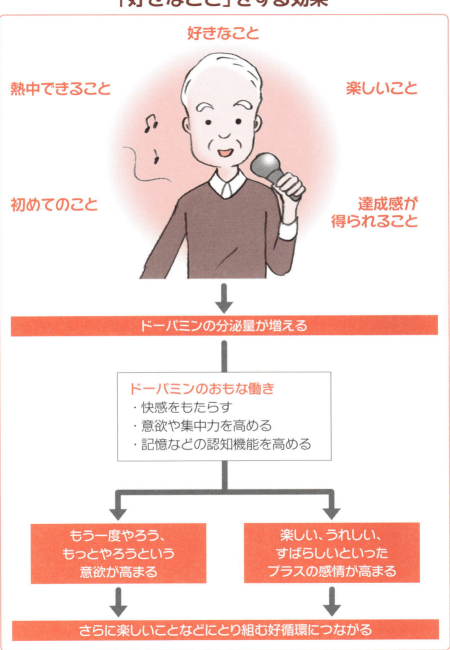

日常生活

ストレスをため込まない

ストレスがたまった状態が続くと、脳によくない影響を及ぼします。がまんしすぎず、自分なりの方法で発散することを心がけましょう。

ストレスが認知機能の低下を招く

毎日の生活に、ストレスはつきものです。適度なストレスには意欲を高めるなどの効果がありますが、強いストレスが加わったり、慢性的にストレスを感じる状態が続いたりすることは、脳によくない影響を及ぼします。

ストレスを感じると、「コルチゾール」というホルモンが分泌されます。コルチゾールは神経細胞にダメージを与えるため、記憶力の低下などを招きます。また、コルチゾールが多い状態が続くと、脳でアルツハイマー型認知症の原因となる「**アミロイドβ**」の沈着が進み、認知機能の低下につながると考えられています。

ストレスは「なくす」より「発散する」ことを考える

ストレスの原因やストレスへの耐性は人によって異なります。ちょっとしたことが大きなストレスになる人もいれば、ストレスを前向きに受け止められる人もいます。対処法の基本は、「ため込まずに発散する」ことです。現代社会で人とかかわりながら生活する以上、ストレスを「なくす」のは難しいもの。原因を突き詰めようとすると、かえってストレスを増やしてしまいかねません。それよりつらさや苦しさをこまめに発散することを心がけたほうが現実的です。ストレスの発散には、好きなことや楽しいことに打ち込むのが役立ちます。短時間でもよいので自分の時間を確保し、自由に過ごすようにしてみましょう。

ストレスへの対処法

自分の好きなことをする時間をもつ

自分の好きなことをして過ごすことは、ストレスの発散に何よりも役立ちます。短時間でもよいので、自由に使える時間をもつとよいでしょう。

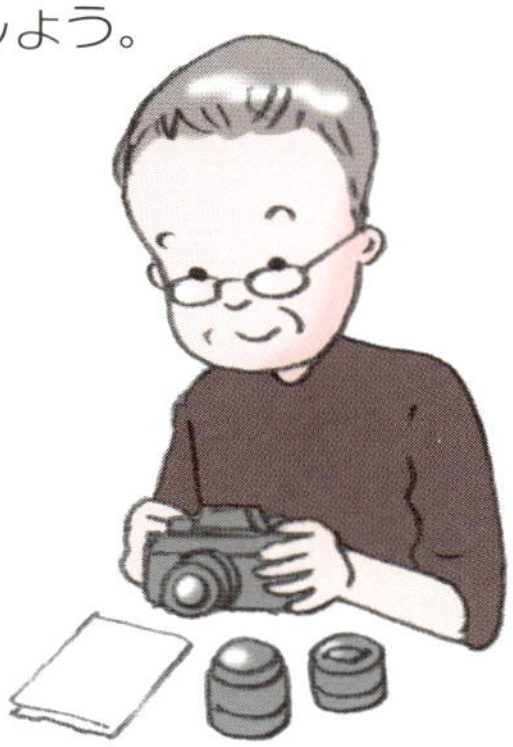

心の中にため込まない

つらいことや気になることがあると、それにとらわれてどんどん暗い気分になってしまいがちです。こまめに発散することを心がけます。

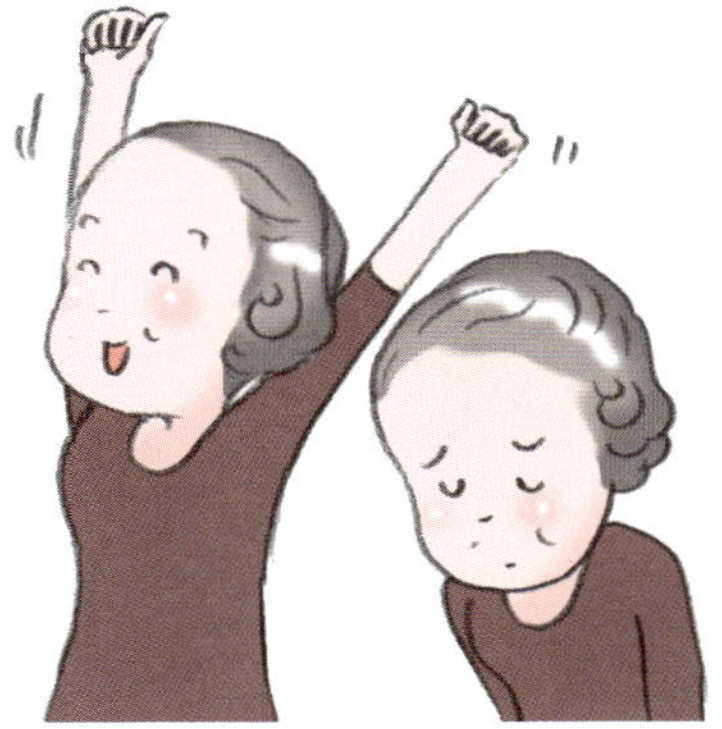

「発散しなければ」とがんばらない

ストレスを発散しようと「がんばる」のは逆効果です。リラックスすること、楽しいと感じる時間をもつことを第一に考えてみるとよいでしょう。

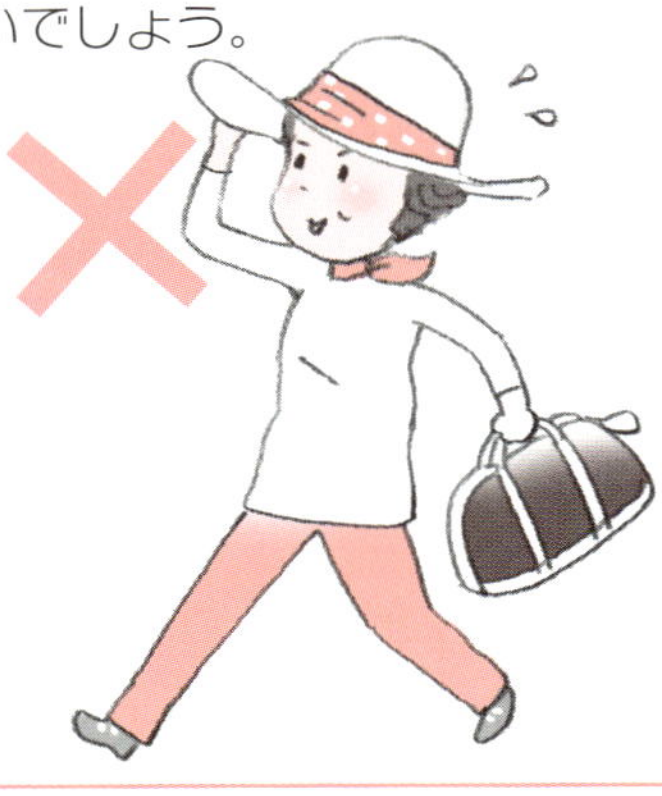

ストレスをなくそうとしない

ストレスをなくそうと、原因などを考えすぎると、かえって気持ちが落ち込むこともあります。ある程度のストレスは「あって当然」と考えます。

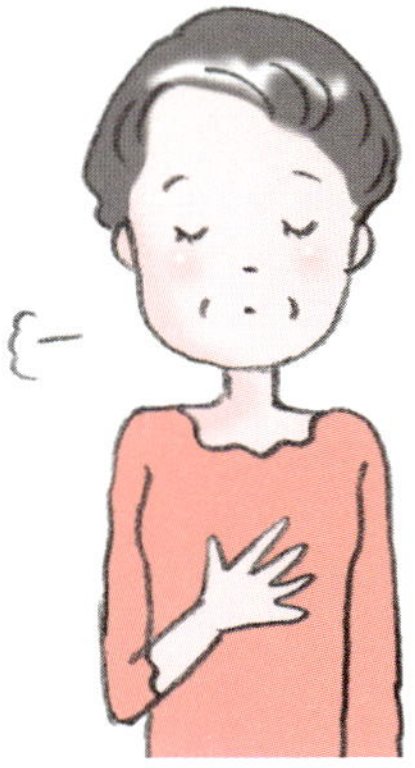

日常生活

人づき合いを積極的に

元気な高齢者に多いのが、友人・知人が多く、頻繁に外出するタイプ。人といっしょに過ごすことは、脳に刺激を与えるよい方法です。

他人とかかわる刺激が脳を活性化

人と積極的にかかわることは、認知症の最大の予防策のひとつです。だれかとコミュニケーションをとることは、脳にさまざまな刺激を与えるからです。ちょっとしたおしゃべりを楽しむだけでも、相手の話を聞く、表情から感情をくみ取る、話の内容を理解する、適切な対応を考える、など、脳はフル回転しています。また、人に会うために外出しようとすれば、身だしなみを整える、段どりを考えるなど、家を出る前からさまざまなことを考える必要も生じます。他人とのかかわりを保ちながら暮らしている人は、閉鎖的で孤独な生活を送っている人にくらべて、アルツハイマー型認知症にかかるリスクが約8分の1に抑えられることもわかっています。

知り合いがいなくても積極的に外出を

他人とのかかわりを保つためには、家に閉じこもらず、積極的に外出することが必要です。自宅でひとり、または家族と過ごすだけでは、脳への刺激が不足してしまいます。特別な用がなくても、1日に1回は外へ出たいもの。日常の買いものや散歩など、ひとりで出かけるだけでも構いません。外出すれば、知り合いと立ち話をする、店員さんに何かを尋ねるなど、他人と話をする機会も生まれます。天候や体調不良などのために外出が難しいときは、友人・知人と電話でおしゃべりを楽しんでみてもよいでしょう。

人とかかわることのメリット

生活にメリハリがつく

人といっしょに過ごす時間をもつことで、生活が単調になるのを防ぐことができます。

会話によって脳が刺激される

会話をする際、脳のいろいろな機能が使われるため、脳によい刺激が加わります。

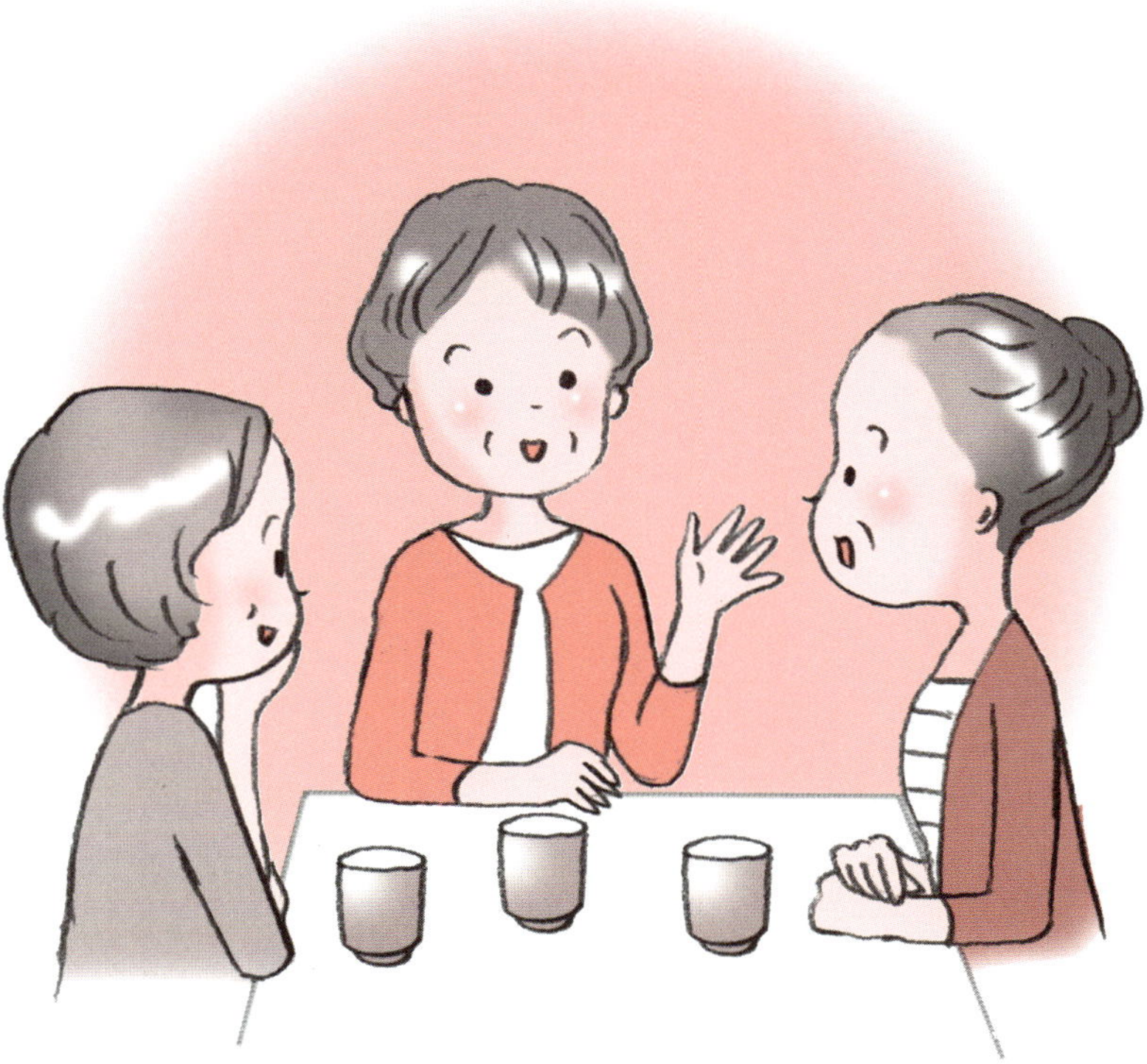

新しい経験が増える

他人とかかわれば、新しい経験をする機会が増え、脳にとってよい刺激となります。

体を動かす習慣につながる

人に会うために外出する機会が増えれば、移動のために体を動かす時間も増えます。

日常生活

仲間をつくる

人とのかかわりを保つためには、友人や仲間が必要です。仲間づくりには、自分から積極的に人の輪に入っていく姿勢が求められます。

地域での仲間づくりを心がける

仕事に打ち込んできた人が定年を迎え引退した場合、身近に友人・知人がいないことも珍しくありません。地域で孤立しないためには、自分で自分の居場所を探すことが大切です。まずは散歩や買いものに出かけ、「顔見知り」や「あいさつを交わせる人」をつくることから始めましょう。

人とかかわることは、社会とつながることも意味します。これまでの友人・知人とのつき合いを続けるだけではなく、趣味のサークルなどに入る、地域の活動やボランティアに参加するなどして、気軽につき合える新しい仲間をつくる努力も必要です。

仲間といっしょにメリハリのある生活を

仲間づくりのために大切なのは、損得や立場の上下を離れて人とかかわることです。とくに仕事で高い地位についていた人の場合、上下関係のないつき合いにかえって違和感を覚えることもあるかもしれません。でも、仕事上のつき合いと、友人としてのつき合いはまったく別のもの。年齢や立場を超えて、交流を楽しむことを心がけましょう。新しい仲間とのつき合いは、新しい経験にもつながります。会話を通して新鮮な価値観や知識に触れたり、何かを学んだりすることは、脳にとってすばらしい刺激になります。同時に、外出の機会や楽しく過ごす時間が増え、生活にメリハリをつけることにもつながります。

仲間をつくるために心がけたいこと

積極的に人とかかわる姿勢を見せる

近所の人と顔を合わせたら、自分からあいさつを。顔見知りには話しかけてみるなど、自分から積極的に人とかかわるようにしましょう。

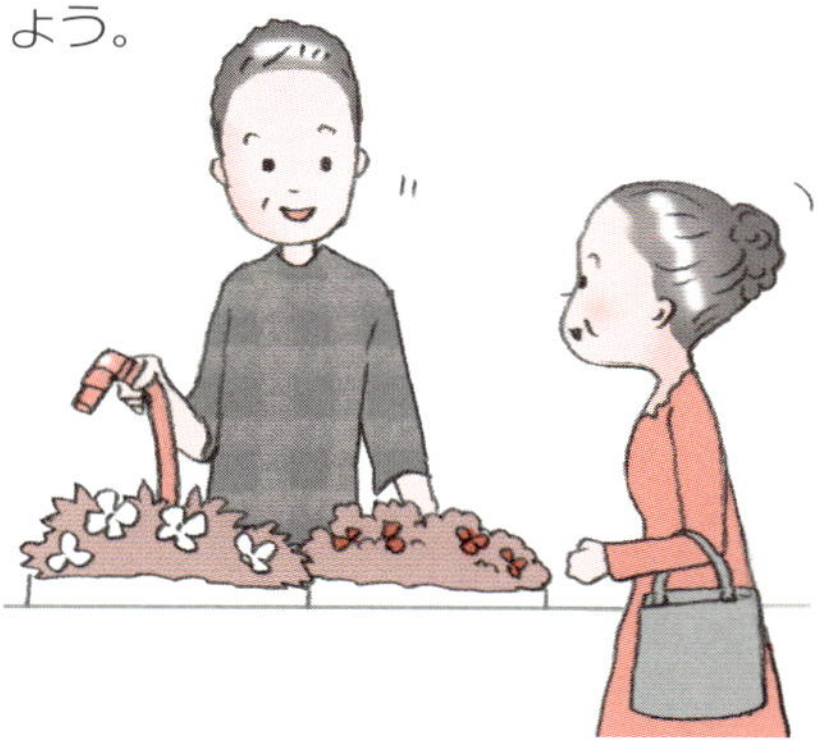

自宅にとじこもらない

知り合いがいない、出かける目的がない、などの理由で自宅にとじこもらないで。用がなくても、まずは外出を。

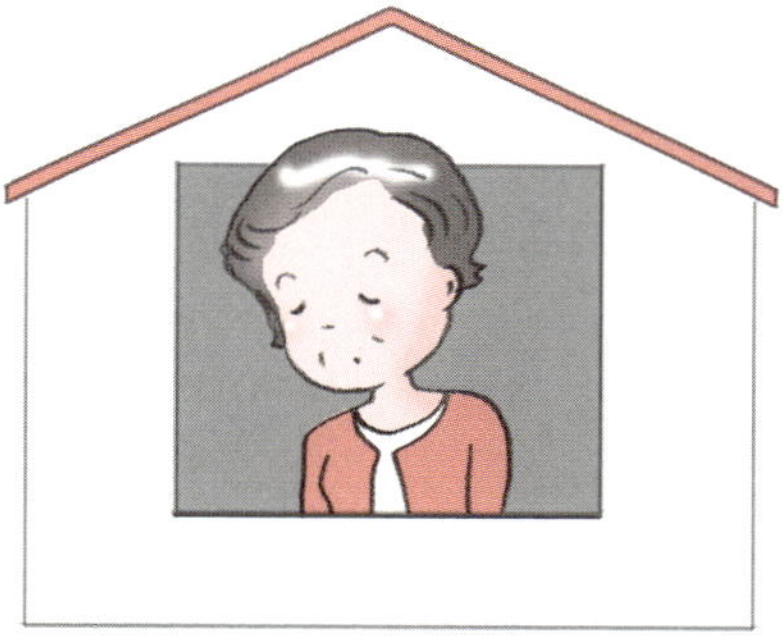

だれとでも対等につき合う

仲間としてつき合う場合、原則として上下関係はありません。年齢や社会的地位などにこだわらずに交流を楽しみましょう。

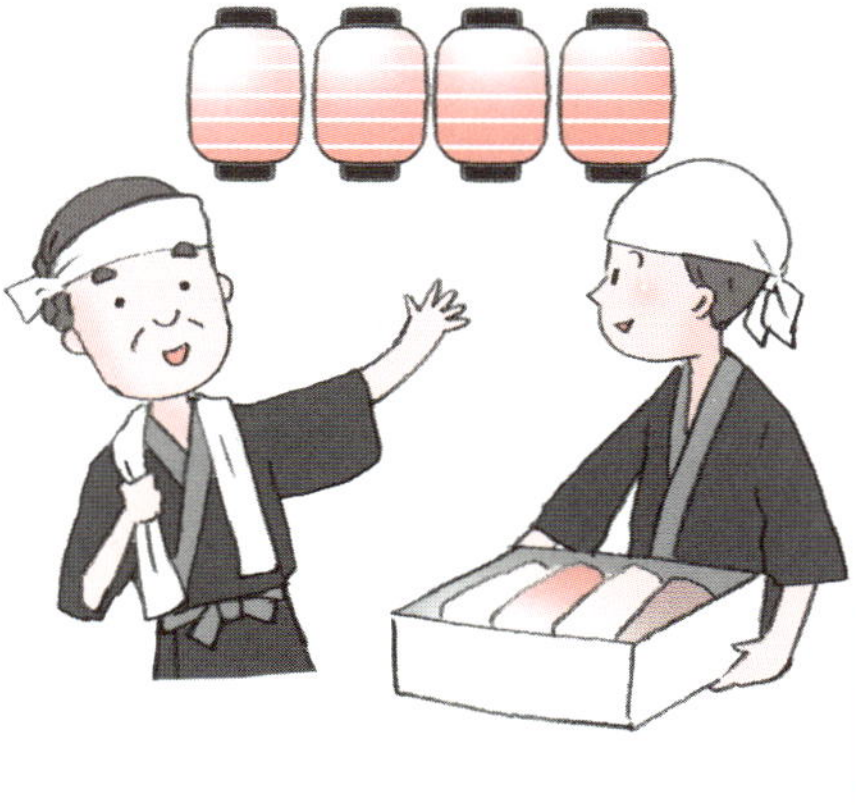

同じ趣味や興味をもつ人を探してみる

趣味や興味の対象が同じ人とは、会話もはずみやすいもの。地域のサークルや社会活動などに参加することは仲間づくりにもつながります。

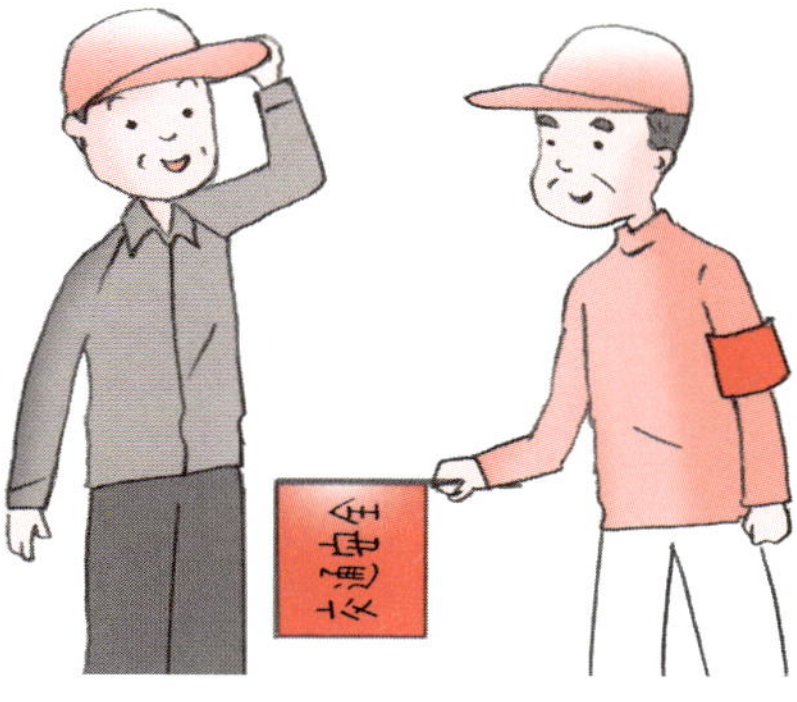

日常生活

趣味を楽しむ

長く続けられる趣味は、毎日の楽しみになるだけでなく、認知症の予防にも役立ちます。できれば、仲間といっしょに楽しみましょう。

心から楽しめる趣味をもつ

趣味をもつことは、認知症を予防するうえで大きな意味をもちます。好きなことに打ち込むことはよい刺激となり、脳を活性化させます。同時に、楽しさや達成感がさらに意欲を高めるため、毎日の生活にさまざまな変化をもたらし、メリハリをつけることにもつながるからです。特別な趣味がないなら、まずは興味をもてることにどんどん挑戦してみましょう。

目的は楽しんだり、仲間をつくったりすることなので、うまくできるかどうかにこだわる必要はありません。ただし、スポーツが好きな人の場合、スポーツ以外にも楽しみを見つけておくのが理想。スポーツは、けがや病気で続けられなくなる可能性もあるからです。

ひとりより仲間といっしょに楽しむ

認知症予防につなげるなら、趣味をひとりで楽しむより、教室に通う、同好会に入るなどして、人といっしょに学んだり楽しんだりするのがおすすめです。指導者や仲間とのコミュニケーションが脳によい刺激を与えてくれるだけでなく、人間関係が広がる、外出することで運動量が増える、などのメリットもあります。人と会う機会が増えることで、身だしなみや態度などに気を配るようになることも認知機能の低下を防ぐのに役立ちます。一定の期日に教室などに通うことで生活に新しいリズムが生まれ、自宅での練習などにも熱心にとり組めるでしょう。

趣味を楽しむメリット

生活にメリハリがつく

趣味を楽しむ時間をもつことで、生活が単調になるのを防ぐことができます。

楽しさや喜びを感じられる

自分の好きなことに打ち込んでよい気分になったり、達成感を得たりすることは、脳の活性化にもつながります。

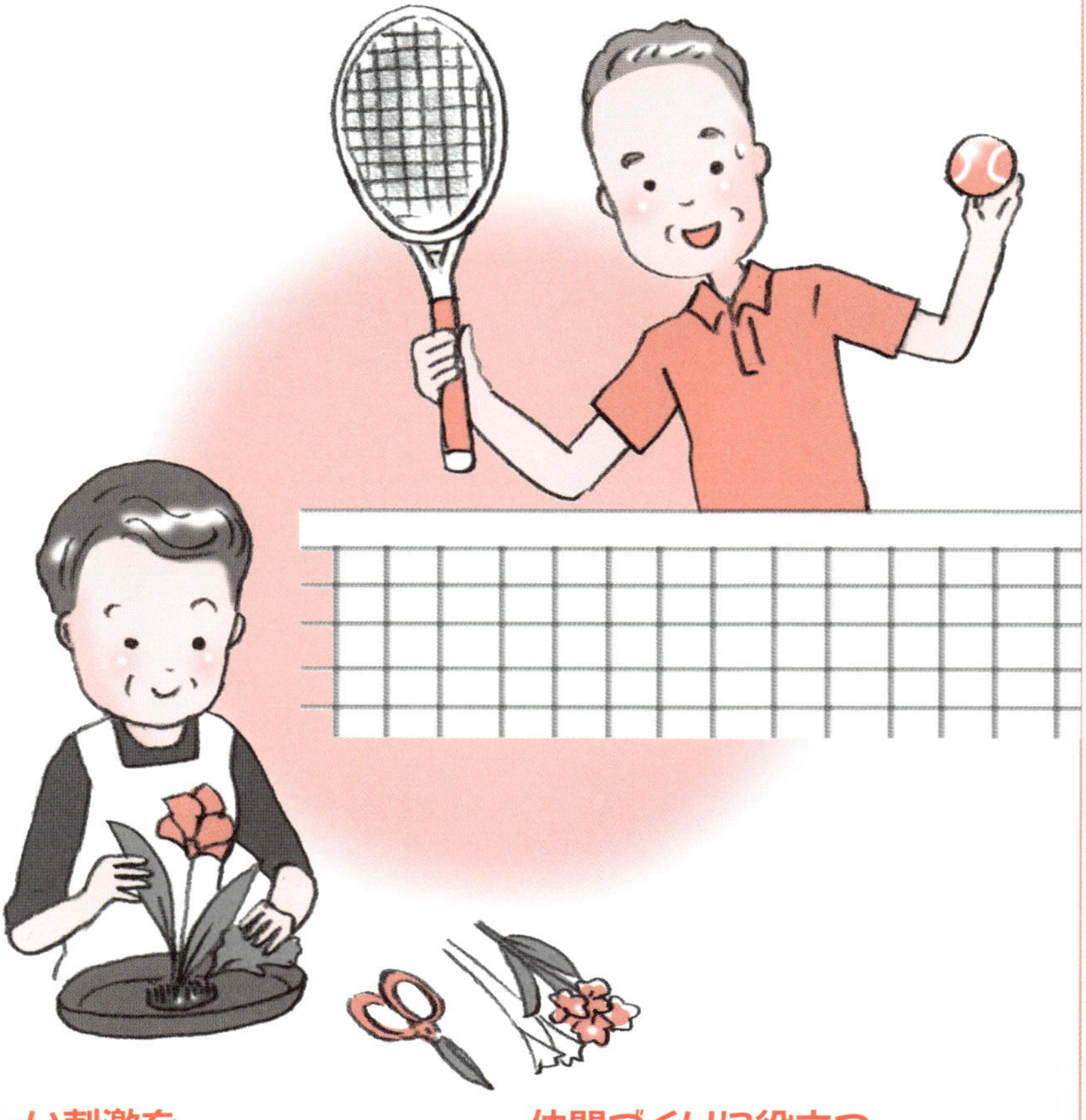

新しい刺激を得ることができる

ふだん行かない場所に出かける、知らない人に会うなど、新しい体験の機会が増えます。

仲間づくりに役立つ

教室に通ったり同好会に入ったりすることで人間関係が広がり、他人といっしょに過ごす機会が増えます。

日常生活

指先を使う

指先の繊細な動きは、脳のさまざまな領域が連動して働くことによって生まれます。ふだんから、指先を使うことを心がけてみましょう。

手や指の動きで脳が広範囲に活性化

脳の細胞は、刺激するほど活性化します。刺激には、見る、聞くといった外部から入ってくるものと、体を動かすなど、内部から伝わるものがあります。体を動かすことで活性化するのが、脳の「**運動野**《うんどうや》」です。そして、運動野のかなり広い部分が、手や指の動きにかかわっています。そのため、指先を使うことは脳の広範囲を活性化させることにつながるのです。

趣味を通じて楽しみながら指先を使う

脳に新鮮な刺激をより多く与えるためには、指を「技巧的に動かす」ことが有効です。指の動かし方や力加減などを適切にコントロールしようとする場合、脳のさまざまな部位が連動して働くことになるからです。

指先の体操などを行うのもよい方法ですが、いちばんのおすすめは、手や指を使う趣味をもつことです。「やらなければならない」と思ってとり組む体操にくらべ、趣味として楽しむことからは見る、聞く、考える、といったより多くの刺激を得ることができます。また、「**楽しい**」「**うれしい**」といった快適な刺激のほうが、脳の機能アップにつながりやすいのです。

とり組むことは、楽しめるものなら何でも構いません。陶芸や手芸、楽器の演奏といった時間をかけてとり組むことのほか、ちょっとした空き時間に、折り紙やパソコンのキーボード操作などを行うのもよい方法です。

指先を使う工夫

生活のなかで指先を使う機会を増やす

パソコンのキーボード操作や料理、折り紙など、日常生活のなかでも指先を使うことを心がけましょう。

手や指先を使う趣味をもつ

陶芸、手芸、楽器の演奏など、指先の細かい動きや微妙な力加減が必要とされるものがおすすめ。

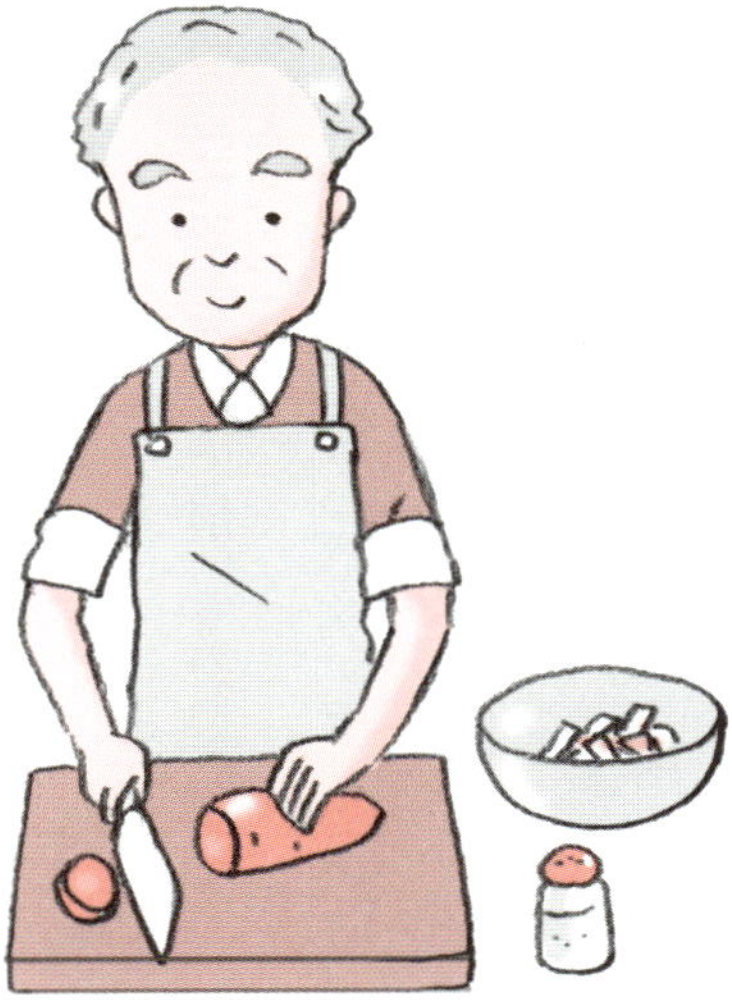

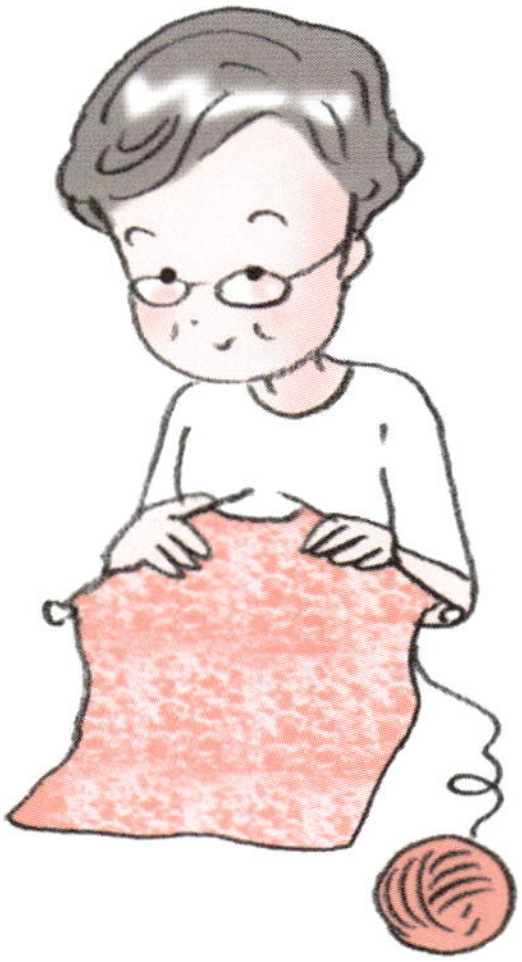

簡単にできる! 指の体操

①左右の指先を合わせる

②親指だけ指先を離し、左右の指がぶつからないように10回まわす

③親指を戻し、②と同様に人さし指を回す

④小指まで、順に回していく

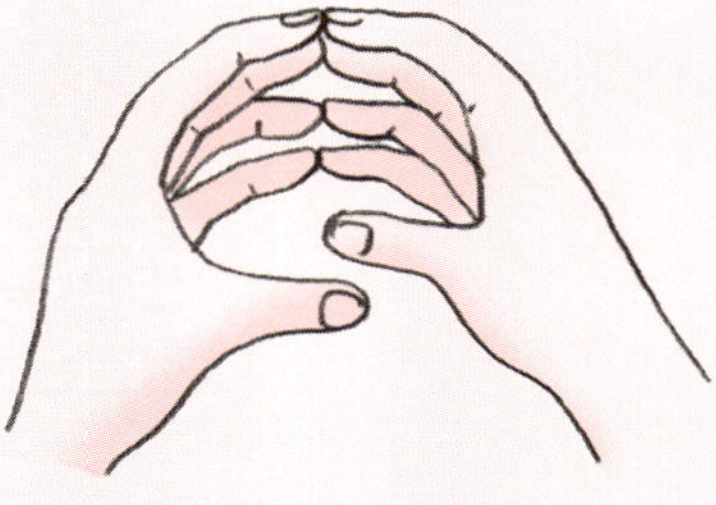

※指を使った体操「指ヨガ」も役立ちます。

日常生活

音楽を楽しむ

音楽にリラックス効果があることは、よく知られています。聴くだけではなく、歌や楽器の演奏にも挑戦してみましょう。

歌や楽器の演奏で脳を活性化

認知症の非薬物療法（薬を使わずに症状を改善する治療法）のひとつとして、「**音楽療法**」が行われることがあります。音楽には不安やストレスをやわらげたり、心身をリラックスさせたりする効果が認められており、認知症の予防にも役立つと考えられています。音楽療法には、音楽を聴くものと、自分で歌ったり楽器を演奏したりするものがありますが、認知症予防のためには、歌ったり演奏を楽しむのがおすすめです。

仲間といっしょに合唱や合奏を

音楽を楽しむためのもっとも手軽な方法が、歌うことです。できれば鼻歌より、カラオケなどで大きな声で歌うとよいでしょう。歌うときは、おなかをふくらませるように息を吸い込む腹式呼吸を心がけます。口を動かす際の表情筋の動きや呼吸に伴う横隔膜の動きが伝わることで脳が活性化し、リラックス効果ももたらされます。楽器の演奏には、指先や口などの微妙な動きが必要なため、脳の広い範囲が活性化します。腹式呼吸に伴う効果も期待でき、歌詞を覚えたり楽譜を読みとったりすることも、脳の活性化に役立ちます。

音楽で脳をきたえる効果をさらに高めるなら、合唱や合奏に挑戦してみましょう。楽しさが増すだけでなく、「人と合わせる」というほどよい緊張感が、脳によりよい刺激を与えてくれます。

音楽の上手な楽しみ方

歌を歌う

歌詞を覚える

好きな歌は歌詞を暗記し、歌詞が表現している世界をイメージしながら歌う

大きな声で

鼻歌より、カラオケなどで大きな声を出して歌う

表情豊かに

口を大きく開け、感情をこめて表情豊かに歌う

腹式呼吸

おなかをふくらませるように息を吸い込む腹式呼吸をする

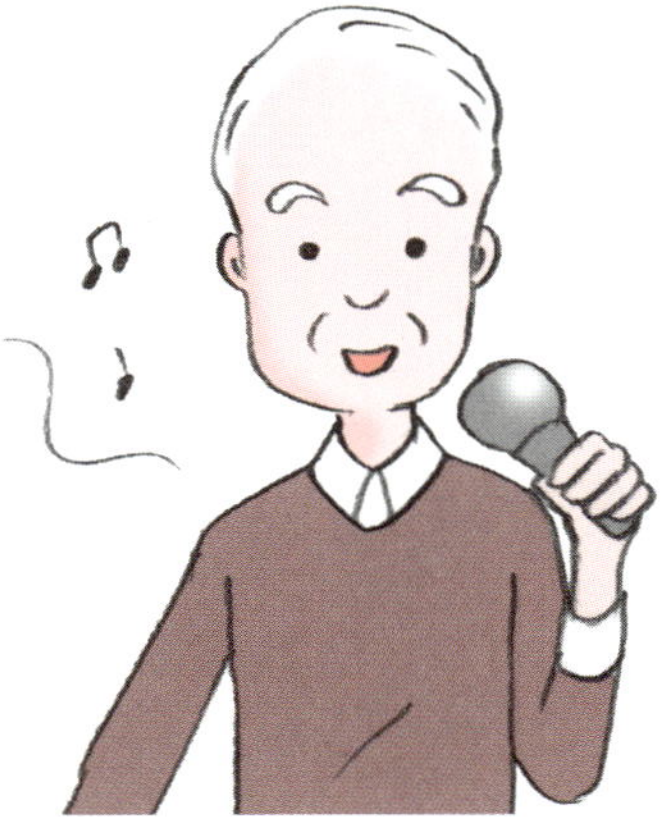

合唱や合奏を楽しむ

人と合わせながら歌ったり演奏したりすることで、よい緊張感を得る

楽器の演奏

楽譜読む

楽譜をよく見て、正しく読みとる努力をする

指の動きに注意を払う

音をよく聞きながら、指先の動きや力加減などにも意識を向ける

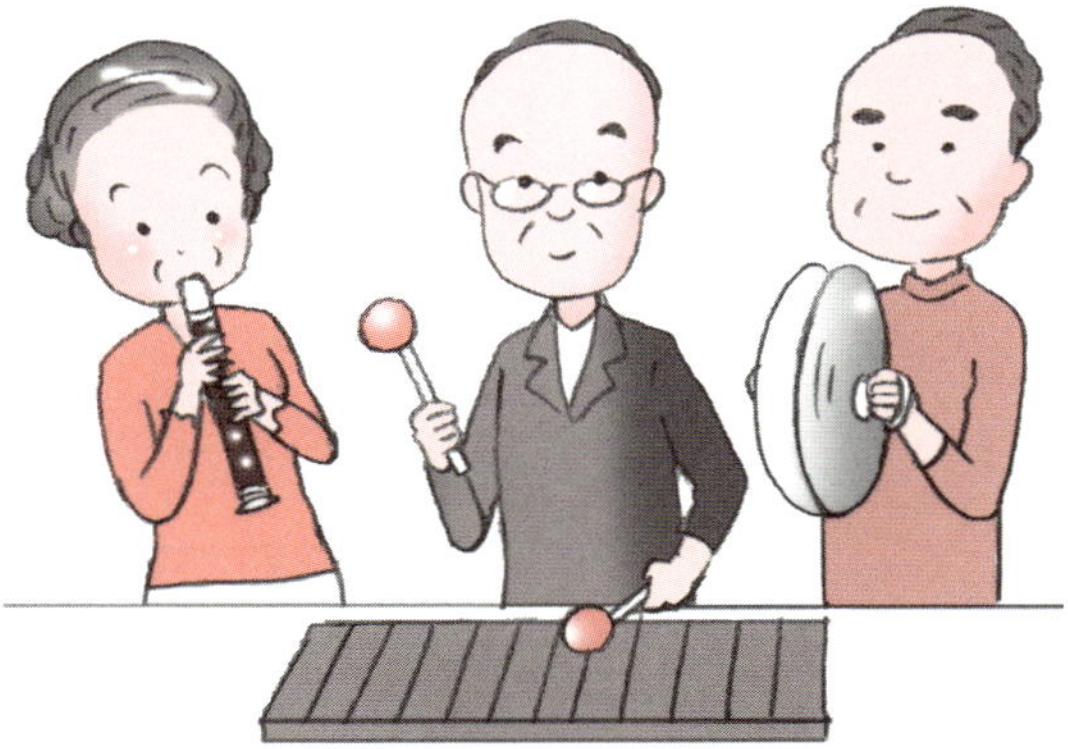

日常生活

知的行動習慣を意識する

ふだん、何気なくしていることが認知症の予防に役立っている場合があります。予防効果が期待できる行動を、生活にとり入れてみては？

認知症予防に役立つ行動を知る

アメリカの研究では、「新聞を読む」「雑誌を読む」「ゲームをする」「博物館へ行く」といったことをよく行っている人は、アルツハイマー型認知症を比較的発症しにくいことがわかっています。これらの**「知的行動習慣」**を日常生活にとり入れる工夫をしましょう。

より効果的に行うポイント

雑誌や新聞を読む際は、言葉を読みとって内容を理解する必要があります。さらに、読んだことから今後の展開を考えたり情景を想像したりするため、脳のさまざまな領域が刺激を受け、活性化します。また、音読すれば、口を動かしたり、音（声）を聞いたりすることによって、さらに広い領域を働かせる効果が期待できます。

ゲームが認知症予防に役立つのは、ゲームを楽しむためには「考える」ことが不可欠だからです。とくに効果が期待できるのが、2人以上で行う対戦型のゲームです。作戦を考えることに加え、相手との駆け引きが必要になるため、さまざまな感覚を働かせることができます。また、適度な緊張から集中力や意欲が高まったり、対戦相手との会話を楽しめたりすることも大きなメリットです。

博物館などの知的空間は、非日常的な刺激に満ちています。ふだんは見たり聞いたりしないものに接して満足感を得たり、好奇心を刺激されたりすることは、脳の活性化につながるはずです。

認知症予防に役立つ習慣の例

新聞や雑誌を読む

書かれていることを理解し、今後の展開や情景などを想像することで、脳の広い範囲が活性化します。

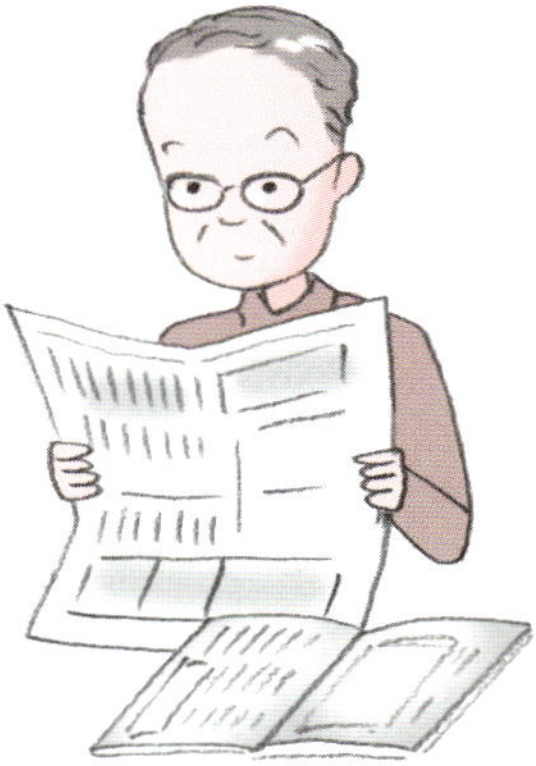

黙読するだけでもよいが、音読するとさらに効果的！

ゲームを楽しむ

ひとりで行うものより、ふたり以上で楽しむものがおすすめ。作戦を考えるほか、相手の様子を見て駆け引きをしたり会話を楽しんだりすることも大切です。

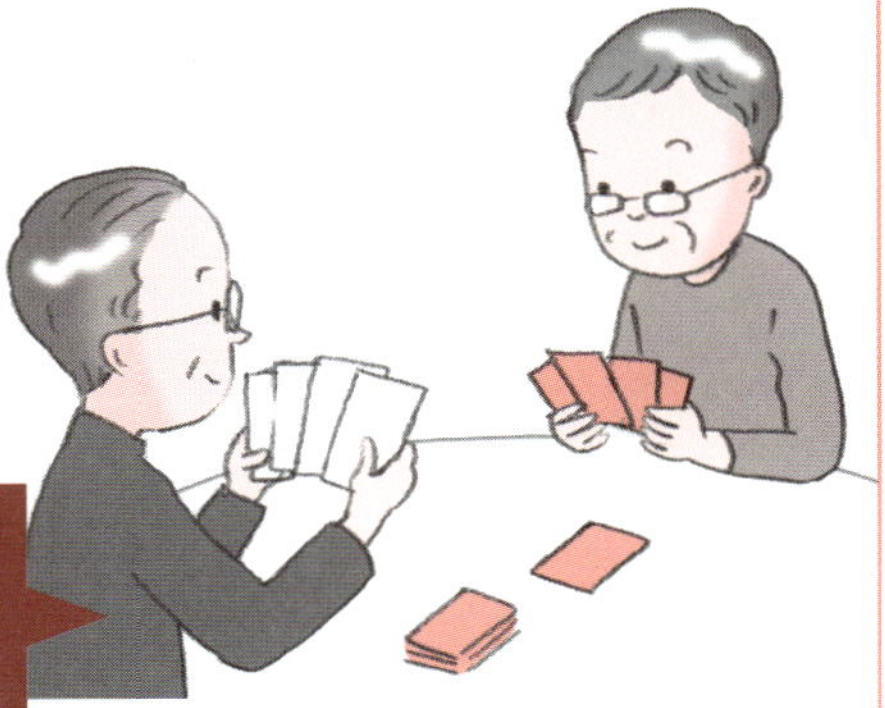

トランプ、オセロ、マージャン、囲碁、将棋など。楽しみながらできるものを選ぶ

博物館や美術館へ出かける

非日常的な空間で知的好奇心を刺激したり、芸術作品を味わったりしましょう。目的地を決め、外出を計画して足を運ぶことも脳の活性化につながります。

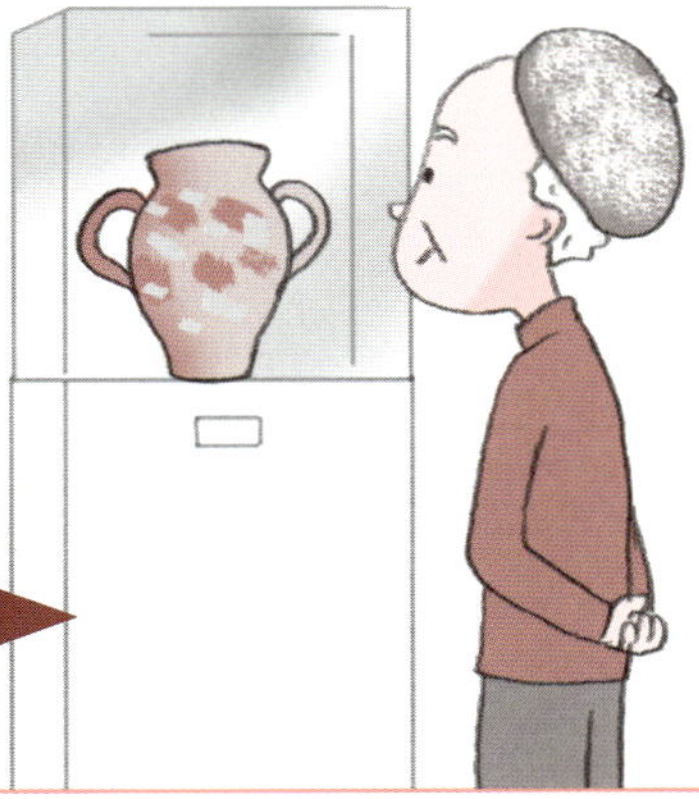

常設展に加え、企画展なども行われるところが多い。日ごろから新聞などで情報収集することも、脳のトレーニングに

日常生活

数日遅れで日記をつける

脳をきたえるためには、使うことがいちばん。もの忘れが気になりだしたら、「少し前」を思い出すことを習慣にしてみましょう。

認知機能の低下に伴っておとろえやすい記憶

軽度認知障害（ＭＣＩ）と診断される基準のひとつに、「記憶力の低下が見られること」があります。覚えている時間の長さや内容によって、記憶はいくつかの種類に分けられますが、認知症が進むと低下が目立ってくるのが、「**エピソード記憶**」と呼ばれるタイプのものです。エピソード記憶とは、個人的な体験に基づく記憶のこと。人が連れている犬を見て、自分が以前飼っていた犬を思い出す、旅行に連れていって楽しかったことを連想するなど、経験や思い出、それにまつわる感情や経過などが含まれます。たとえば、前日の夕食の献立が思い出せないのは、エピソード記憶にかかわる機能が低下しているためです。

少し前の体験を具体的に思い出す

脳の機能低下を防ぐためには、脳を積極的に使うことが有効です。日ごろから、エピソード記憶にかかわる脳の領域を意識して使うようにしましょう。そのためにおすすめなのが、1～2日遅れで日記をつけることです。あえて時間をおいてから、その日にしたことを思い出し、記録していきます。いつ、どこで、だれと、何をしたのか、さらに、そのときに感じたことや考えたことなどをできるだけ具体的に書いてみましょう。日記は、できるだけ手書きにします。文字を書く際に正しい漢字を思い出そうとすることは脳にとってよい刺激になるからです。

記憶力をきたえる日記のつけ方

書き方

なるべく手書きで。正しい漢字を思い出しながら書いたり、読みやすくきれいに書こうとしたりすることにも意味がある

書くタイミング

当日ではなく、1～2日後に書く

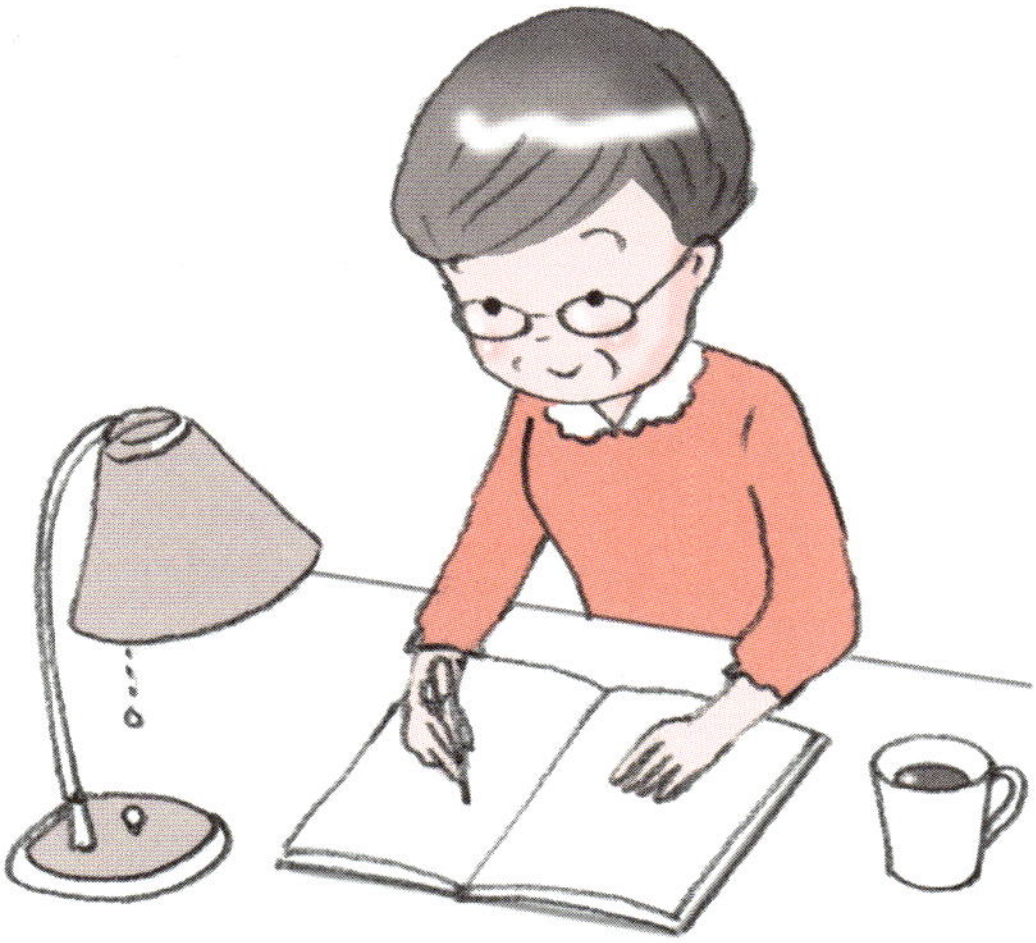

書く内容

できるだけ具体的に、細かい部分まで思い出しながら書く

「5W1H」を意識する

・いつ（when）
・どこで（where）
・だれと（who）
・何を（what）
・なぜ（why）
・どのように(how)

「会話の内容」を再現してみる

人とどんなことを話したか、相手はどんな表現を使ったか、自分は何と答えたか、などを思い出してみる

「自分の感情」にも触れる

そのとき自分は何を考えたか、どのように感じたか、などについても書いてみる

日常生活

旅に出る

旅には、日常生活とは違う刺激があふれています。行き先を考えたり、スケジュールを立てたりするときも、脳は活発に動いています。

旅をイメージするだけで脳が活性化する

旅に出て、ふだんとは違うものを見たり聞いたりする体験も、脳を活性化させるのに役立ちます。認知症予防効果をより高めるためには、人まかせで「連れていってもらう」のではなく、自分で旅行を計画し、必要な手配も行うのがおすすめです。旅の計画は、行き先を決めることから始まります。ガイドブックやインターネットなどで情報を集める際、頭のなかでは自然にさまざまなイメージを描いているもの。どこに行って何をしようかと考えるだけでも、脳に多くの刺激を与えることができます。

できるだけ具体的に計画を立てる

行き先を決めたら、具体的な計画を立てます。交通手段や宿泊先などにはさまざまな選択肢があるはず。所要時間や設備、環境、料金、手配する方法などを総合的に比較検討し、自分の希望に近いものを選びましょう。また、目的地についてからの行動計画も具体的に決めておきます。こうした作業には、論理的な思考や時間・お金の計算などが必要となります。旅の様子を何となくイメージする際に使われるのとは違う脳の領域を、働かせることができます。

旅に出る際は、できれば仲間を誘いましょう。人といっしょに過ごすことは、それだけで脳を活性化させてくれます。相手の様子を見ながら行動したり、おしゃべりを楽しんだりすることも、脳へのよい刺激になります。

脳を活性化させる旅のポイント

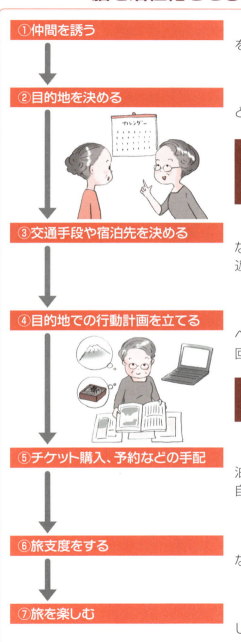

①仲間を誘う

いっしょに旅ができそうな仲間を探し、日程等の都合を確認する

②目的地を決める

ガイドブックやパンフレットなどを見て、行き先を決める

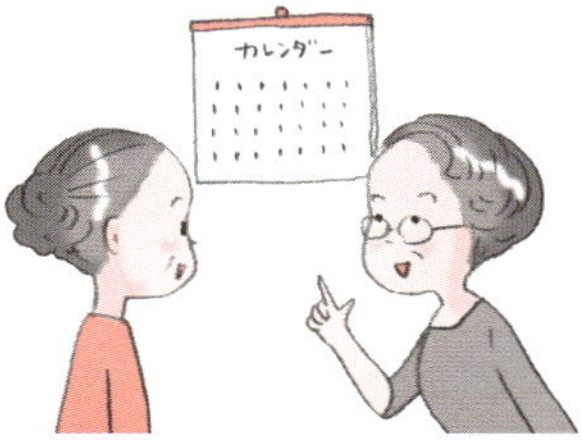

いっしょに出かける仲間が旅の手配が得意な場合も、任せきりにせず、計画づくりに参加する

③交通手段や宿泊先を決める

パンフレットやインターネットなどの情報を比較検討し、希望に近いものを選ぶ

④目的地での行動計画を立てる

行きたいところ、見たいもの、食べたいものなどを挙げ、効率よく回る方法を考える

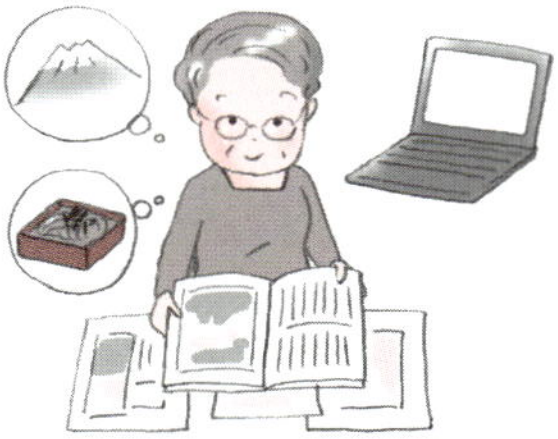

現地での交通手段なども含めて考えておくとよい

⑤チケット購入、予約などの手配

交通機関のチケットを買う、宿泊先に予約をするなどの手配も、自分たちで行う

⑥旅支度をする

旅先で何が、どのぐらい必要になるかを考えて持ちものを決める

⑦旅を楽しむ

ふだんとは違う新鮮な体験を楽しむ

日常生活

質のよい睡眠をとる

頭をスッキリさせ、脳の機能を十分に働かせるためには、十分な睡眠が必要。まずは、熟睡できる環境づくりから始めてみましょう。

寝ている間に脳が修復される

人の脳では、夜、メンテナンスが行われています。見る、聞くといった刺激が少なくなる睡眠中に、昼間のできごとを整理して脳の回路をつなぎ直したり、必要な記憶を定着させたりしているのです。同時に、寝ているあいだに分泌される「成長ホルモン」の働きによって、活性酸素（84ページ参照）で傷つけられた脳の細胞の修復も行われています。

脳の働きをよりよく保つためには、ぐっすり眠ることが大切です。外部からの刺激を少なくするため、就寝時は室内を暗くし、できるだけ静かに。真夏や真冬は冷暖房を利用したり寝具を調節したりして、室温や湿度を快適に保つことも大切です。

夕食後はコーヒーや紅茶、緑茶といったカフェインを含む飲みものを控え、就寝の2時間ほど前からはテレビやパソコンなどの明るい画面も見ないようにするとよいでしょう。

眠気を起こすホルモンに認知症予防効果も

夜になると眠くなるのは、脳で「メラトニン」というホルモンの一種が分泌されるため。メラトニンには、眠気を起こすだけでなく、アルツハイマー型認知症の原因となるアミロイドβの沈着を防いだり、活性酸素の害から細胞を守る働きがあることがわかっています。メラトニンを十分に分泌させるためには、リラックスできる睡眠環境を整えることが有効です。

ぐっすり眠るためのコツ

室内を暗くする
屋外の照明などが入ってくる場合は、遮光カーテンやシャッターなどを利用するとよい

温度や湿度を調節する
エアコンを利用したり、寝具を調節したりして、暑過ぎず寒すぎない環境をつくる

室内を静かに保つ
音による刺激も熟睡を妨げるので、寝室はできるだけ静かに保つ

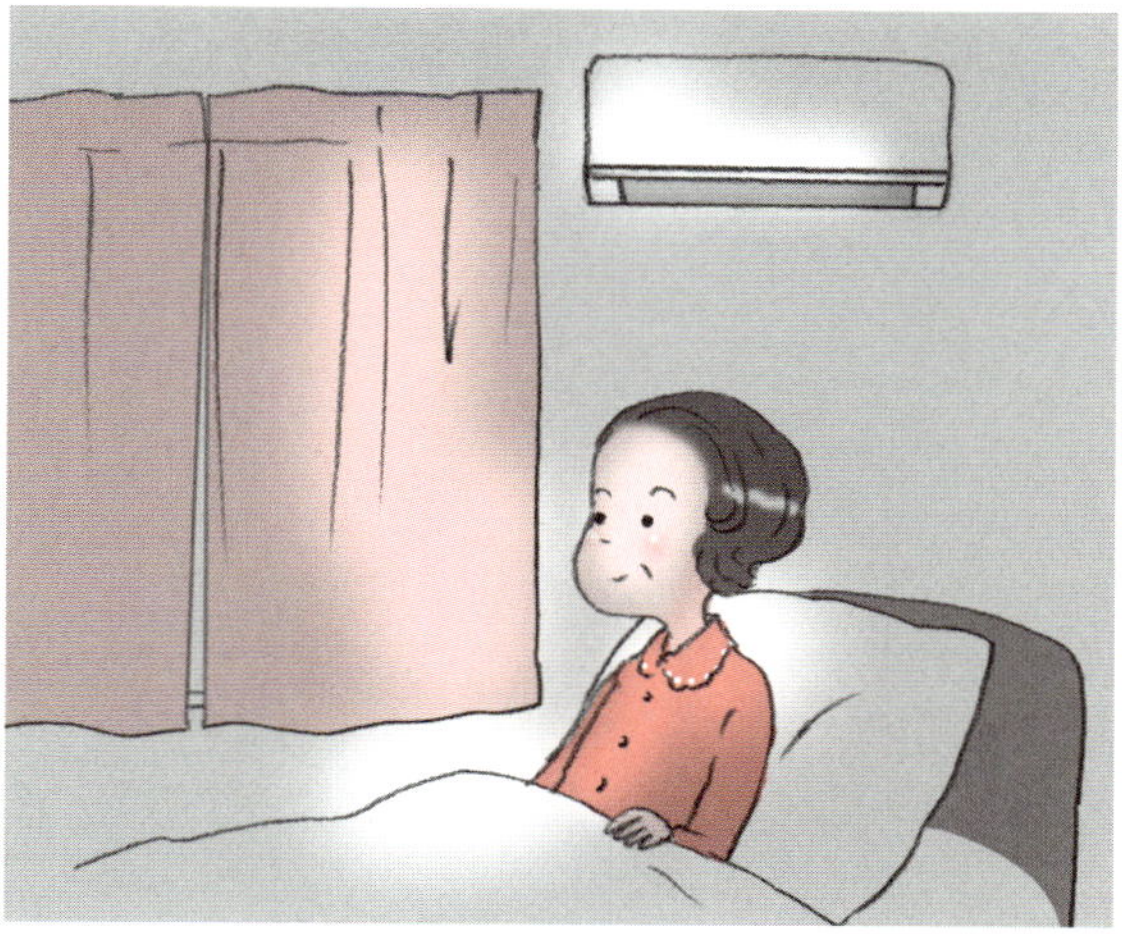

寝る前に入浴する
いったん上がった体温が下がるときに眠気を感じるので、就寝の1時間ほど前に入浴して体を温めるとよい

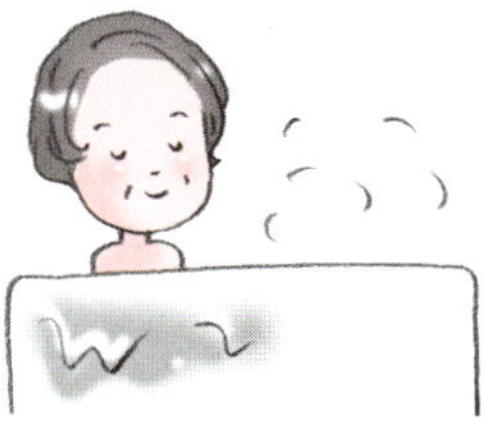

光の刺激を避ける
明るい光を見ると脳が昼だと錯覚するため、寝る前にテレビやパソコン、携帯電話などの明るい画面を見るのは避ける

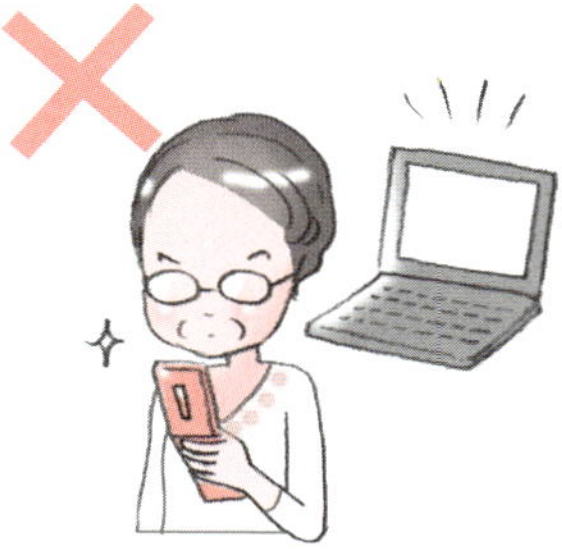

カフェインの摂取を控える
カフェインには覚醒作用があるので、遅い時間にコーヒーや紅茶、緑茶などを飲むのは避ける

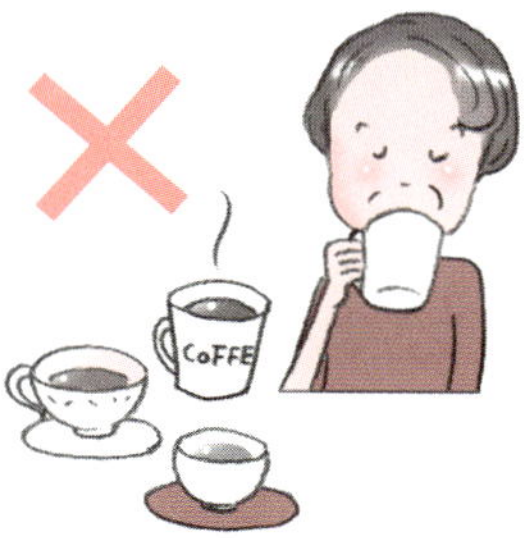

日常生活

脳によい睡眠・起床の習慣

昼食後などに眠けを感じたら、がまんせずに昼寝を。ただし、ぐっすり眠ってしまわないよう、短時間にとどめることが大切です。

30分以内の昼寝が認知症予防に有効

夜ぐっすり眠ることに加え、昼寝の習慣をもつことも脳によいとされています。30分未満の昼寝にはアルツハイマー型認知症の発症を防ぐ効果がある、という研究結果も報告されています。

ただし、昼寝をする際は、必ず30分未満にとどめます。長時間の昼寝は夜の睡眠の質を悪くすることにつながるため、かえって認知機能を低下させてしまう可能性があるのです。また、人の睡眠は、浅い眠りと深い眠りが1セットになり、約90分サイクルでくり返されています。就寝後、眠りは徐々に深くなっていくため、30分以上の昼寝は「ぐっすり寝た」状態になってしまいます。深い眠りのあとはすっきりと目覚めにくいもの。活動するべき昼間にぼんやりと過ごしてしまう原因にもなるので注意が必要です。

朝日を浴びて睡眠・覚醒リズムを整える

人の体には、昼間は活動して夜は休息する、というリズムが備わっています。ただし、このリズムを正しく働かせるためには、毎日リセットする必要があります。そのために欠かせないのが、起床後に朝日を浴びること。日光を浴びると脳が目覚め、体は「**活動モード**」になります。そして活動モードが一定時間続くと、自然に「**休息モード**」に切りかわるのです。夜、質のよい眠りを得るためには、朝、脳をすっきりと目覚めさせることが大切なのです。

昼寝と起床時のポイント

point 長時間の昼寝は逆効果

長時間の昼寝をする

↓

ぐっすり眠ってしまう

夜、寝つきが悪くなったり、夜中や早朝に目覚めてしまったりする原因になります。

夜の睡眠の質が下がる

起きたあとも、頭がぼんやりする

活発に活動できない

脳への刺激が少なくなる

↓

認知機能を低下させる可能性も

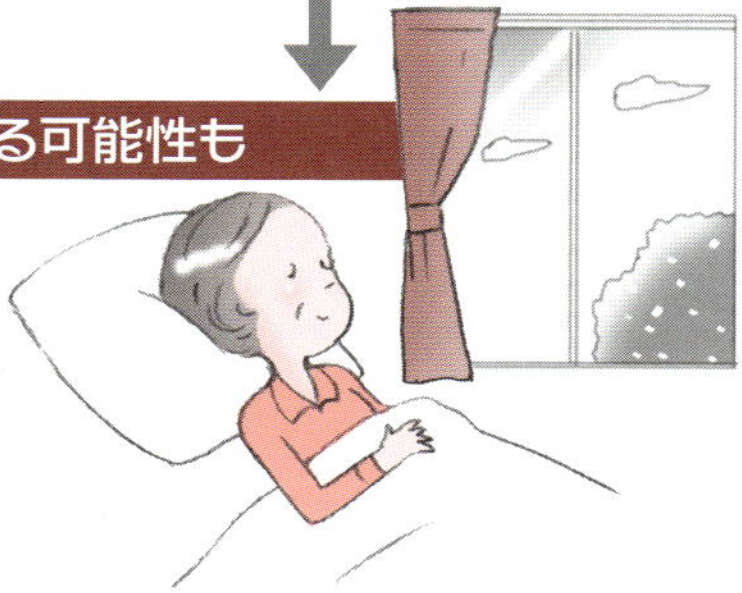

短時間の昼寝を習慣に

30分以内の昼寝をする習慣のある人は、アルツハイマー型認知症を発症する確率が低いことがわかっている

point 「活動」と「休息」の切り替えがスムーズに

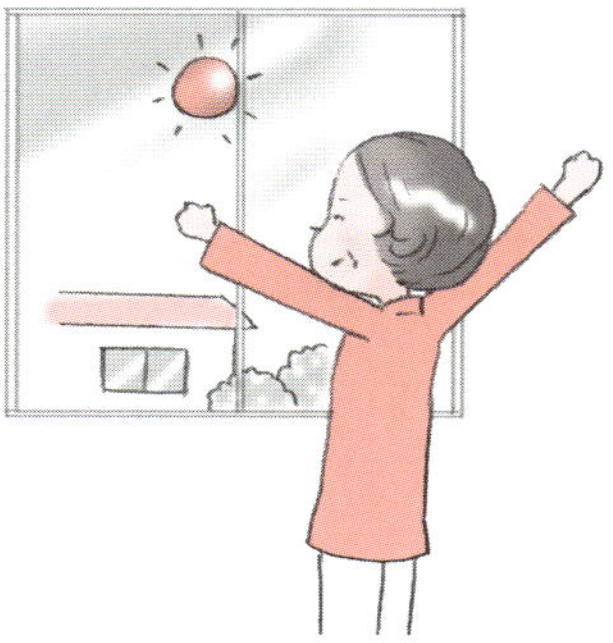

起床後に朝日を浴びる

朝、起きたらカーテンを開け、朝日を浴びることを習慣にする

朝日を浴びる

脳が目覚め、体が活動に適した状態になる

一定の時間がたつと、体が休息に適した状態に切りかわる

↓

夜になると自然な眠気を感じ、ぐっすり眠ることができる

日常生活

身のまわりの整理整とんをする

室内の片づけや模様替えには、体力も頭も使います。脳をきたえられるうえ、室内もきれいになる、一石二鳥の認知症予防法です。

考えながら体を動かすことができる

ふだん、きちんと掃除をしているつもりでも、いつの間にか不要品がたまったり、置き場のないものが散らかっていたりするものです。ときには時間をとって、家のなかを整理整とんしてみましょう。

散らかったものを片づけたり、効率よく収納したりするためには、何をどこに置くか、必要なスペースはどのぐらいか、どのように収納したら使いやすいかなど、さまざまなことを考えなければなりません。同時に、ものを持ったり移動したりするために、体や手先も動かす必要があります。頭と体を同時に動かすことは、脳を活性化させるよい方法です。

いろいろな判断をする必要が生じる

室内の片づけを始めると、迷うことがいろいろ出てくるでしょう。あまり使っていないものをとっておくか処分するか、家具などの配置はこのままでよいのか……。認知機能が低下してくると判断力が鈍るため、ものを捨てなくなる傾向が見られます。たとえちょっとしたことでも、日ごろから自分で考えて決断する習慣をもつことは、脳をきたえることにもつながります。室内の整理をする際は、仕上がりの部屋の様子をイメージし、それに近づけるように作業を進めます。一度にすべてを終わらせるのではなく、今日はキッチン、明日は居間など、家のなかを細かく区切り、楽しみながら無理のないペースで行いましょう。

整理整とんの効果

頭と体を同時に使うことができる

室内環境を整えるために、さまざまなことを考えながら作業する必要がある

さまざまな判断が求められる

多くのことを自分で考え、判断・実行する必要がある

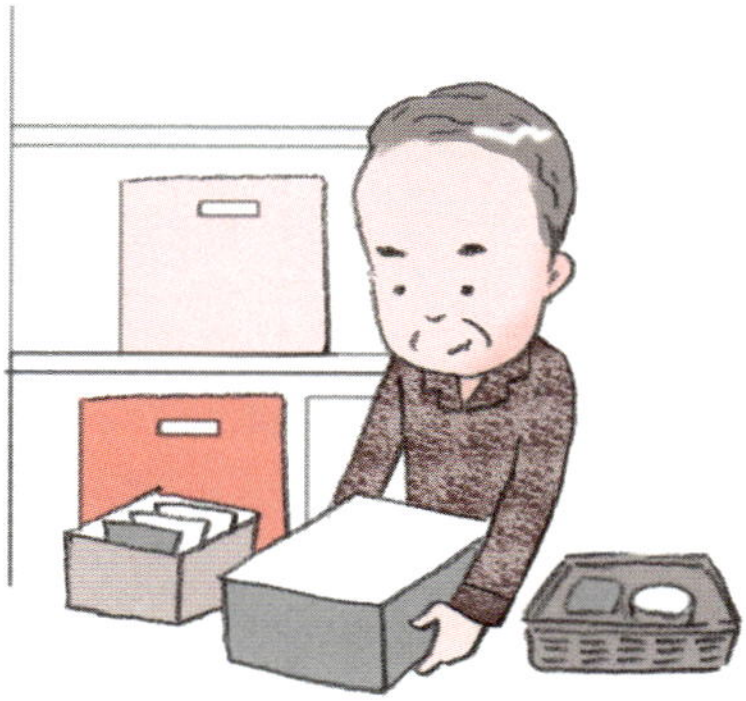

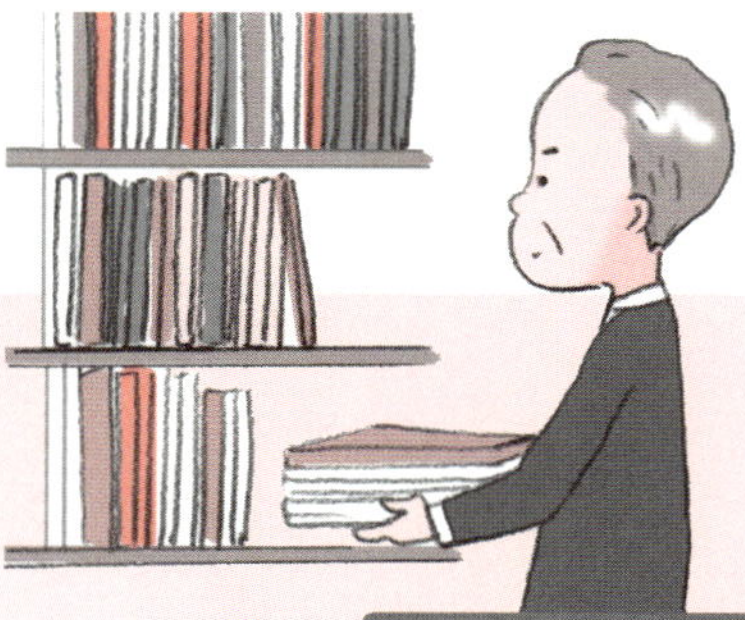

①たまった雑誌がじゃま

- 移動するためにはどのぐらいのスペースが必要か
- 雑誌の置き場に見合う空きスペースはあるか

②床から本棚へ移そう

- 棚の強度などは十分か
- どのような置き方をすれば出し入れがしやすいか

③本棚へ移動

- まわりの本を移動して雑誌をおくスペースをつくる
- 棚にたまったほこりを拭く
- 雑誌を運んで並べる

④スペースが少し不足している

- スペースを広げるか、雑誌の量を減らすか
- ここにある雑誌はすべてとっておくべきか、処分してもよいか

⑤雑誌を処分して量を減らそう

- どれを手元に残し、どれを処分するか
- 処分方法はどうするか（人にゆずる、古本として売る、廃棄する）

効率のよい行動を心がける

何かをするときは、同時、またはついでにできることがないか考えてみましょう。考えながら動くことは、脳の活性化に役立ちます。

2つ以上のことを同時にしてみる

何かを考えながら体を動かすなど、一度に2つ以上の作業をすることは、脳を活性化させるよい方法。日ごろから、「**ながら作業**」を心がけることは、認知症予防に有効です。「**2つ以上の作業**」といっても、あえて複雑なことをする必要はありません。テレビを見ながら洗濯物をたたむ、歌を歌いながら料理をする、といったことで十分です。その際のポイントは、2つの作業に均等に注意を向けること。なんとなくテレビを見たり適当に鼻歌を歌ったりしたのでは、効果はあまり期待できません。テレビ番組の内容を理解したり、歌詞やメロディを正しく追ったりしながら別の作業をすることが大切なのです。

ついでに用をたすことを考える

また、家のなかや外出先で用をたすときは、「ついでにできること」がないかどうかを考えて動くことを心がけましょう。ベランダで洗濯ものを干すついでに鉢植えに水をやる、スーパーマーケットへ買いものに行くついでに郵便局で切手を買ってくるなど、手順や動くルートを少し工夫すれば、一度ですませられる用事はいろいろあります。効率よく動くためには、まず、しなければならないことを思い浮かべて整理し、それぞれの所要時間や必要な道具、手順などを考えなければなりません。こうした作業は、脳にさまざまな刺激を与えるのに役立ちます。

「同時にできること」と「ついでにできること」

ついでにできること

複数の用事を一度ですませられるよう、効率よく動くことを考えましょう。

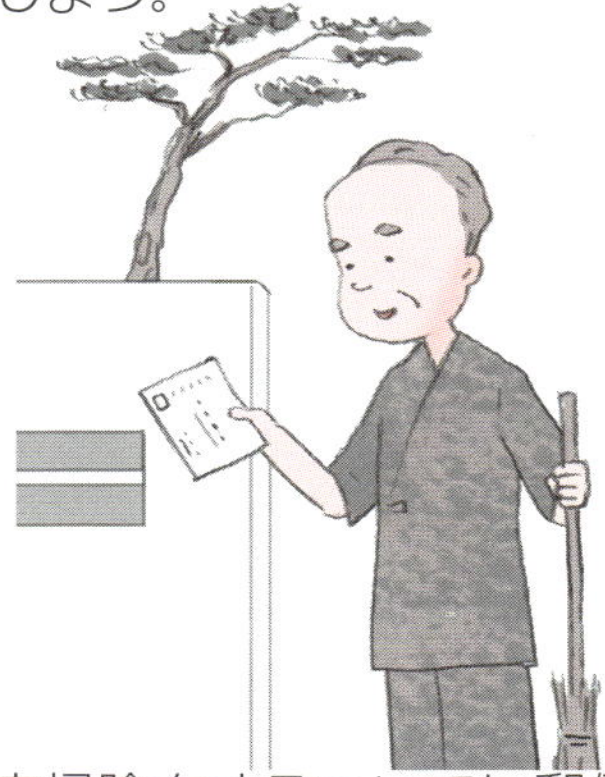

・庭掃除をするついでに郵便物をとってくる
・スーパーマーケットへ行くついでに、銀行と和菓子店に寄る

それぞれの場所と自宅の場所、そこで買う予定のものなどを考え、立ち寄る順番や移動するルートを決める

同時にできること

どちらか一方を適当にこなしたのでは、効果が薄い。ふたつのことに、均等に注意を払うようにしましょう。

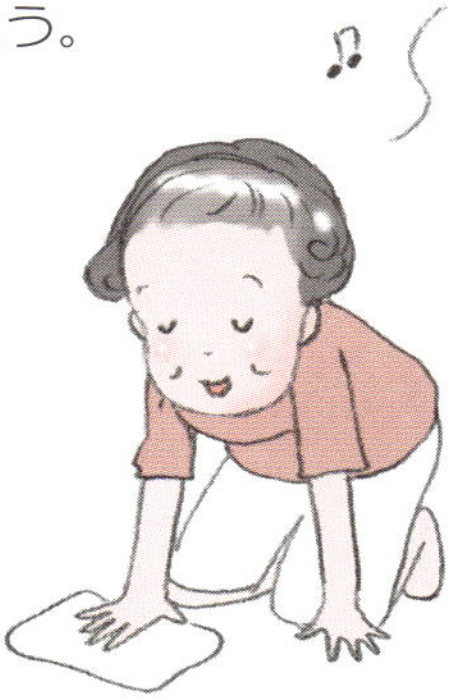

・おしゃべりをしながら家事をする
・テレビを見ながら運動する
・歌を歌いながら掃除をする

など

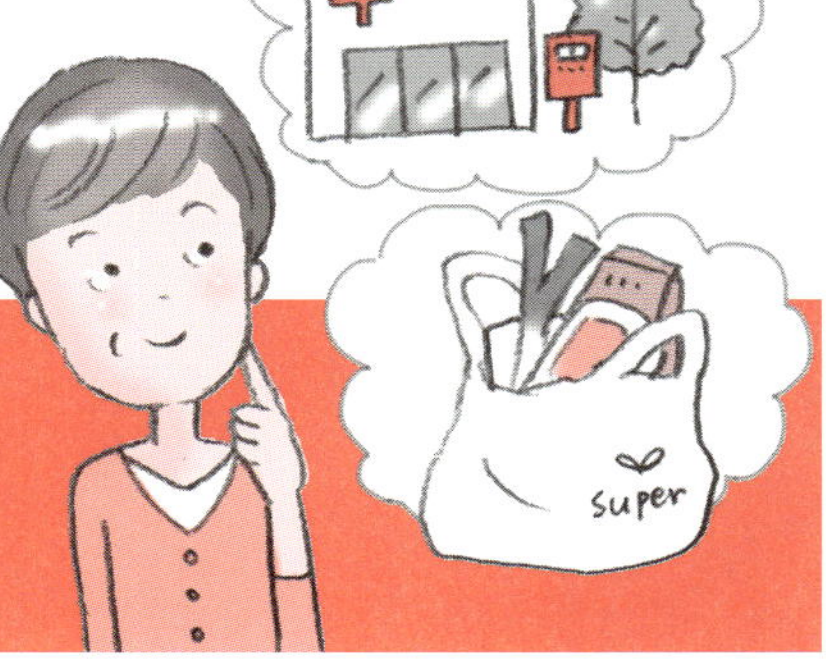

複数のことを同時に処理したり、いろいろなことをイメージして組み立てたりすることによって、脳の広い範囲が刺激される

日常生活

料理をする

長年、食事をつくってきた人にとっては簡単に感じられるかもしれませんが、料理には脳の複雑な動きがかかわっています。

料理は脳を活性化させる

日常の家事のうち、もっとも「頭を使う」ことのひとつが料理です。長年、家族の食事を作ってきた人にとっては意外に思えるかもしれませんが、手際よく料理をするためには、脳のさまざまな領域を働かせる必要があるのです。

料理は、メニューを考えることから始まります。自分や家族の好み、冷蔵庫にある食材、最近似たものを食べていないかなど、さまざまなことを考え、判断していかなければなりません。実際に調理をする際は、手を動かすのはもちろん、食材の状態や料理の仕上がり具合などを確認するために、視覚、嗅覚、聴覚、味覚、触覚の五感もフル稼働。脳の広い範囲が活性化しています。

段取りをつけて複数の作業を同時進行

1回分の食事を準備する場合、2~3品の料理を同時進行でつくるのが普通です。複数の料理をタイミングよく仕上げるためには、調理の手順やそれぞれの作業の所要時間などを考え、段取りをつける必要があります。また、キッチンの限られたスペースや道具を効率よく使うため、調理をしながら洗いものや片づけもしなければなりません。頭を使いながらいろいろな作業をこなしていく料理は、毎日の生活のなかで無理なく続けられる認知力アップ法です。家族に食事づくりを任せきりだった人も、無理なくできることから料理に挑戦してみましょう。

料理にかかわる脳のいろいろな働き

献立を考える

・自宅にある材料を思い出す
・最近の献立を思い出す
・家族や自分の好みを考える
・つくる料理をイメージする
・料理の本などで情報を集める

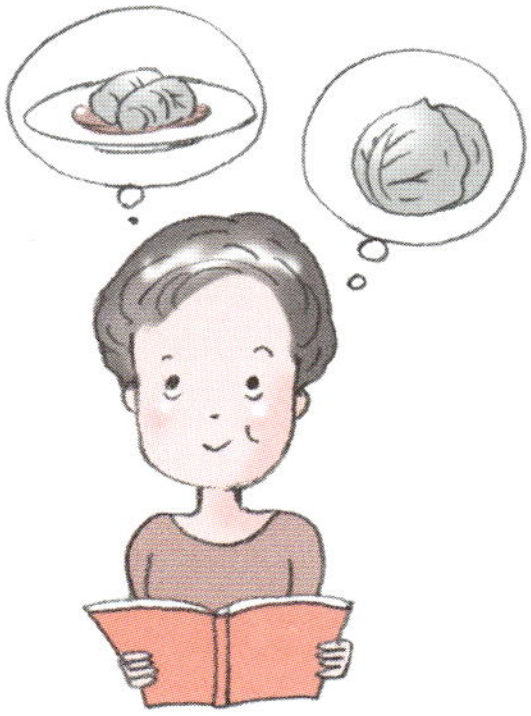

↓

買いものに行く

・店までの移動などで体を動かす
・何をどのぐらい買うかを考える
・生鮮品は最後にかごに入れるなど、買いものの流れを考える

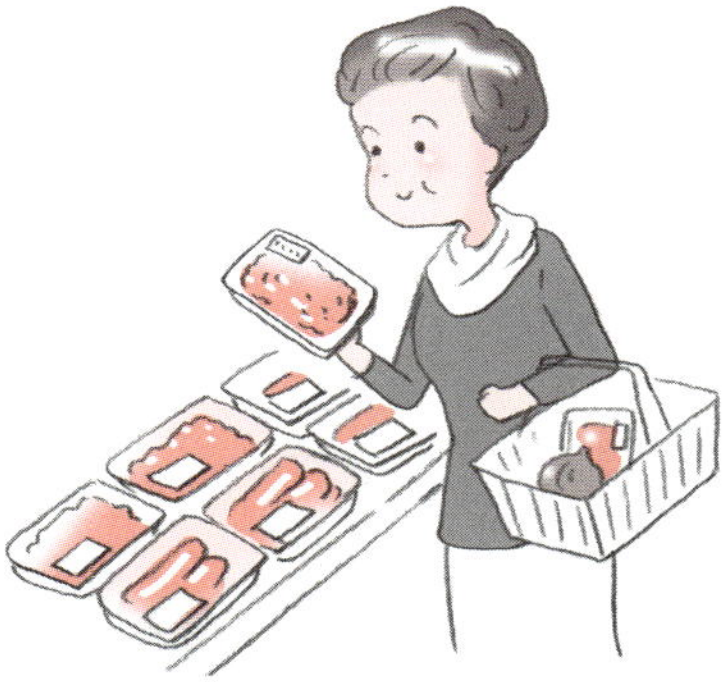

↓

調理をする

・必要な作業や所要時間、料理のタイプなどを考え、段取りをつける
・調理するために体を動かす。手先を使う細かい作業も多い
・食材や料理の状態を知るために、複数の感覚（視覚、嗅覚、聴覚、触覚、味覚）を同時に働かせる

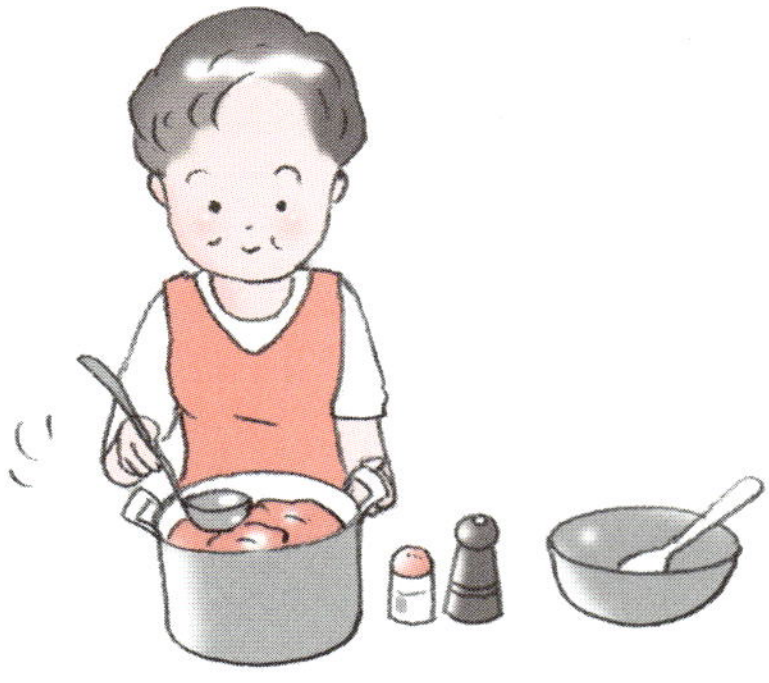

point
つくったことのない料理に挑戦したり、珍しい食材や調味料を使ってみたりするのも、新鮮な刺激になる

COLUMN

認知症サポーターになりませんか?

社会的な期待が高まっている「認知症サポーター」

「新オレンジプラン(58ページ参照)」で目標数が2017年度末に600万人から800万人に引き上げられるなど、社会的な期待感が高まっている認知症サポーターは、認知症について正しく理解し、認知症の人や家族を温かく見守り、支援する応援者です。住民・職域・学校などで行われる「認知症サポーター養成講座」を受講すると「オレンジリング」が渡され、そのオレンジリングを身につけます。

講習で学んだことを日常の暮らしの中で生かし、認知症の人やその家族への支援を、自分にできる範囲からスタートします。サポーターは、まちで困っている認知症の人を見かけたら、養成講座で学んだ適切な接し方を実戦し危険を回避させるなどのサポートをします。

[認知症サポーターに期待されていること]

①認知症に対して正しく理解し、偏見をもたない。
②認知症の人や家族に対して温かい目で見守る。
③近隣の認知症の人や家族に対して、自分なりにできる簡単なことから実践する。
④地域でできることを探し、相互扶助・協力・連携を進め、ネットワークをつくる。
⑤まちづくりを担う地域のリーダーとして活躍する。

認知症サポーター養成講座の開催

「認知症サポーター養成講座」は自治会や子ども会などの住民組織や職場にキャラバンメイト(講師)が出張し講座を開きます。講座は約60~90分で費用は無料(教材は別)です。

全国キャラバンメイト連絡協議会
☎03-3266-0551
http://www.caravanmate.com/whats.html

第3章

認知症が進んだ方の介護

（BPSDの対処）

認知症の人への接し方

介護者にとって楽な対応を考える

介護者が穏やかな気持ちでいると、認知症の人もリラックスするもの。介護者が無理をしないことは、要介護者のメリットにもつながります。

迷ったときは焦らずに様子を見る

認知症の人に家族として接するのは、とても難しいことです。家族や身近な人には、その人と過ごした生活史があります。また、今後、介護をしながら暮らしていく環境や人間関係、認知症を発症した人の性格や症状もさまざまです。そのため、すべての人に共通する「こうすればうまくいく」という方法は存在しないのです。

認知症の人との接し方に迷ったときは、発想を切り替えて「介護者自身が楽をする方法」を考えてみましょう。介護者が楽をするというのは、認知症の人のケアをしない、という意味ではありません。まずは、「よい対応をしなければ」などと考えて自分を追い詰めるのはやめ、気持ちを落ち着けて「様子を見る」時間をもつのです。介護者の焦りやいら立ちは、認知症の人にも伝わります。介護者がゆったりと構えると、認知症の人も落ち着いてくることも多いのです。

「よい接し方」のイメージにしばられない

最近では、介護に関する情報があふれています。勉強するのはよいことですが、本に書いてあることや他人から聞いたことが、自分にそのまま当てはまるとは限りません。何かがうまくいかなかったからと気落ちしたり自分を責めたりするのではなく、できそうなことを少しずつ試しながら、自分にとっての「よい介護」「よい接し方」を探していくことが大切です。

介護者が楽をするための心構え

「様子を見る」習慣をもつ

認知症の人をうまく手助けすることができないと、おたがいに混乱して悪循環に陥ることも。困ったときはあえて積極的にかかわらず、様子を見るようにしましょう。

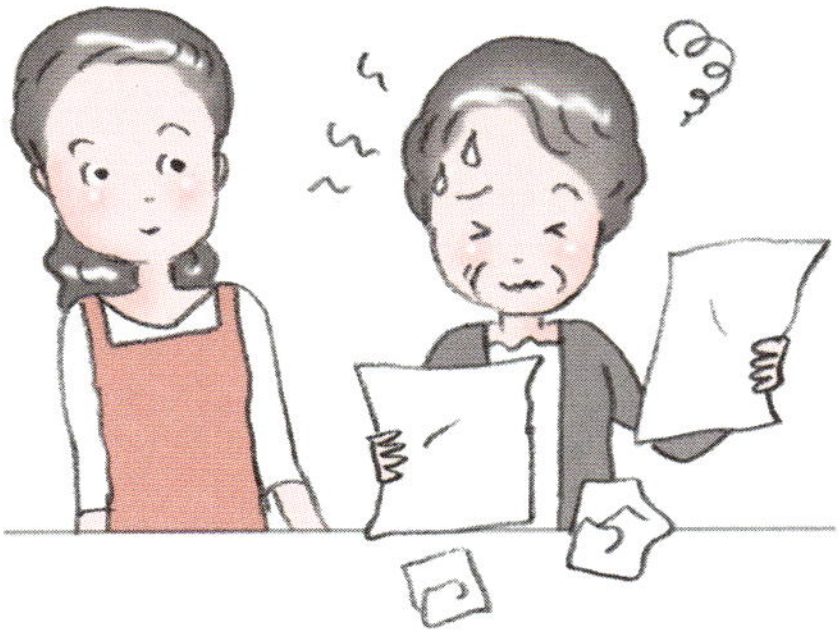

「よい接し方」をしようと思わない

「よい接し方」の定義はひとつではない。完璧にできないからと、自分を責めたり落ち込んだりするのはやめましょう。

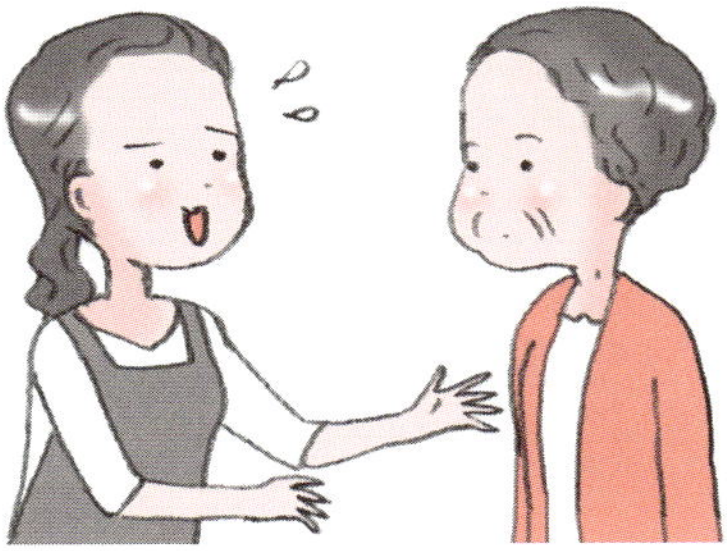

いろいろ試して自分なりの方法を探す

理想的な方法をなぞるのではなく、自分に無理なくできることを試してみます。失敗や成功をくり返すうちに自分に合った方法が見つかるはずです。

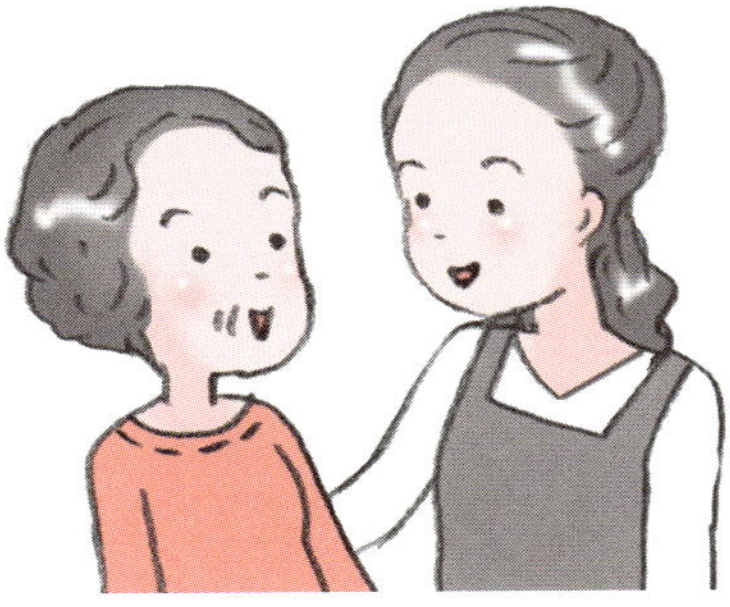

他人の介護法を自分に当てはめない

本や人の経験談などから得た知識は「一例」であり、自分にも当てはまるとは限らない。うまくいかないことがあっても落ち込まないようにしましょう。

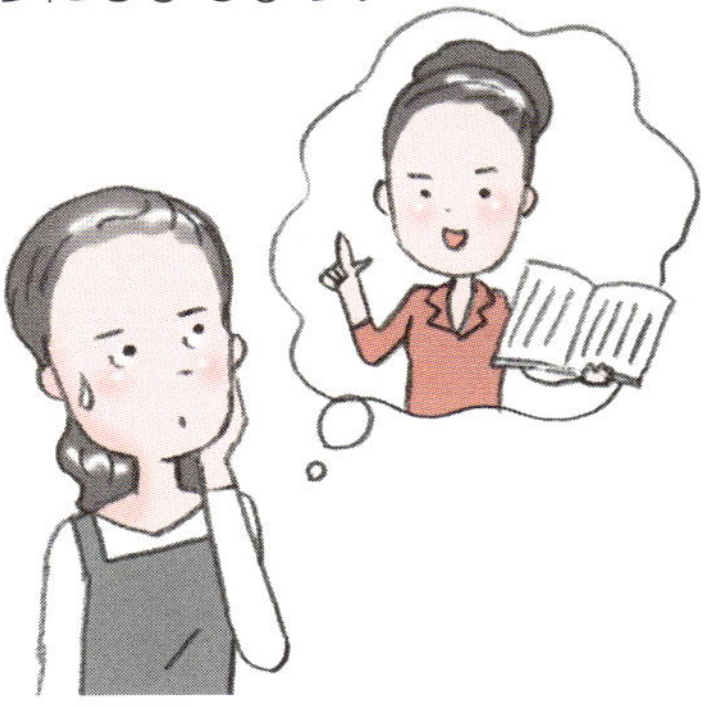

認知症の人への接し方

話しかけるときのコツ

認知症の人に話しかけるときは、「あなたに向けて話しています」と、態度でわかりやすく示すことなどが大切です。

話しかけるときは正面から

認知症の人に話しかけても反応しない、すぐに不機嫌になる、といった様子が気になる場合、話す内容ではなく、話しかける方法に原因があることも少なくありません。まずは、**「話しかけ方」**を少し工夫してみましょう。

話しかけるときは正面に回り、目線を合わせます。離れたところや背後から声をかけても、自分に話しかけられているとは思わなかったり、驚くことがあるからです。正面から話しかけるのが難しい場合は、軽く肩をたたくなどして注意を引きながら声をかけるようにします。また、話すときに目の高さをそろえるようにすることも大切。上から見下ろされるような体勢は、認知症の人に不快感や威圧感を与えかねないからです。相手が座っているときは腰をかがめるなどの気配りをしましょう。

低めの声で静かにゆっくりと

話しかける際は、声のトーンにも注意が必要です。基本は、低めの声で、ゆっくり話すこと。高齢者に聴力が衰えている人が多いのは事実ですが、実際には高い音が聞きとりにくくなっているだけで、低い音は比較的聞きとれると言われています。必要以上に大声を出すと、認知症の人を驚かせたり、不快感を与えたりすることにつながりかねません。相手の様子を見ながら、声の高さや大きさを調節していきましょう。

話しかけるときの工夫

正面に回り目線を合わせる

顔を見ながら話しかけると、認知症の人に「この人は自分に向けて話している」と伝わりやすくなります。

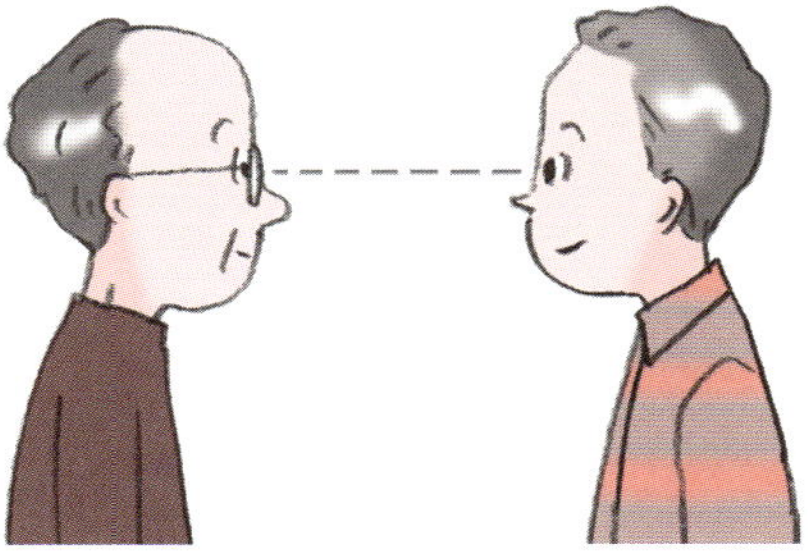

離れたところから呼びかける

ほかに呼びかける相手がいない状況でも、認知症の人は、自分に向けて話しているとは思わないことがある

背後からいきなり話しかける

だれもいないと思っていたところから急に話しかけられたために驚き、気持ちが不安定になることも

低い声でゆっくりと話す

ほどよい距離まで顔を近づけ、低めの声でゆっくりと話す。高齢者には、高い音より低い音が聞きとりやすいと言われています。

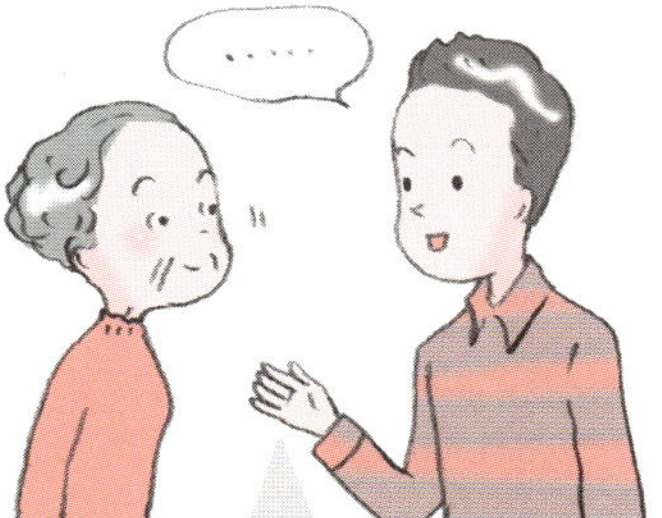

必要以上に大声を出す

高齢者＝大声で話さないと聞こえない、というのは思い込み。必要以上に大声を出すのは、認知症の人を驚かせてしまう原因になる

目線の高さを相手に合わせる

認知症の人が座ったり寝たりしている場合は自分も座る、相手が小柄な場合は少し腰をかがめるなどの気配りが必要です。

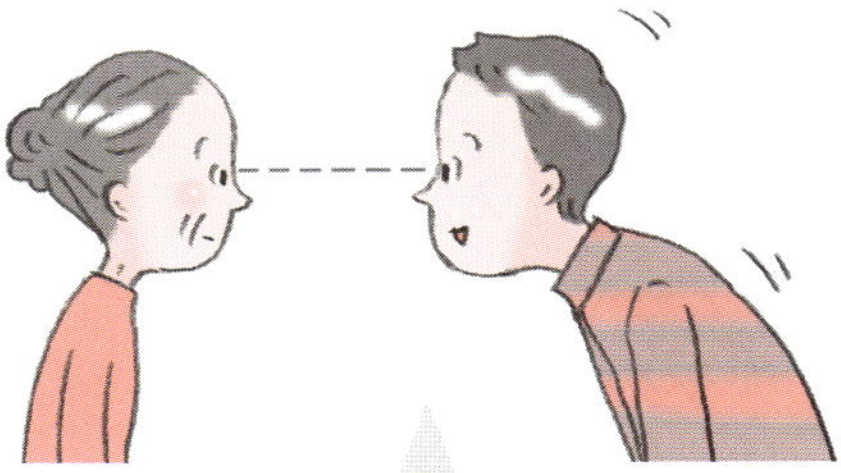

高い位置から見下ろさない

相手から見下ろされるような体勢は、だれにとっても不快なもの。認知症の人に威圧感を与えてしまいかねない

認知症の人への接し方

短い言葉で要点だけを伝える

認知症の人に対しては、「伝え方の工夫」も必要。「言ってもわからない」などと決めつけず、わかりやすい言い方を考えてみましょう。

長い説明は伝わらないことが多い

認知機能が低下すると、複雑な説明を理解するのが難しくなってきます。介護者が、「きちんと頼んでいるのに言うことを聞いてくれない」などと感じる場合、自分の言いたいことが認知症の人に伝わっていない可能性も考えられます。

うまく伝えるコツは、短い言葉で、要点だけを言うこと。また、一度に伝える内容はひとつにしぼることも大切です。たとえば、手を洗ってから食事をしてほしい場合、まず「手を洗いましょう」と伝えて手洗いをすませ、それから「食事にしましょうか」のように声をかけるようにします。一度に複数のことを言ったり、なぜそうするのか、という理由まで説明しようとしたりするのは避けましょう。認知症の人を混乱させ、かえって話の要点が伝わらなくなってしまうことがあるからです。

どちらが正しいかにはこだわらない

認知症の人と身近に接していると、相手の発言や行動が理解できないことも多いはずです。でも、仮に相手が理不尽なことを言ったりしたりするような場合も、頭から否定するのは避けるのが正解です。言い合いになったり感情的にこじれてしまったりすると、認知症の人の気持ちが不安定になり、行動・心理症状の悪化につながりかねないからです。大切なのは、どちらが正しいかではなく、認知症の人に穏やかな気分でいてもらうこと、と考えましょう。

わかりやすい伝え方のポイント

一度にひとつのことを言う

「～してから、～をする」のような言い方は、認知症の人を混乱させる原因に。一度にひとつのことだけを言うようにしましょう。

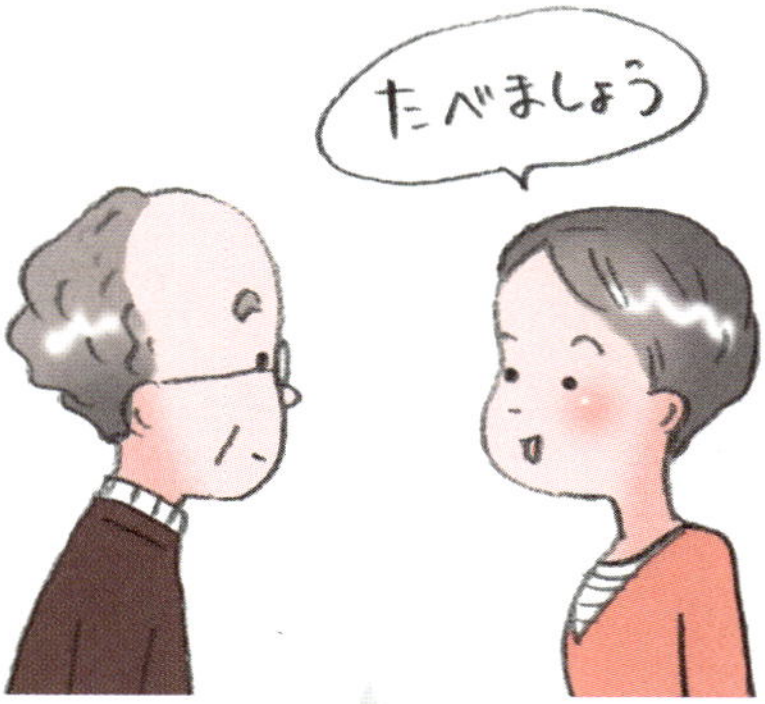

× 外は寒いから、コートを着てから散歩に行きましょう。

○ コートを着ましょう。
↓
散歩に行きましょう。

point

「寒いからコートを着る」のような説明は省いてしまってよい。伝えたい場合は、「外は寒いですよ」「コートを着ましょうか」のように、2つのことを別々に言ってみる

要点だけを短い言葉で

会話でのコミュニケーションがスムーズではなくなっている場合、「～だから～をする」のような表現を理解するのは難しくなっていることがほとんど。必要なことだけを簡単な言葉で伝えましょう。

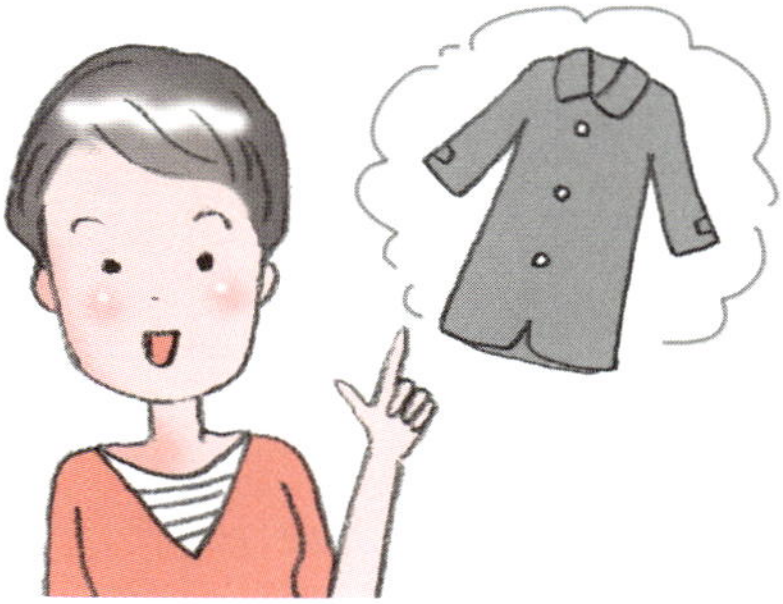

「正しいかどうか」にこだわらない

認知症の人の理不尽な発言や行動は、いちいち正さなくてよいでしょう。内容にもよりますが、いったん受け入れて軽く流すのが基本。言い合いをしたり、感情的になったりしないように注意しましょう。

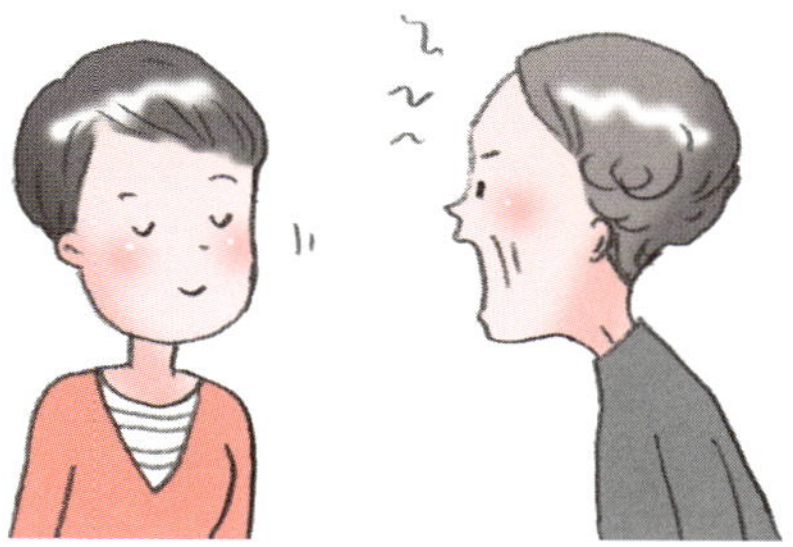

もの忘れを治そうとしない

認知症と診断される段階では、頭を使うことが認知機能の改善につながるとは限りません。症状に合わせて、適切な対応を心がけましょう。

認知症のもの忘れは努力では改善できない

認知症の初期から見られる症状のひとつが、「もの忘れ」です。これは、記憶にまつわる脳の領域がうまく働かなくなるために起こるものです。軽度認知障害であれば、積極的に脳を刺激するなどの生活の工夫で症状の進行を食い止めたり遅くしたりすることも期待できます。でも、認知症と診断される段階になると、もの忘れに代表されるさまざまな認知機能の低下を、本人の努力で改善することは難しいのです。認知症の人の家族は、まず「**認知症によるもの忘れは治らない**」ということを理解しておきましょう。

もの忘れを指摘したり責めたりするのは逆効果

認知症によるもの忘れは、加齢によって起こる生理的なもの忘れとは種類が異なります。家族は、進行を少しでも食い止めたいという思いから、もの忘れに気づくと、何とか思い出させようとすることが多いようです。でも、ヒントを与えて事実を思い出させようとしたり、なぜ忘れたのか問いただしたりしても症状の改善にはつながりません。むしろ、認知症の人を精神的に追い詰めてしまったり、家族との関係を悪化させる原因になったりする可能性があります。

認知機能の低下に驚き、不安な思いをしているのは、本人も同じです。できないことを責めるのではなく、認知症の人のつらさを理解し、安心させるようにふるまうことが大切です。

「もの忘れ」への対処法

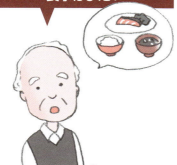

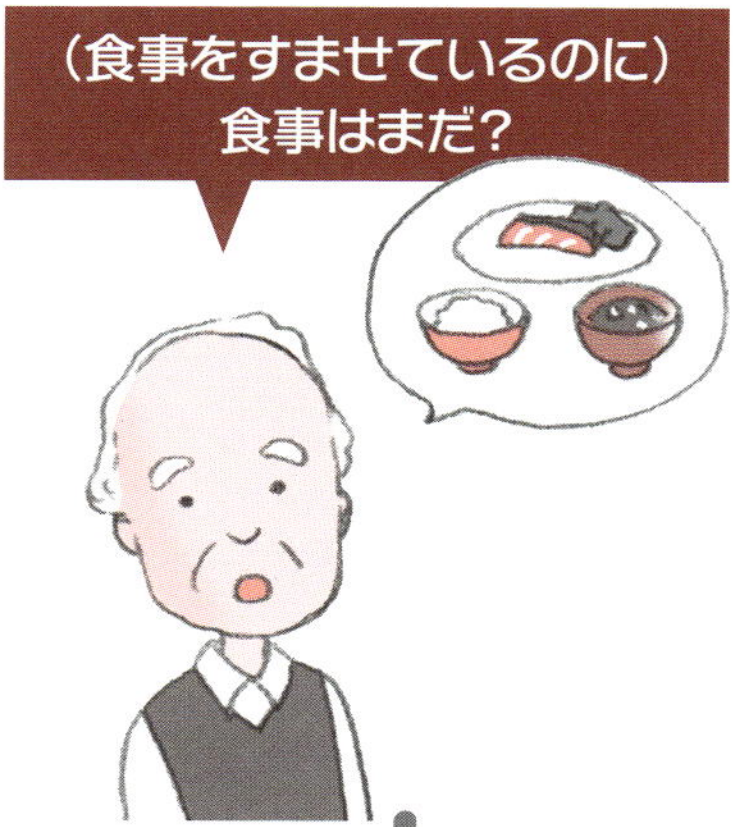

覚えておきたいこと

①認知症によるもの忘れは治らない
②事実を思い出させても、症状の改善にはつながらない
③本人に、記憶力の低下などを認めさせても、症状の改善にはつながらない
④認知機能の低下によって、本人がいちばん不安を感じている

○
そろそろ準備をしますね
もう少し待っていて
もらえますか？　など

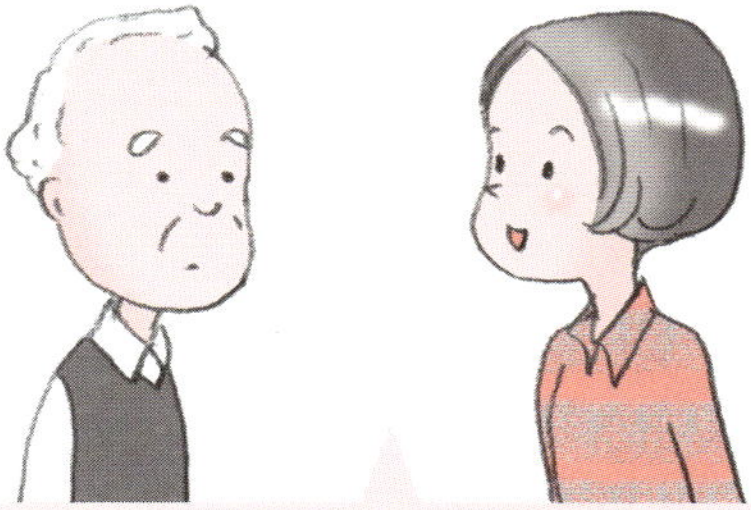

・認知症の人の言うことを否定しない
・事実を思い出させようとしない

認知症の人が安心することで精神的に安定し、行動・心理症状が現れにくくなる

×
さっき食べたでしょう。
食べたのに、
なぜ忘れてしまうの？　など

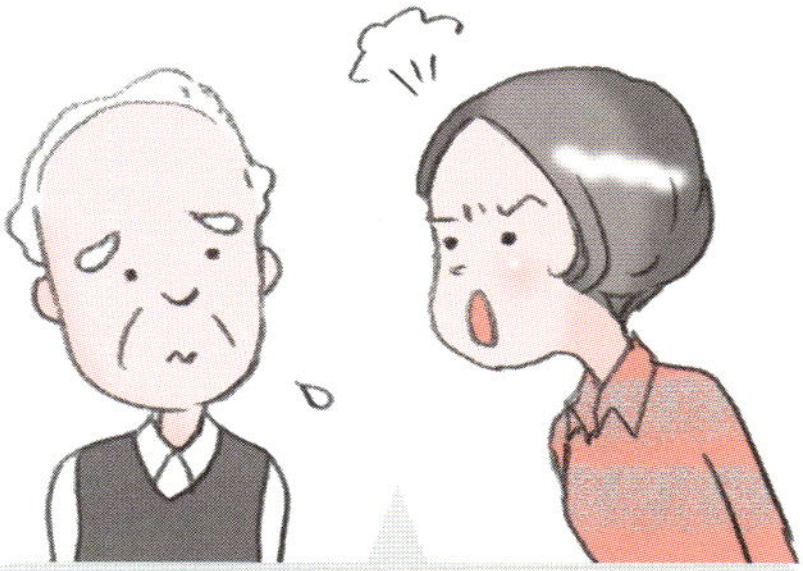

・もの忘れによる間違いを指摘する
・もの忘れをすることを責める

不安が高まり精神的に追いつめられ、行動・心理症状が悪化したり、家族との関係が悪くなったりする

認知症の人への接し方

認知症の人の感情に配慮する

認知機能の低下に伴ってコミュニケーション能力などはなくなっていきますが、認知症が進んでも、感情が失われることはありません。

認知機能が低下しても感じる力は衰えない

認知症が進むと、人とコミュニケーションをとるのが難しくなっていきます。言っても伝わらない、相手の言いたいこともよくわからない、といった状態が続くと、つい「認知症の人は何もわからない」と思ってしまいがちです。でも、たとえ認知機能が低下していても、「感じる」機能はおとろえていません。うまく表現することができなくても、喜怒哀楽はもちろん、年長者としてのプライドなども保っているのです。

認知症の人を傷つける言葉や態度に注意

とくに家族が介護をする場合、お互いによく知っているという気安さから、相手の感情への配慮が不足してしまうことがあります。認知症の人が何かをいやがったり、急に不機嫌になったりしたときは、自分の言ったこと、したことを見直してみる姿勢も必要です。

注意したいのは、介護者側に悪意がなくても、相手を傷つける場合があること。認知機能が低下すると、人の微妙な表情や前後の状況を考え合わせて解釈することが難しくなってきます。そのため、言われたこと、されたことをそのまま受け止めてしまうのです。身近な人は、「以前だったら気にしなかった」という言葉や行動にも気を配る必要があります。また、「どうせわからないから」などと、不機嫌な態度で接したり、介護者側のペースで介護を進めようとしたりするのもよくありません。

注意したい言葉や行動

　言葉の意味そのものが理解できなくても、言われたときの雰囲気などから不快に感じることがあるので注意が必要です。

見下したような表現
「ぼけている」
「どうせわからない」

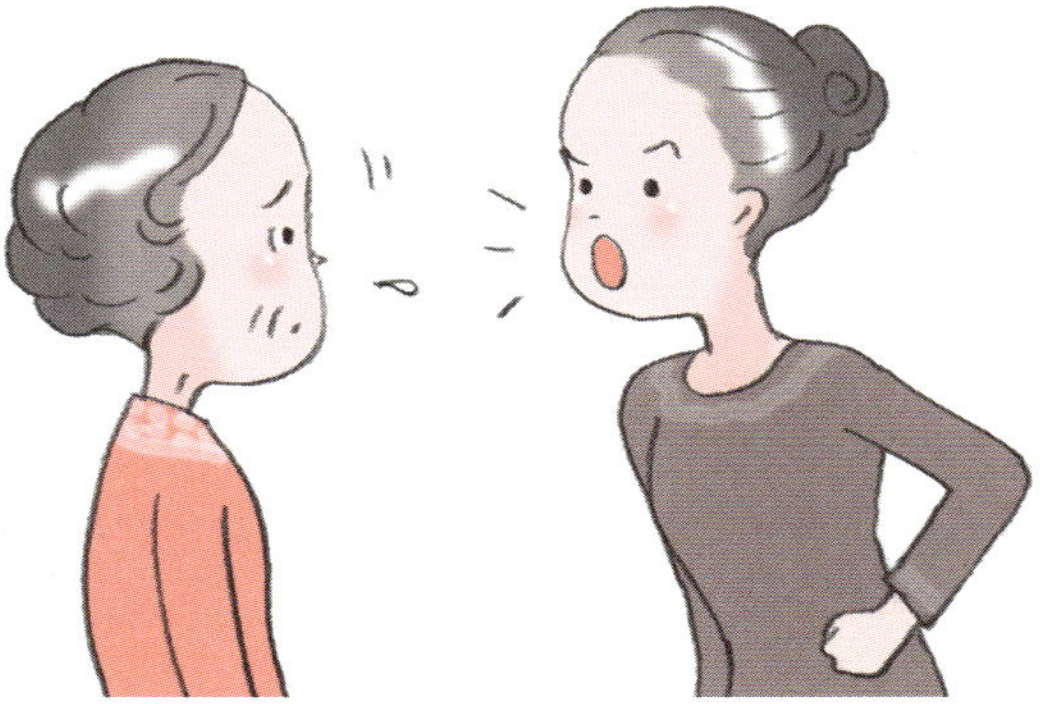

子ども扱いするような言葉づかい
「熱いからフーフーして」

恩着せがましい言い方
「～してあげる」

乱暴な言い方
「少し待って、って言ってるでしょ！」

しかりつけるような言い方
「どうしてわからないの！」

プライドを傷つけるような言い方
「おむつが汚れたからとり替えましょう」
「また、こぼしちゃったの？」

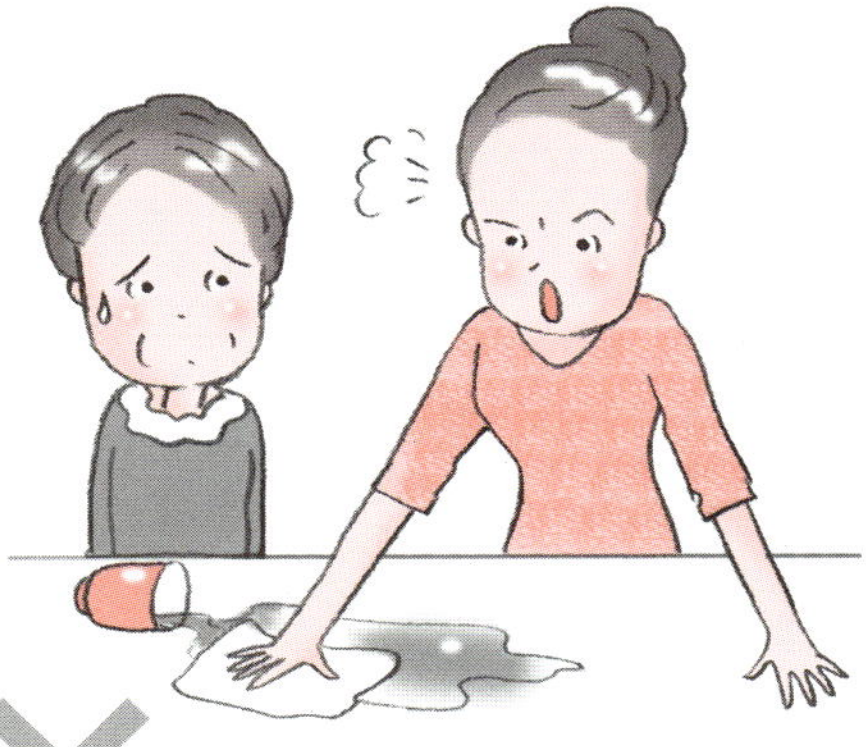

羞恥心に配慮しない態度
　トイレや入浴の介助、おむつ交換などの際には、相手の羞恥心への配慮が不可欠

介護者のペースで介護を進める
　介護や介助は、相手のペースを尊重する。介護者のペースで行おうとすると、「乱暴に扱われた」と思われてしまうことも

不機嫌な態度
　過剰に気を使っていつも笑顔でいる必要はないが、ストレスなどから、認知症の人に八つ当たりするような接し方はしないように注意

できることには手を出さない

認知機能を保つためには、「使い続けること」が必要です。たとえ善意からであっても、何から何まで「してあげる」のは避けましょう。

できないことより　できることに目を向ける

認知症の人の介護をしていると、どうしても「できないこと」に目が行ってしまいます。とくに、本人が元気だったころのことをよく知る家族の場合、簡単なことができなくなった姿を見るとショックを受け、「もう自分ひとりでは何もできなくなっている」と思い込んでしまう傾向があります。でも、認知症になったからといって、突然何もできなくなることはありません。落ち着いて様子を見れば、「できること」もたくさんあることに気づくはずです。

「自分でする」という意欲を大切に

認知症介護の基本は、「できることは自分でしてもらう」ことです。たとえば、適切な洋服を選べなくても着脱はできる、といった場合、手助けが必要なのは、洋服を選ぶところまで。たとえ時間がかかったり、少し失敗したりしても、着替えは自分でしてもらいましょう。介護者は近くで見守り、本当に困っているときにだけ手を貸すようにします。脳や体の機能の低下を防ぐためには、認知症の人が「自分でする」という意欲をもち続けることが大切です。ひとりでできることにまで介護者が手出し・口出しをすると、認知症の人はかえって混乱します。そして、「自分ですると怒られる」などと感じると、本当はできることもしなくなり、脳と体の機能がさらに低下していく、という悪循環に陥ってしまうこともあります。

認知症の人に「できること」を探す

できることは自分でしてもらう

「時間がかかるから」「うまくできないから」などと、介護者が何でもしてしまわないように注意しましょう。

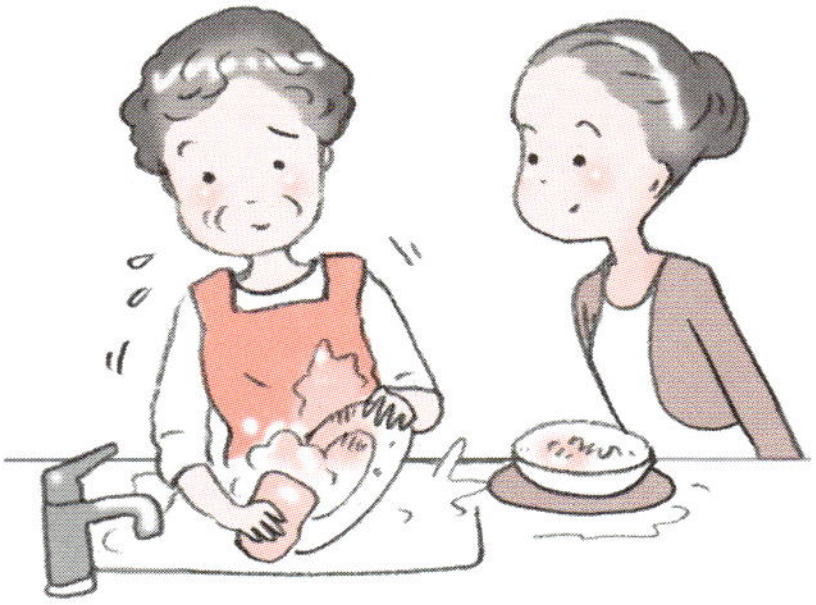

認知症の人の様子を冷静に観察する

「何もできない」などと思い込まず、生活ぶりをよく観察し、本人がひとりでできることを探しましょう。

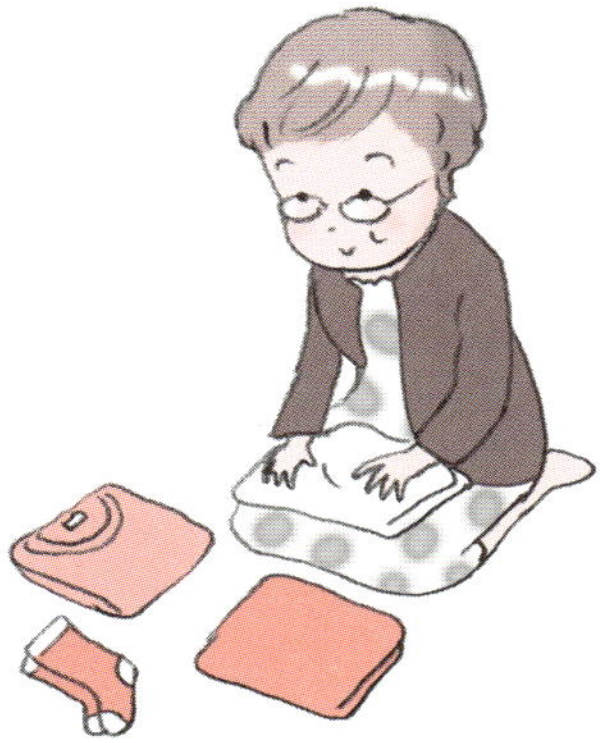

よけいな手出し・口出しをしない

本当に困っているときにだけ、最小限の手助けを。過剰な干渉は、認知症の人を混乱させる原因になることがあります。

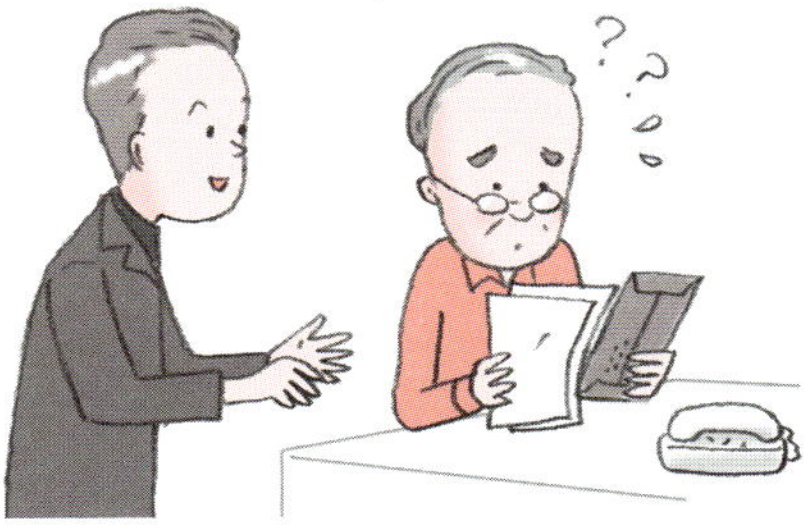

安全確保のために近くで見守る

認知症の人に何かをしてもらうときは、けがや事故を防ぐため、介護者や家族が近くで見守ることが大切です。

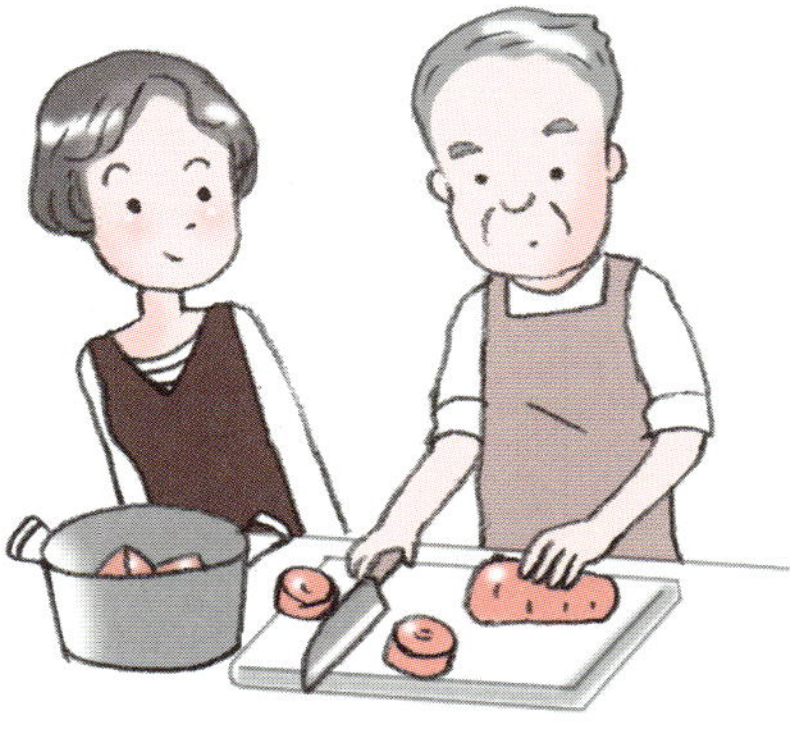

意味のない禁止はしない

認知症の人に、家族と同じルールに従ってもらうのは難しいもの。介護者側が発想を切り替え、「お互いに楽な方法」を探しましょう。

「なぜやめてほしいのか」を考えてみる

認知症の人と生活していると、「ダメ」「やめて」と言いたくなることがたくさんあります。でも、認知症の人はやめてほしいと言われたのを覚えていられないため、同じことをくり返すことが珍しくありません。相手の行動から目を離せず、何度も同じことを言わなければならないのは、介護者にとってもストレスになります。

「やめてほしい」と感じることがあったら、まずは「なぜ、やめてほしいのか」を考えてみます。危険だから、汚いから、家族にとって不快だから、など理由はさまざまでしょう。このうち、強制的にやめさせる必要があるのは、危険をともなう場合です。言葉で禁止しても効果は期待できないので、その行動ができなくなるように環境づくりなどで対処しましょう。

「見て見ぬふり」で介護が楽になることも

危険な行動以外は、禁止しなくても問題ないことがあります。たとえば、押入れの布団を出してしまう、という行動は、たしかに家族にとって迷惑です。でも、布団を片づけても、またすぐに出してしまうのなら、禁止も片付けもしない、という選択肢もあります。一日に何度も認知症の人をしかって布団を片づけるより、出した布団をそのままにしておき、本人が寝たあとに片づけるようにしたほうが、お互いに楽なはず。危険がないことに関しては、ときには「見て見ぬふり」をしてみましょう。

「やめてほしいこと」への対処法

危険ではないこと

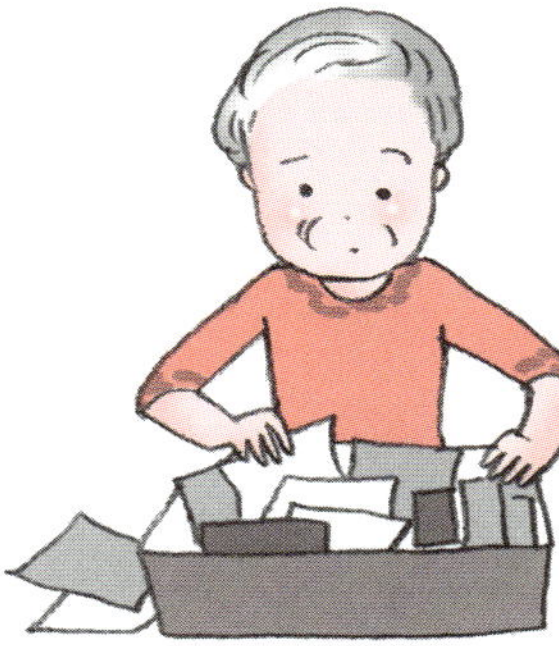

家族にとって迷惑だったり不快だったりしても、禁止しなくてもとくに問題ないこともある

↓

禁止をくり返しても、行動の改善にはつながらない

危険なこと

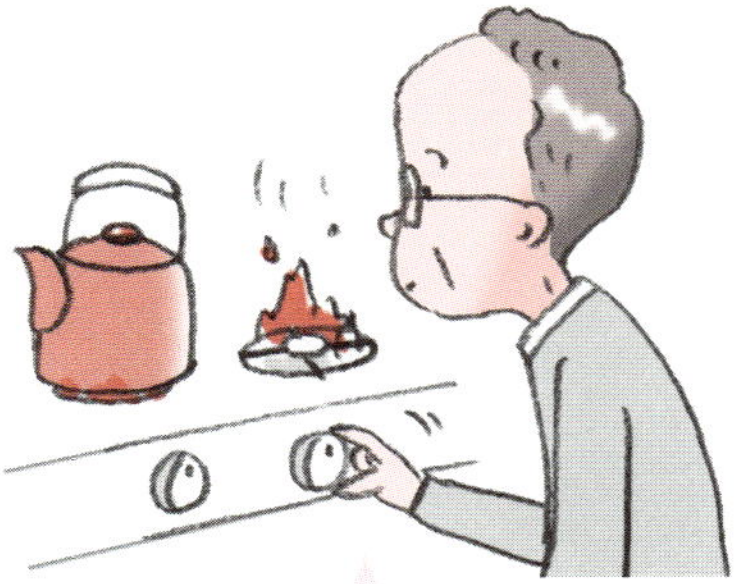

・ガスコンロの火をつける
・刃物を持ち出していじる
・（足腰が弱っているのに）階段を上ろうとする　など

↓

強制的にやめさせる必要がある

↓

危険なことを防ぐ環境をつくる

・使っていないときは、常にガスの元栓を閉める
・キッチンや階段に簡易ゲートをつけるなどして、簡単に出入りできないようにする
・刃物をしまってある引き出しに鍵をつける　など

「ダメ」「やめて」と言う

禁止されたことが理解できなかったり、覚えていられずにくり返したりする

point
認知症の人に「言い聞かせる」ことは意味がない。思いどおりにしようとがんばるより、家族の側が少しゆずることで、介護が大幅に楽になることも

認知症の人への接し方

「家族にしかできないこと」がある

家庭での介護を、プロの介護とくらべるのは間違いです。家族はプロの仕事をめざすのではなく、家族だけができることに目を向けましょう。

家族は「介護のプロ」にはなれない

介護には、「常に笑顔で、やさしく接するべき」というイメージがあります。でも、実際にこうした対応ができるのは、専門的な知識と技能をもつプロだけ。家族には、そもそも「できるわけがない」ことなのです。ときにはイライラしたり、腹を立てたりしてしまうのも当然です。認知症の人とよい関係を保つためには、介護サービスを上手に利用して、大変なことはプロに頼むのが良策です。プロの手を借りるのは、介護の手を抜くことにはなりません。むしろ、「家族だからできる介護」に力を注ぐために必要なことなのです。

家族にしかできない介護に力を注ぐ

介護とは、身の回りの世話をしたり、身体介助をしたりすることだけではありません。高齢者とその家族には、これまでともに過ごしてきた生活史があります。それをベースに、「家族にしかできない会話」「家庭でしかできない過ごし方」を提供したり、「家族にしかわからない本人の嗜好」を尊重したりすることも大切な介護の一端なのです。心のつながりがあってこそ成り立つこの部分だけは、プロも肩代わりすることができません。日常の世話に追われて、家族にしかできない介護がおろそかになってしまうのは、とても悲しいこと。すべてを自分でこなそうとがんばりすぎるより、心の余裕を保てる工夫をし、認知症の人への愛情を忘れないことです。

「家族にしかできない介護」とは？

家族にしかできない介護

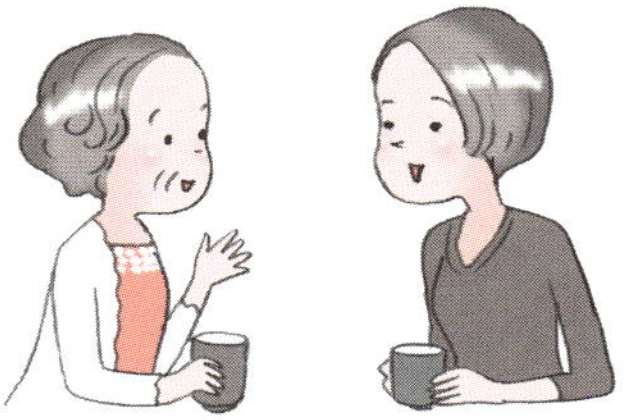

家族の会話を楽しむ

　さまざまな経験を共有し、お互いのことをよく知っているからこそ成り立つ会話がある

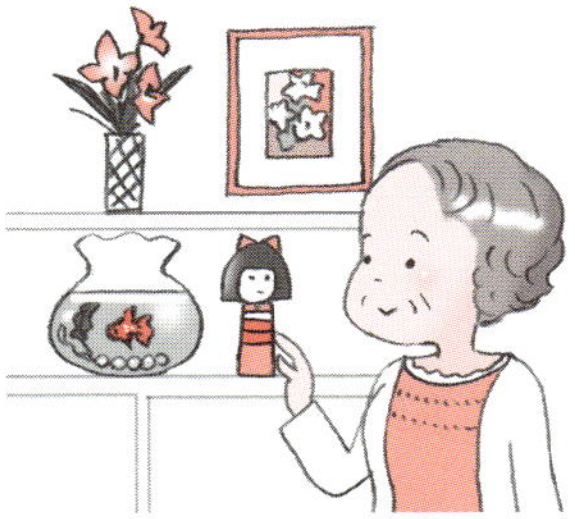

家庭ならではの過ごし方をする

　自宅ではリラックスして自由に過ごすことができ、自分が好きなもの、自分にとって必要なものも身近におくことができる

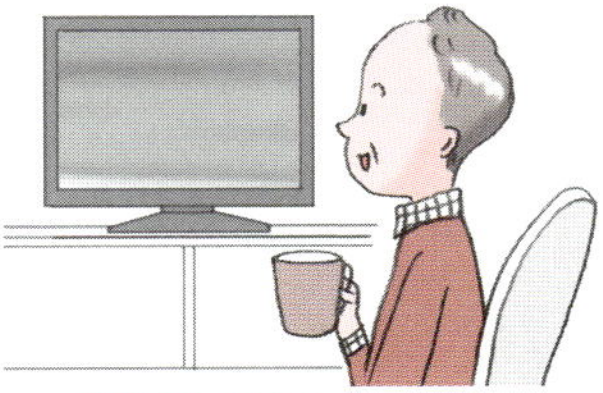

本人の嗜好を尊重する

　「コーヒーは濃いめが好き」「テレビを見るときはこの位置」といった好みや習慣に、きめ細かに対応することができる

プロに頼める「介護の仕事」

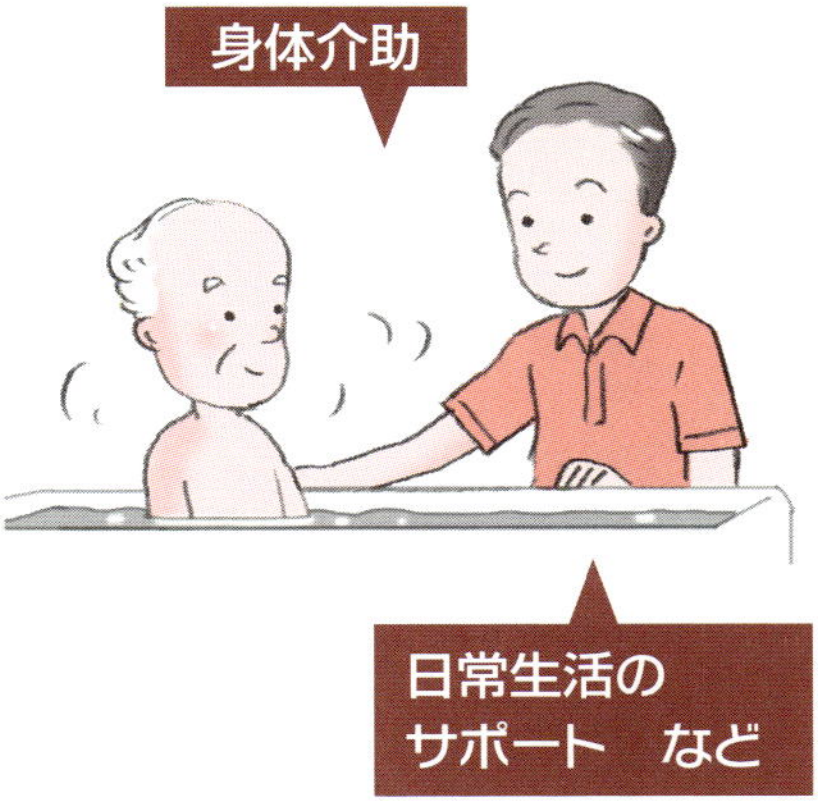

「介護の仕事」の負担を軽くする

↓

家族にしかできない介護に力を入れる

↓

認知症の人が精神的に安定し、心理・行動症状の軽減につながる

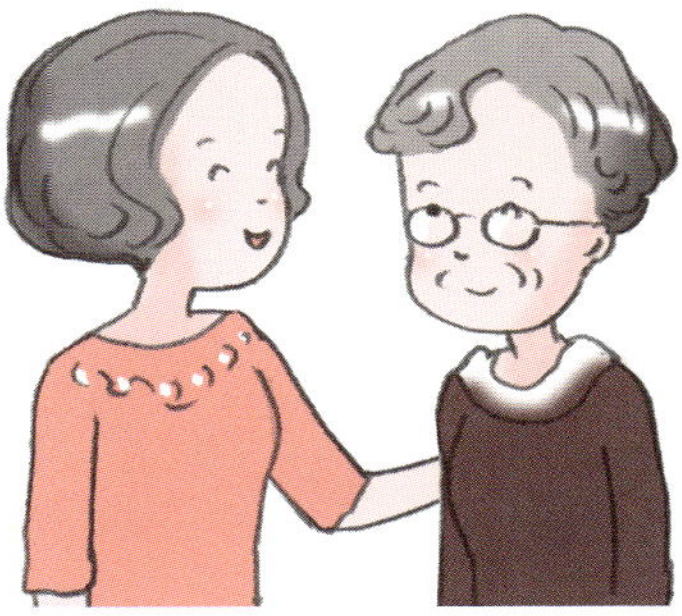

BPSDとは？

BPSDとはどのようなものか？

介護者にとってBPSDはわかりにくい症状です。BPSDの基本的な特徴をあらためて理解しましょう。

現在の人間関係なども影響するBPSD

BPSD（Behavioral and Psychological Symptoms of Dementia／認知症の行動・心理症状）は、中核症状に伴って現れる精神面と行動面の症状で、周辺症状とほぼ同じ概念で用いられます。

第1章で述べたように、症状はさまざまで、症状の現れ方や程度は人によって異なり、必ず現れるというわけでもありません。

また発症には、本人の性格や素質、これまでの体験、現在の生活環境や人間関係などが大きく影響します。

BPSDの現れ方による分類

介護の立場では、認知症をBPSDの現れ方で分類することがあります。

①葛藤型

情緒不安定で、暴言・暴力、被害妄想、異食、弄便《ろうべん》などの症状が現れるタイプです。

自分がイメージしていた姿と、かけ離れてしまったことで葛藤が生じ、周囲の何気ない言動にいら立ち、暴力をふるったりします。

②回帰型

今の自分を認められず、過去の自分に戻ろうとする意識が働くために、自分の子どもを親だと思い込んだり（人物誤認）、夕方になると家に帰ると言い出したりします。

③遊離型

現実逃避によって、自閉、幻覚、独語（ひとりでぶつぶつとつぶやく）などの症状が現れます。

BPSDの現れ方による分類

①葛藤型

→　自分がイメージしていた姿と、かけ離れてしまったことで葛藤が生じ、情緒不安定になる

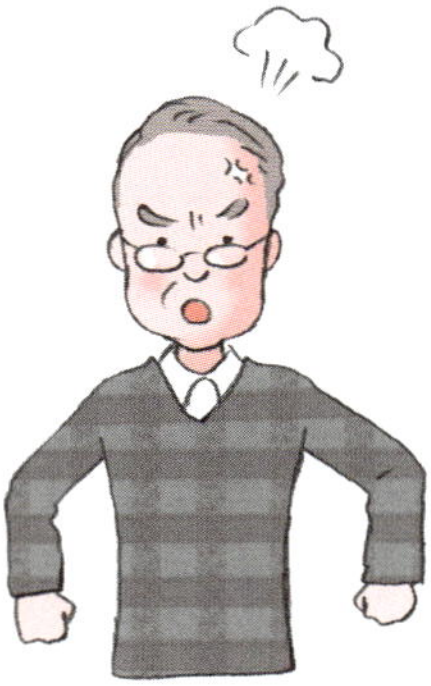

現れやすい症状
- 情緒不安定
- 暴言・暴力
- 被害妄想
- 物をため込む
- 異食
- 弄便　など

なりやすいタイプ
- 社会的地位が高かった人
- 高学歴でキャリアを積んだ女性

②回帰型

→　今の自分を認められず、過去の自分に戻ろうとする

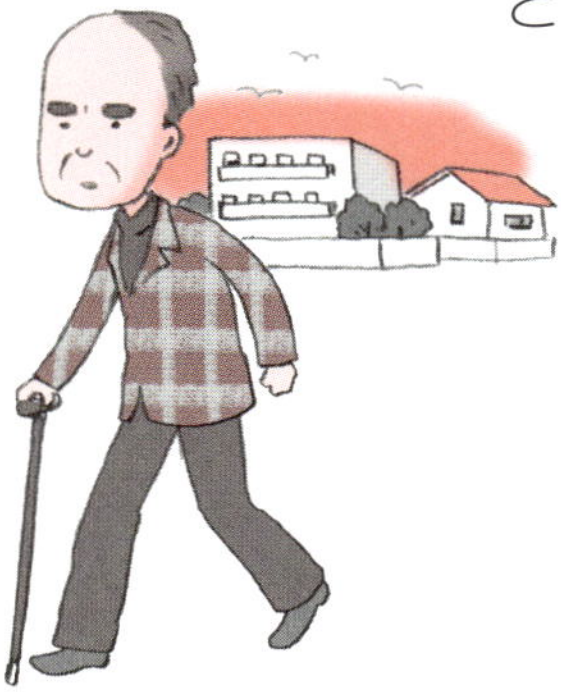

現れやすい症状
- 人物誤認
- 夕方になると「家に帰る」と言い出したり、徘徊を始めたりする　など

なりやすいタイプ
- 責任のある立場にいた人
- 責任感の強い人

③遊離型

→　老いや病気から現実逃避し、自分の世界に閉じこもろうとする

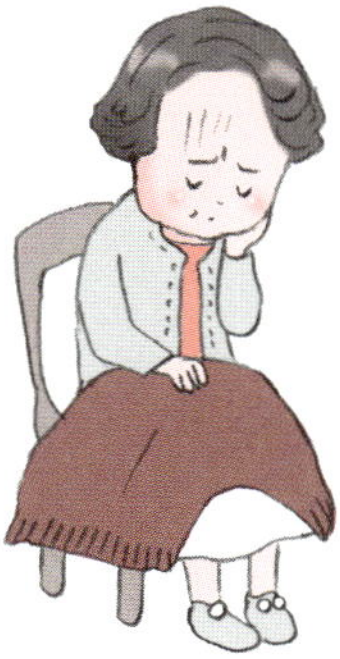

現れやすい症状
- 自閉
- 幻覚
- 独語
- 無言　など

なりやすいタイプ
- おとなしくて素直な人
- 命令されることが多く、それに従ってきた人

BPSDとは?

ＢＰＳＤが起きない介護のしかたとは?

ＢＰＳＤの発症に影響を与える要因について知り、発症を抑えるよう対策をとりましょう。

ＢＰＳＤの対処の基本は適切な介護

ＢＰＳＤへの対処のしかたで要《かなめ》となるのが、「①**薬物療法**」、「②**リハビリテーション**」、「③**適切な介護**」の3つです。

抑うつや妄想、興奮などは薬物療法により症状が緩和されます。

また、残された機能の維持や、精神的な安定などは、リハビリテーションの効果が期待できます。

しかし、ＢＰＳＤを起こさないための基本は、適切な介護です。

介護者の言動や環境の変化に注意する

認知症の人は、介護者をはじめとする周囲の人たちの言動を敏感に受けとめます。傷つけるつもりのないことばや、元気なときには日常的に発していたことばなどでも、精神状態が不安定になってしまうことがあります。

ＢＰＳＤは、こうした周囲の言動に反応して発生した不安や怒り、悲しみなどが中核症状に加わって発症するものであることを認識しておきましょう。

また、生活環境の変化が発症の原因となることがあります。

介護者の都合で住み慣れた土地を離れ、介護者以外にだれも知りあいがいない、見慣れない住まいで暮らすことなどで、一気にＢＰＳＤが発症することもあります。

本人の家で介護する場合でも、改築の際には本人の部屋からトイレへの動線を大きく変えない、勝手に部屋の模様替えをしないなどに注意し、以前からの生活習慣を続けられるよう配慮しましょう。

適切な介護を行うためのポイント

周囲の人たちの対応

きついことばは使わない

何気ないひと言が、傷つけることがある

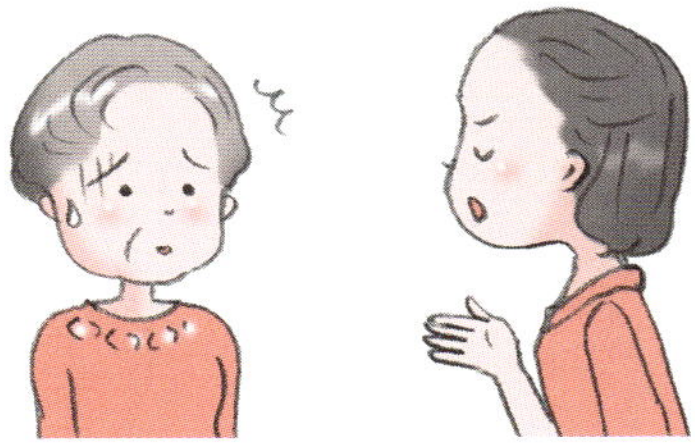

叱らない

叱られた内容は忘れても、その時の感情はいつまでも残る

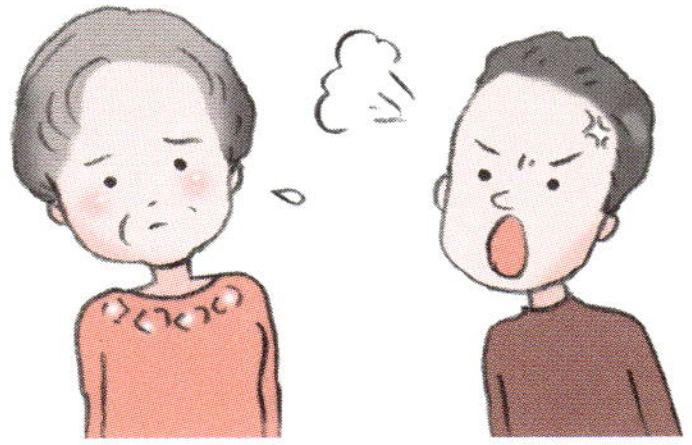

無視しない

寂しさや不安な気持ちが、症状を悪化させることがある

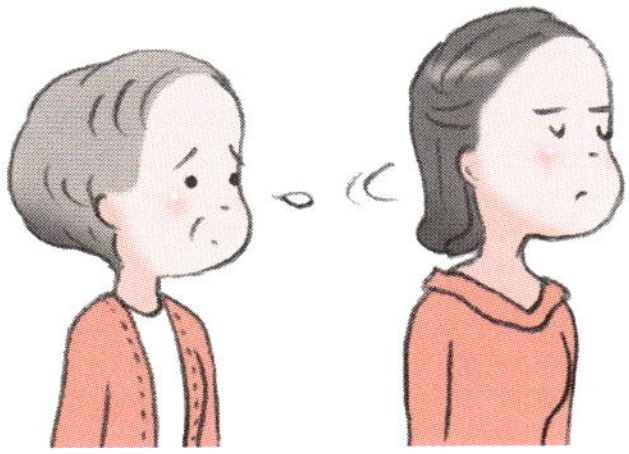

手をあげない

自分の尊厳を踏みにじられたと思い、敵意をもつようになる

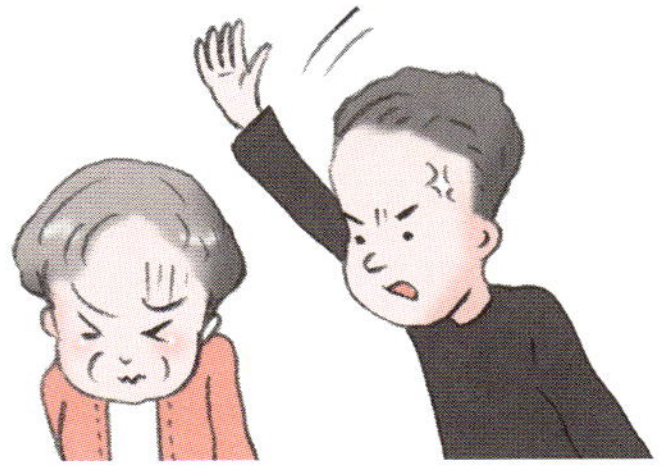

生活環境の変化

慣れ親しんだ環境におく

環境を変えると、一気に症状が進行したり、新たなBPSDが発症することがある

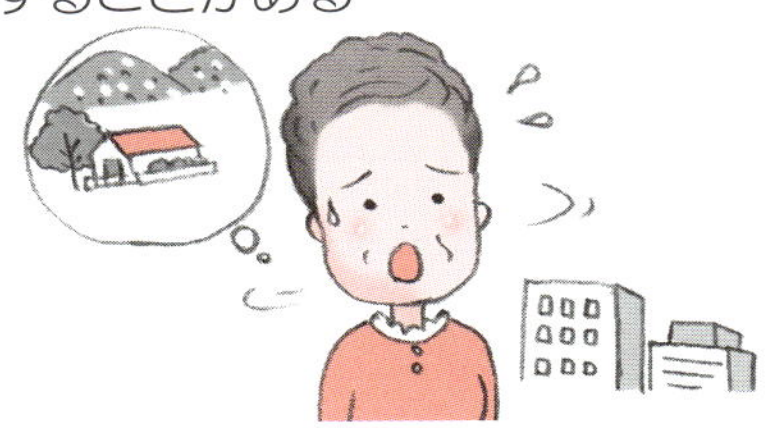

生活習慣を変えない

それまでの生活習慣を続けることで精神的な安定が生まれ、BPSDが発症しにくくなる

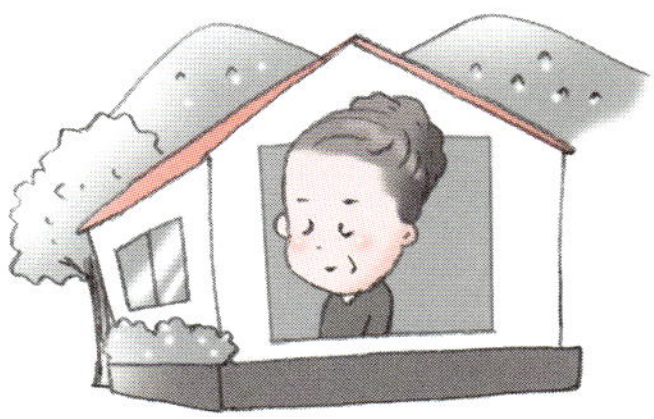

BPSDとは?

BPSDの裏にある理由を想像しよう

BPSDは、家族にとって受け入れ難い症状でもあります。しかしその背景にある理由を想像できるのは、家族だからこそです。

見え透いたうそにも理由がある

「なぜ、こんなことをするのだろう?」と不可解に思われる行動にも理由があります。

例えば、アルツハイマー型認知症の人によくみられるのが「うそをつく」という行為です。

何を着ようかと何着も服を引っ張りだしている途中で、記憶障害によって自分が何をしようとしていたかを忘れたとき、家族が見つけて、「何をしてるの!」と叫んだとします。本人は、自分がやったという記憶がないので、きっとだれかがやったに違いないと思い込みます。そして、叱られたことに対して、自分の正当性を主張しようと、見え透いたうそをついてしまうのです。

理由を想像することで本人への理解が深まる

これを単に「認知症の症状の1つ」と受け取ってしまっては、本人の不安や焦り、追いつめられた精神状態などを見逃してしまうことになります。

BPSDへの対処のヒントは、ことばや行為に現れるまでの過程にひそんでいます。そしてそれらは、たいてい認知症の人のそれまでの経験や生き方、価値観などが影響しています。

認知症を発症する前の本人の人となりを知っているという点では、家族はどこのケアスタッフよりも優れた介護者です。日ごろから行動パターンをよく観察し、その背景にある理由を考えることで、適切な対応を心がけましょう。

BPSDはどうして起こるのか

BPSDの背景にある理由

記憶がないことに対する不安・焦り

失敗したことに対する落ち込み

叱られたことへの怒り・不満

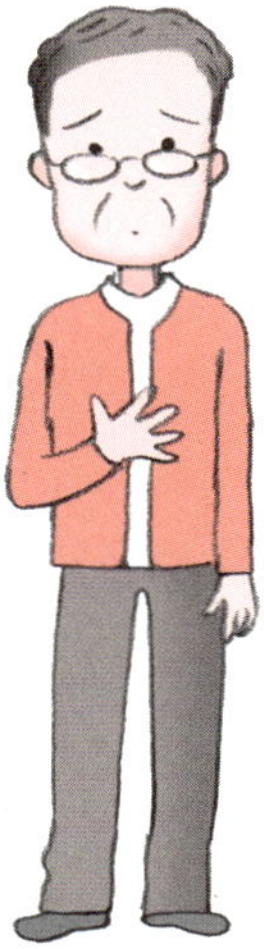

周囲に理解されないという孤独・疎外感

自分がやるはずがないという困惑

人の役に立ちたいという責任感

BPSDの発症と感情の流れ

失敗する

➡記憶がないことを不安に思う。落ち込む

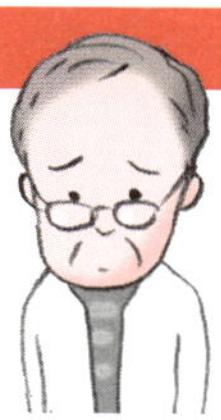

↓

周囲に否定される

➡認知機能の低下をあらためて痛感するいっぽう、周囲に反感を覚え、自分を受け入れてくれる存在がないと感じる

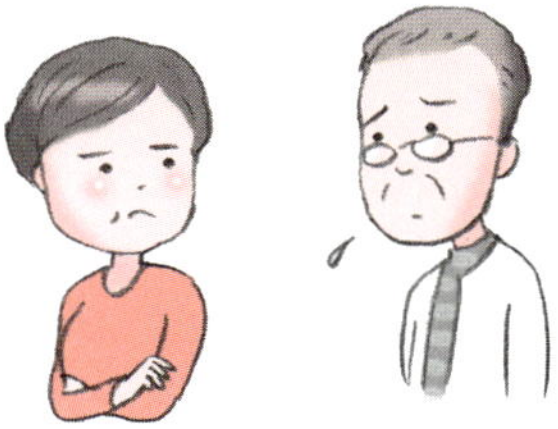

↓

思いが伝わらなくなる

➡攻撃的になったり、相手の興味を引くための行動が増える

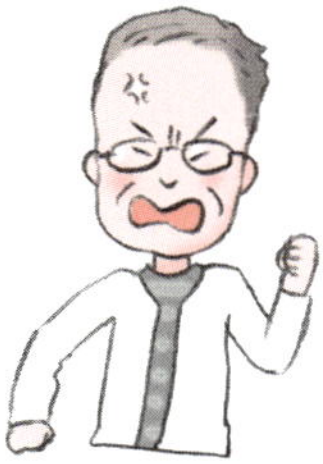

↓

症状が悪化する

BPSDとは？

BPSDの対処を間違えると認知症が進む

周囲の人の対応によってＢＰＳＤが進行することもあります。そうならないためにも、介護者の心のゆとりが大切です。

認知症の人の共通の対処法はない

ＢＰＳＤへの対処に一律のマニュアルはありません。個々の認知症の人を理解し、信頼関係を築くことがいちばんの方法であるといえます。

しかし頭でわかっていても、ときには思うようにいかず、声を荒げてしまうこともあるでしょう。この「つい」とってしまった行動が、認知症の人の不信感を買うことになってしまいます。

自分がどこにいるかわからない。目の前の人がだれだかわからない。そのような状態で、心を許せる人を失ったら、精神状態は不安定になり、症状が悪化したり、新たな症状を引き起こすことになります。

完璧な介護より穏やかな人間関係

「もう、どう対応していいかわからない」と思ったら、「少し様子を見てみよう」と、ひと呼吸入れましょう。生命の危機にかかわるようなことでない限り、対処が多少遅れても、たいていのことは問題ありません。

本人の気がすむなら、見て見ぬふりをして、好きにさせましょう。皿洗いや洗濯がじょうずにできなくても、「やり直さなければならない」と暗い気持ちになるのではなく、「後でやり直せばいいこと」と、前向きに考えればよいのです。

完璧な介護をめざす必要はありません。本人と穏やかな人間関係を築くことを第一に考えましょう。

BPSDの対処に困ったときは…

ひと呼吸入れる

感情的になりそうなときは、ことばを飲み込み、深呼吸をする

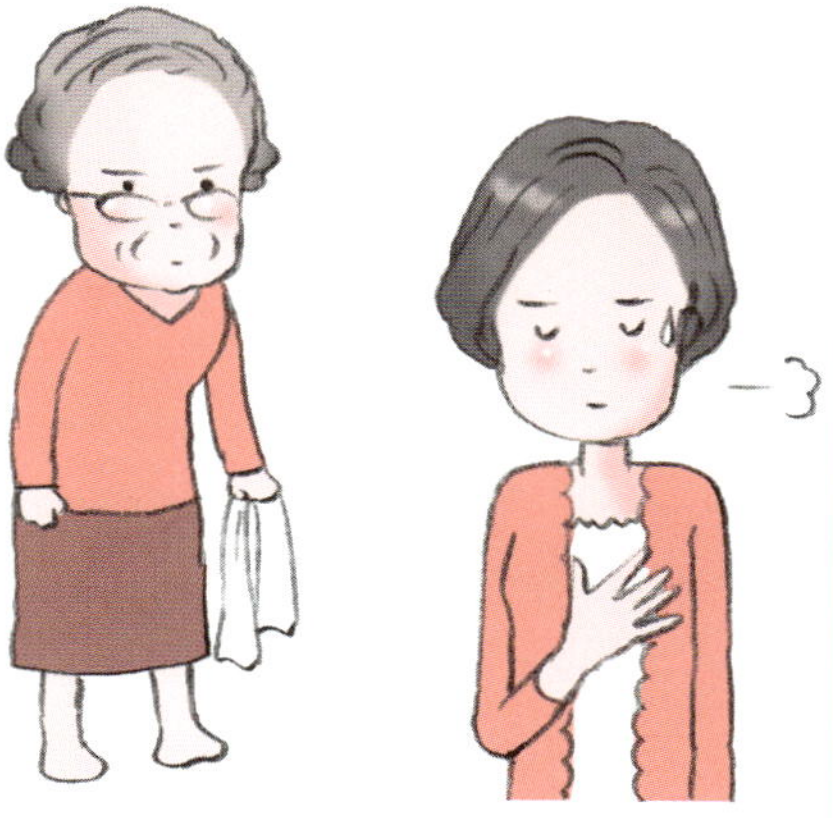

様子を見る

少し時間をおくと、症状がおさまったり、飽きて関心がなくなったりすることもある

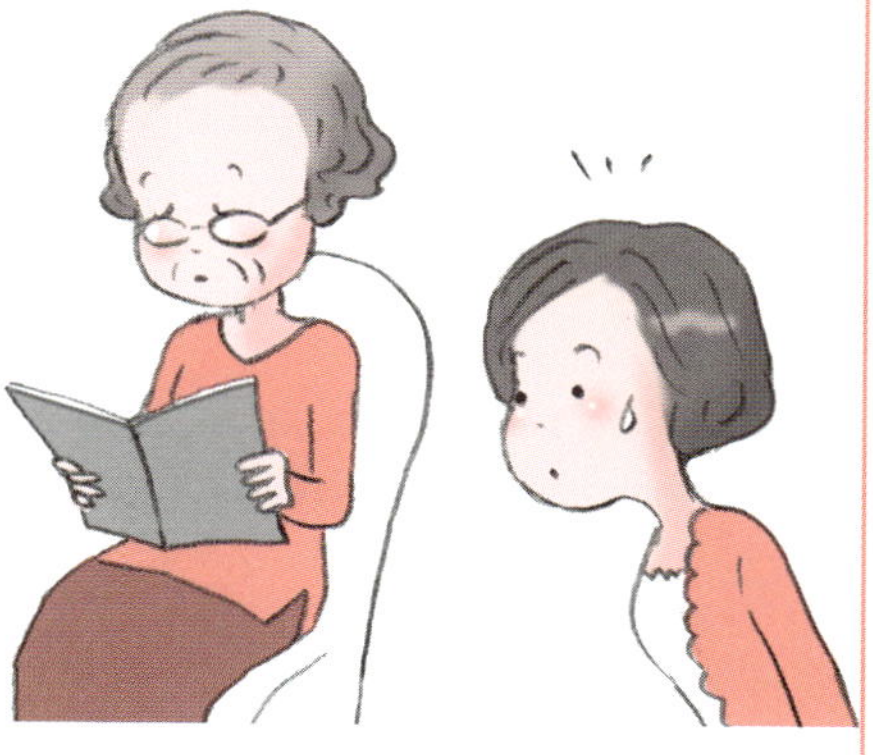

見て見ぬふりをする

本人がやって気がすむようなら、好きにさせておく

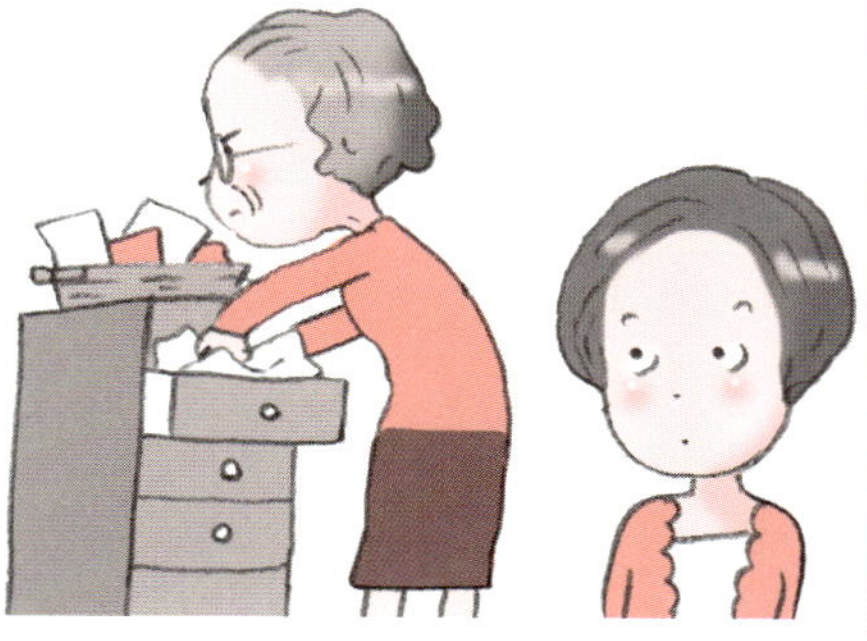

考え方を変える

事を荒立てずにすむなら、それがいちばんよい方法であると、認識する

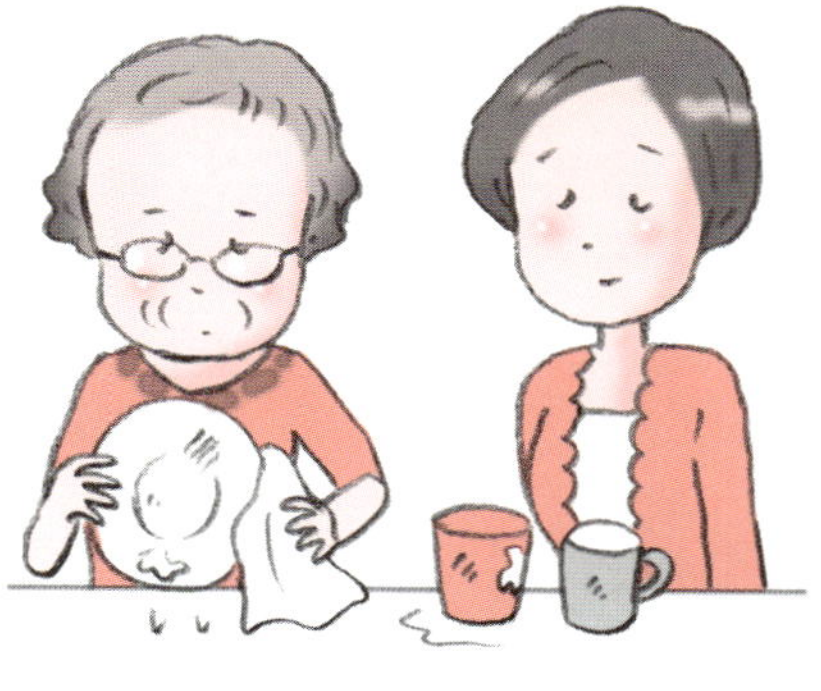

BPSDへの対処

食べたことを忘れてしまう

記憶障害に由来する典型的な症状です。適当に受け流さず、要望に応えることも大切です。

食事をしたばかりなのに、「ごはんはまだ?」と催促するのは、短期記憶もしくは脳の満腹中枢が障害されているからです。

このようなとき、叱ったり、説明したり、適当に受け流したりするのは逆効果です。

潜在的なストレスが食欲に現れている場合もあるので、いったん要望を聞き入れ、軽食やおやつを出してみましょう。頻度が多くなったら、あらかじめ食事の量を減らして回数を増やすとよいでしょう。

気をつけたい対応

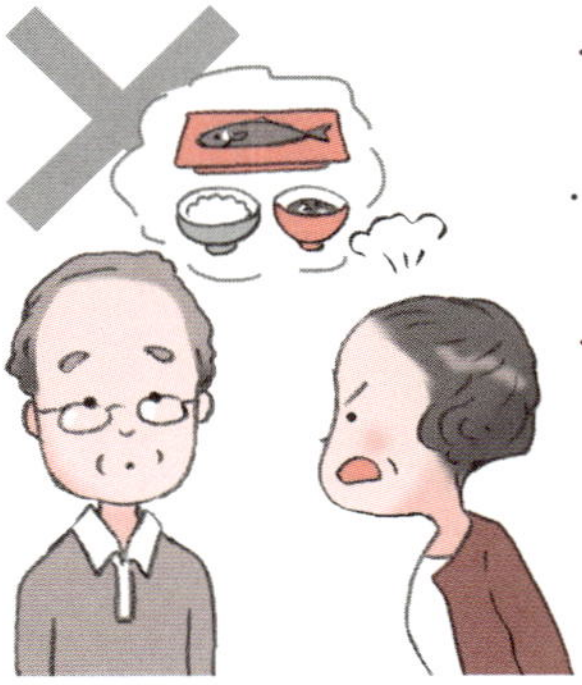

・「さっき食べたでしょ!!」と叱る
・「○分前に食べましたよ」と説明する
・「次の食事まで待ちましょうねー」と受け流す

望ましい対応

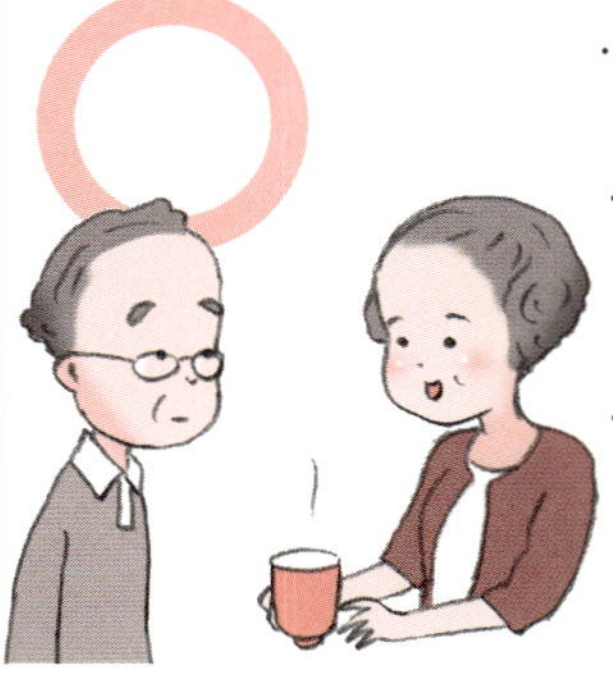

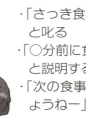

・「これから支度しますね」と軽食などを出す
・「その前にお茶でも飲みませんか」と別のことに関心をそらす
・食べた食器を出したままにしておく

BPSDへの対処

なんでも口に入れてしまう

BPSDには、赤ん坊に戻ったような行為が多々みられます。このような場合、日ごろのスキンシップで軽減することもあります。

食べ物ではないものを食べてしまうことを異食といいます。

異食は、不安やストレスを感じたときや空腹時、あるいは満腹中枢の障害によって起こるといわれています。また、側頭葉や前頭葉に萎縮がある場合にみられる、口唇傾向（あらゆるものを口で確認する行為）との関連も指摘されています。

異食は生命にかかわることがあります。薬物や電池などを飲み込んだときは、喉に詰まっていないか確認し、直ちに受診しましょう。

気をつけたい対応

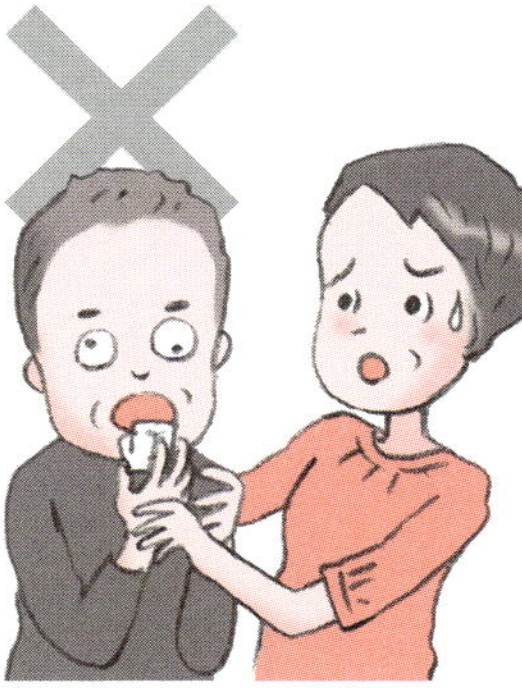

- 「何食べているの!!」と強い口調で言う
- 口をこじ開けて、指を突っ込む
- 飲み込んだものが何であっても、吐き出させて水を飲ませる

望ましい対応

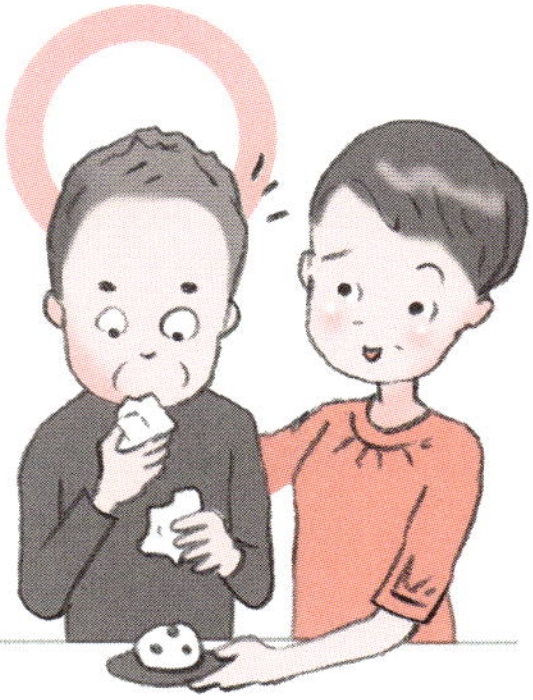

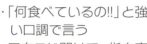

- 「こっちのほうがおいしいですよ」と食べ物を見せて、口を開けさせる
- 喉に詰まっていなければ吐かせずに受診させる（タバコの場合は吐かせ、洗剤などの場合は無理に吐かせず、水を飲ませる）

BPSDへの対処

夜中に起きて騒ぐことがある

昼夜逆転が続くと、介護者の負担が大きくなります。無理せず、介護保険の夜間対応サービスなどを利用しましょう。

高齢になると体内時計の機能が低下して中途覚醒が増えてきますが、認知症になるとこの働きがさらに悪化します。また、見当識障害によって昼夜の区別ができなくなり、ひとりでいることに孤独や恐怖を感じて騒ぎだしたり、夜間せん妄によって幻覚や意識の低下が起こっているために、騒ぎだすこともあります。

こうした昼夜逆転には、生活のリズムをつくることが第一です。朝日を浴びて、日中の活動量を増やし、睡眠の質を上げましょう。

気をつけたい対応

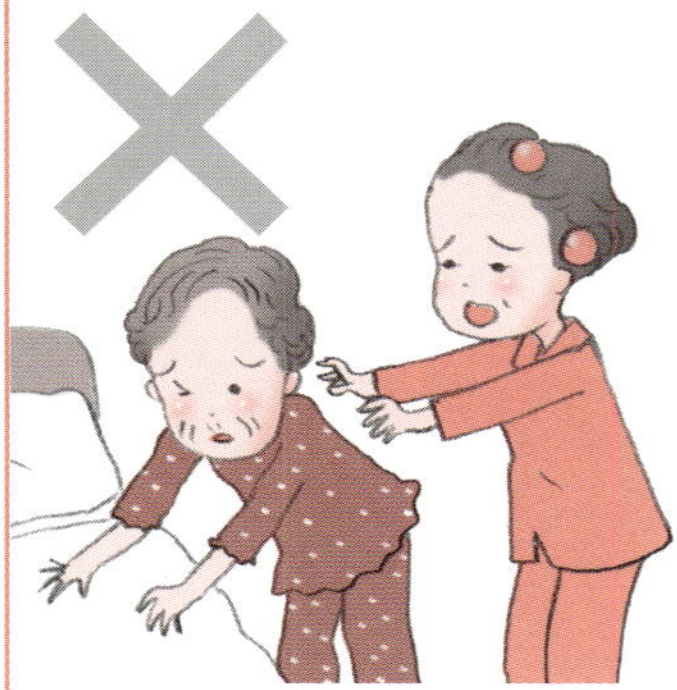

- 「何時だと思っているんですか!!」と叱る
- 「もう寝てください」と無理に布団に押し込める
- とりあえず黙るように何か食べさせる

望ましい対応

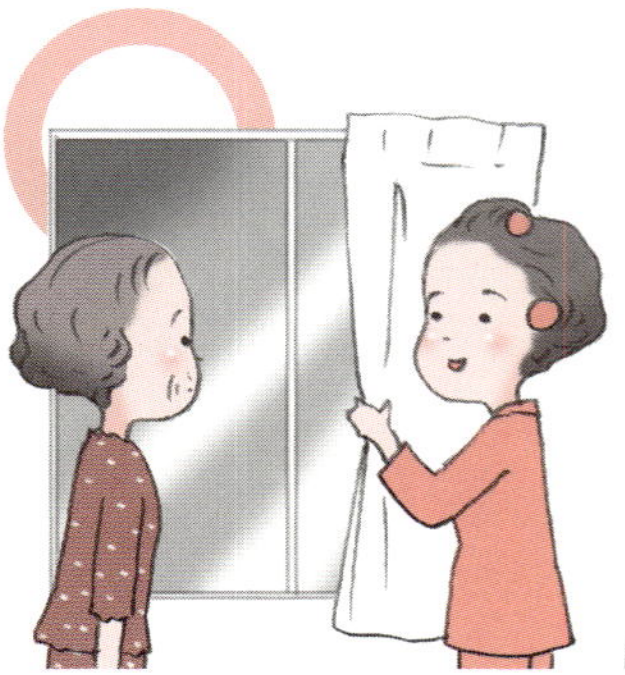

- 温かいものを飲ませて落ち着かせる
- 同じ部屋に寝る
- 外の景色を見せたりして、「もう夜遅いので、明日また話しましょう」などと声をかける

BPSDへの対処

汚れた下着などを隠す

見せたくないものを隠すのは、恥ずかしいという気持ちがあるからです。自尊心を傷つけないように対応しましょう。

記憶障害によってもの忘れが進むと、自分が失敗したと認められず、うそをついたり、失敗した痕跡を消そうとします。

排泄で失敗した下着などを隠そうとするのも、こうした理由が背景にあるためです。

また失禁は、もの忘れ同様、初期のうちは本人にとってショックが大きく、羞恥心が働くために隠すこともあります。

このようなとき、すぐにオムツを利用すると、自尊心を傷つけ、症状が進むこともあります。

気をつけたい対応

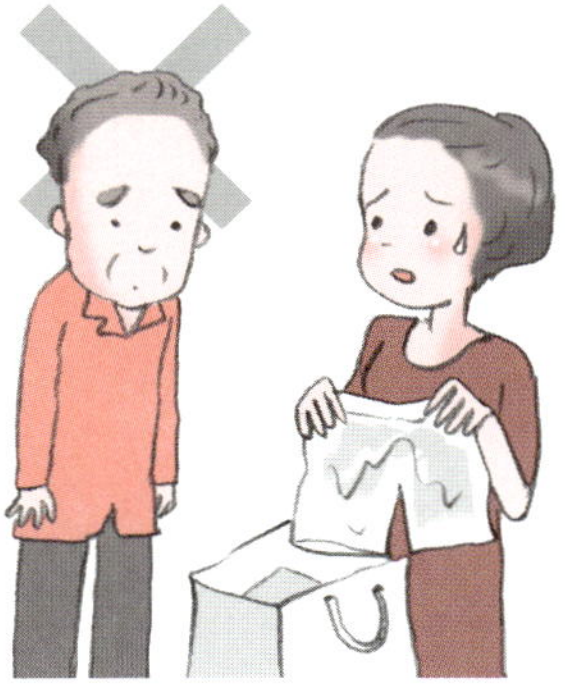

・「こんなところに隠しちゃダメでしょ!!」と叱る
・「また、お漏らししたのね!!」と責める
・「今度したらオムツですからね」と脅迫する

望ましい対応

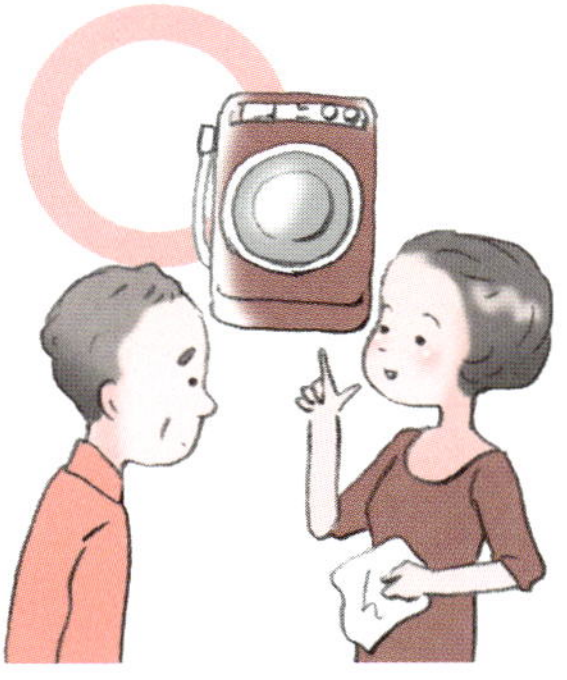

・「大丈夫よ。洗濯しましょうね」とやさしく言う
・「ほかに洗い物があったらいっしょにしましょうか」とほかのものも出すように促す

BPSDへの対処

入浴を嫌がるようになった

入浴を拒否するのは、羞恥心や不安感などがあるからです。重労働になるようならデイサービスなどの入浴介助サービスを利用するのもよいでしょう。

入浴の気持ちよさを忘れてしまうと、「お風呂ですよ」と声かけして服を脱がせようとしても嫌がることがあります。

それは、何をされるかわからないという恐怖心や、狭い浴室に閉じ込められる不安感などによるものです。また、服を脱がされることへの羞恥心や、脱いだ服を盗まれてしまうのではないかという不信感の現れである場合もあります。このようなときは、いっしょに入浴したり、銭湯に行って雰囲気を変えてみましょう。

気をつけたい対応

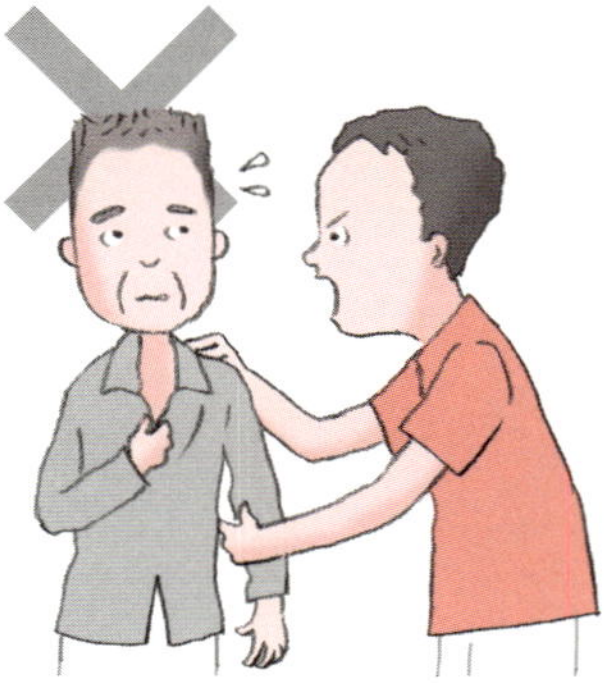

・「もう○日も入ってないじゃないですか!!」と強要する
・「さっさと脱いでください」と無理に服を脱がせる
・「好きにしてください!!」と放っておく

望ましい対応

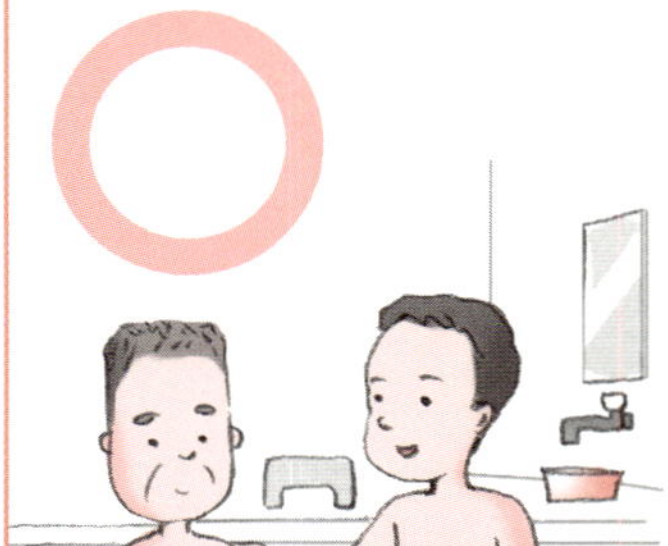

・「汗を流してませんか」と「お風呂」と言わずに誘導する
・「いっしょに入りましょう」と介護者も入浴する
・銭湯に連れて行き入浴の心地よい雰囲気を味わってもらう

BPSDへの対処

便を触る

便を触る行為に直面したときの、家族のショックははかり知れません。排便前の対応が難しければ、便を触らない工夫をしましょう。

認知症の後期に、便を触ったり、口に入れたりする行為（弄便《ろうべん》）がみられることがあります。これは、便を便として認識していないためで、不快感からオムツの中に手を入れ、便を取り除こうとした。もしくは、オムツをはずしたものの、その後どうすればいいかわからず、便をいじってしまうというものです。弄便は一度みられたら、頻繁に現れるようになります。キッチン用のミトンを手にはめて、便を触りにくくするような工夫をしましょう。

気をつけたい対応

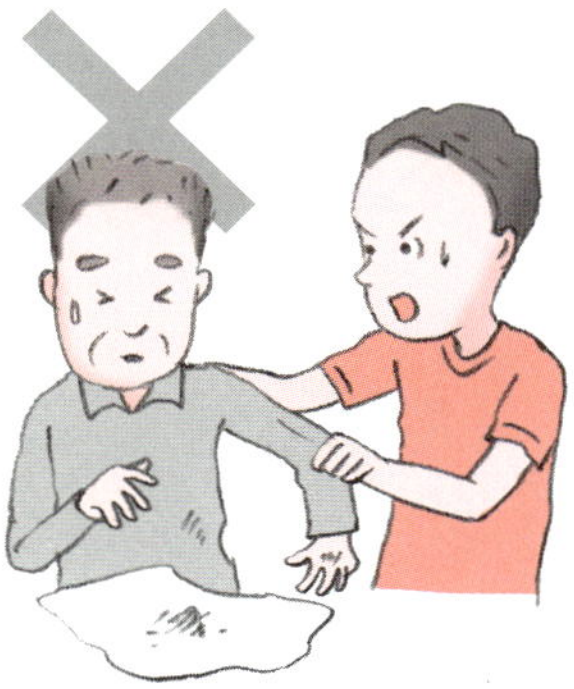

- 「何やっているんですか!!」と叫ぶ
- いきなり手をつかみ、風呂場に連れて行く
- 感情にまかせ手をたたく

望ましい対応

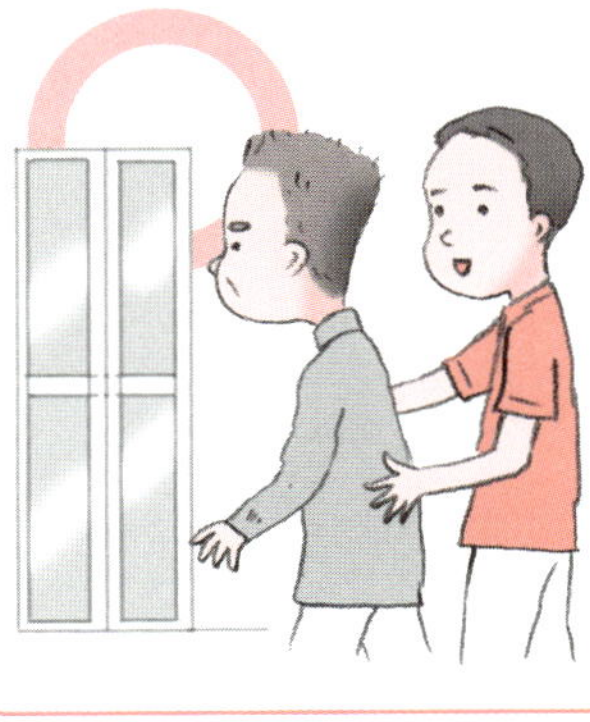

- 「手をきれいにしましょう」と手を拭いてから風呂場に連れて行く
- 力んでる様子を見たら、トイレに誘導する
- 排便したことに気づいたら、すぐにオムツを取り替える

BPSDへの対処

排泄の失敗をくり返す

排泄の失敗は、臭いや衛生面で家族の苦痛を伴います。介護者の手にあまると感じたら、オムツの利用も検討しましょう。

排泄の失敗には幾つかの原因があり、対処法も異なります。

見当識障害でトイレの場所がわからないときは、トイレや廊下の電気を点灯し、場所がわかりやすいようにします。

また、トイレ自体がわからない、排泄するまでの手順がわからない、いつのまにか失禁している、などの場合は、タイミングをみてトイレに誘導します。

しかし、失禁の後始末で介護に限界を感じるようなら、オムツを使うのも1つの方法です。

気をつけたい対応

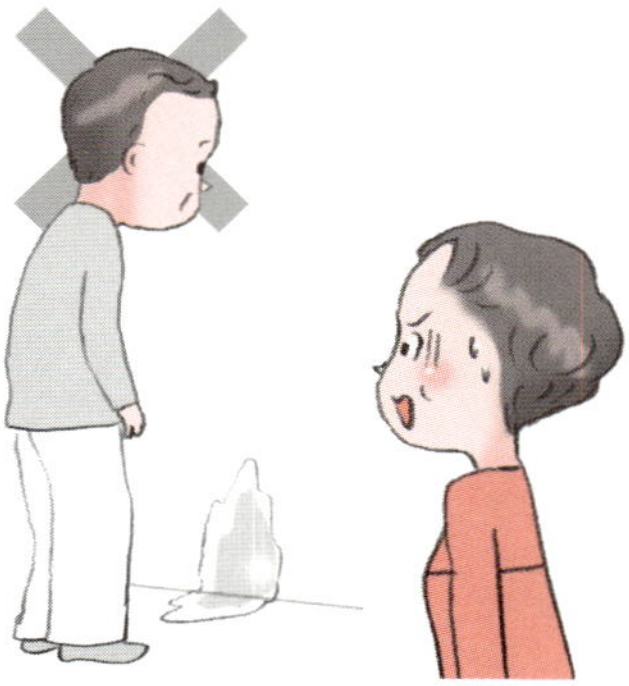

- 「そこはトイレじゃないでしょ!!」と叱る
- 「あーっ、またやった!!」と大声をあげる
- 「だれが始末すると思っているんですか」と恨みがましく言う

望ましい対応

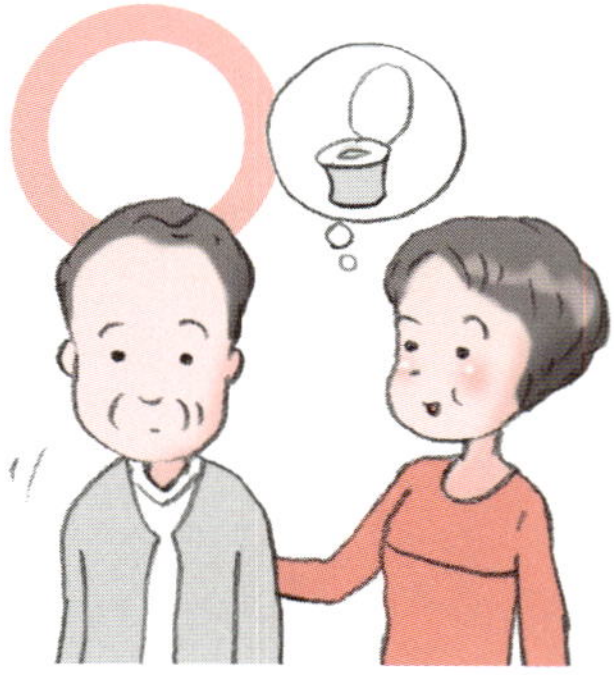

- 間にあわなかったら「着替えましょうか」と声をかけ、後始末をする
- そわそわしたら、「いっしょにトイレに行きましょう」と誘う
- ポータブルトイレを置く

BPSDへの対処

外へ出て帰れなくなる

徘徊は認知症の典型的な症状の1つです。事故防止のためにも、事前に対策をとっておきましょう。

家の中に不安や不快なことがあると、自分の居場所ではないと感じ、家を出て行くことがあります。また、仕事や買物などに行こうとして家を出たものの、目的を忘れてしまい、自分がどこにいるかわからなくなる。道に迷ったという認識があってもどうしていいかわからなくなって、歩き回ることもあります。

徘徊は完全な予防が難しいのが実情です。そのため、少しでも早く見つかるよう、事前の対策をとりましょう。

気をつけたい対応

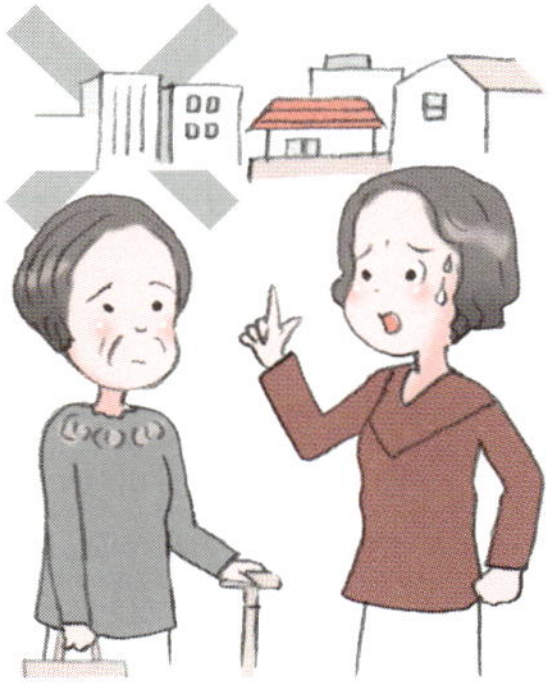

- 「どうして出て行ったの!!」と叱る
- 「心配させないでください!!」と責める
- 部屋に鍵をかけて閉じ込める

望ましい対応

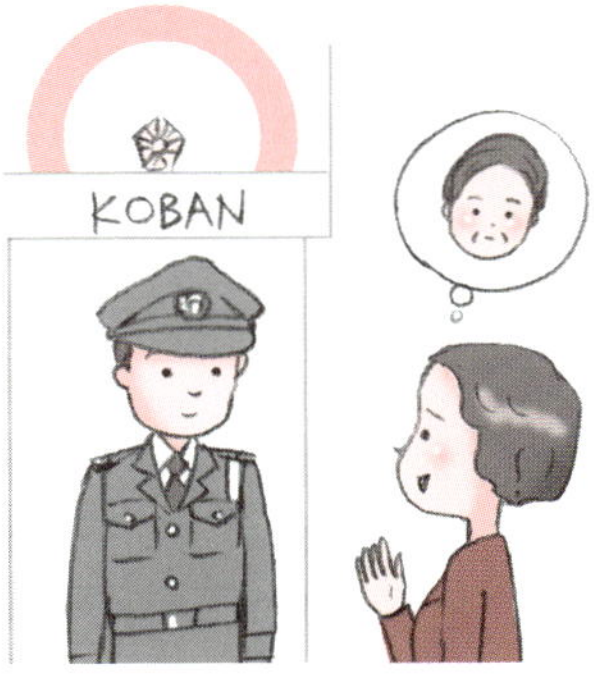

- 隣近所や最寄りの交番、派出所などに、あらかじめ話しておく
- 名前と住所を書いた布を服に縫いつけたり、小型のGPS発信器を身につける

BPSDへの対処

夕方「家に帰る」と言い出す

自宅でケアしていても、「家に帰る」と言い出すことがあります。それは、見当識障害によって、充実していたころの自分に回帰するためです。

夕方は、夕食の準備や子どもたちの帰宅などで、どこの家もたいてい慌ただしくなります。

現在と過去が混同すると、この慌ただしい雰囲気に、「自分も帰らなければ」と思い込み、「家に帰る」と言い出すのです。

このとき否定すると、「家に帰れない」「閉じ込められた」などと思って暴れだすことがあります。話を合わせて落ち着かせ、ほかに関心を向けさせましょう。また、自分の居場所であると実感してもらえる雰囲気づくりも大切です。

気をつけたい対応

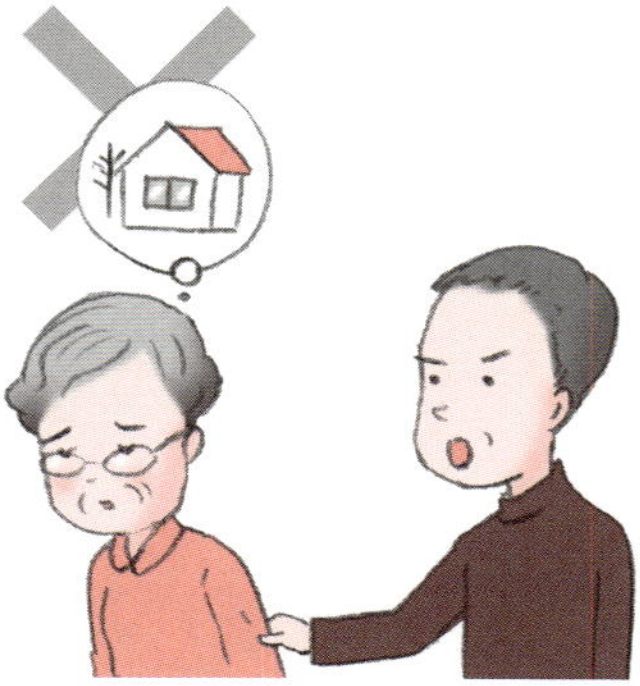

・「帰るところなんてないでしょ!!」とバカにしたように言う
・「ここが家ですよ」と説得する
・「どこに行くの!!」と力ずくで止める

望ましい対応

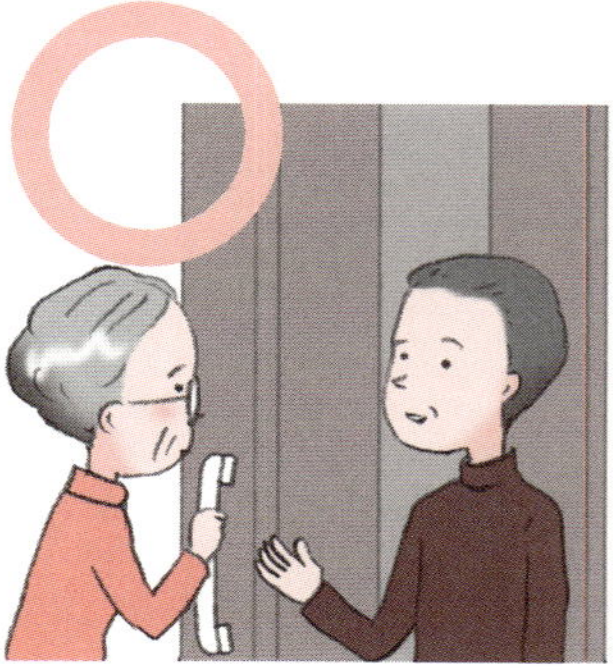

・「急ぐご用があるのですか？」と話を合わせて落ち着かせ、ほかの話題で帰宅願望をそらす
・どうしても出て行くときは、「送ります」と言ってついていく

BPSDへの対処

介護を拒否する

懸命に介護しているのに拒否されると、つい意地になってしまいがちです。しかし、介護の基本は本人のペースに合わせることです。

介護拒否はさまざまな場面でみられますが、どのようなときでも無理強いをしないことです。暴力をふるうときは、しばらく様子を見て、落ち着いてからもう一度話しかけましょう。それでも拒否するようなら、あきらめるのも選択肢の1つです。

ただし、薬を飲まない、食事をしないなど、体調にかかわる場合は、早めに医師に相談しましょう。

また、介護されている現実を受け入れられない場合は、自尊心を傷つけない対応を心がけましょう。

気をつけたい対応

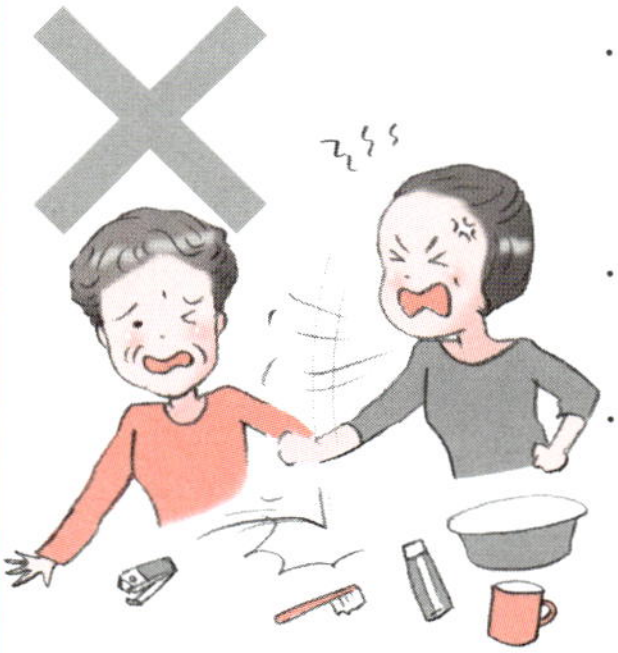

- 「だれのためにやっていると思っているんですか!!」と言う
- 「もう勝手にしてください!!」と投げ出す
- 力ずくでもやらせる

望ましい対応

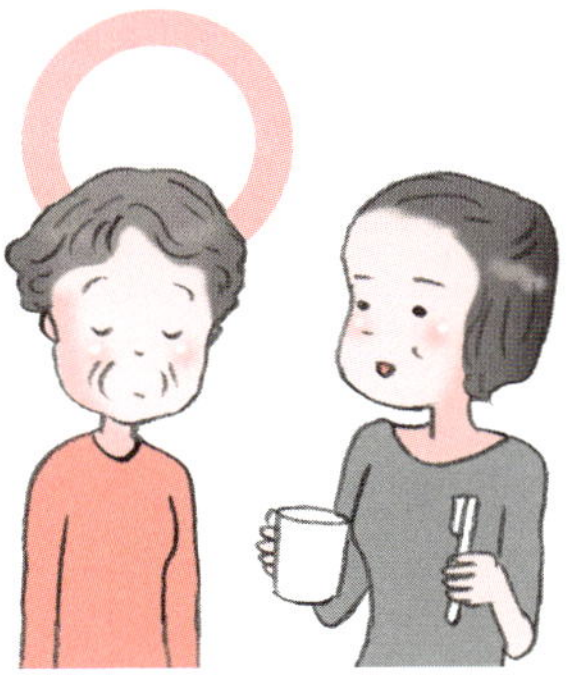

- ひとまず様子を見て、落ち着いたら、また声をかける
- どうしてもダメならあきらめる
- 服薬や食事を拒否するときは、早めに医師に相談する

BPSDへの対処

見えないものが見えるという

幻視は幻覚の一種で、本人にははっきりと見えています。何もないところを踏んだりたたいたりするのはそのためです。

いない人や虫、蛇などを見えると言う状態を、幻視といいます。幻視は、レビー小体型認知症によくみられる症状で、目の悪い人や不安が強い人、また脱水や発熱によって現れることもあります。

幻視を訴えたら否定せずに、話を受け入れて安心させましょう。

とくに、レビー小体型認知症の初期は、ほかの症状がみられなくても、幻視が強く現れることが多く、否定することで症状が悪化したり、ほかの認知症状を引き起こすことがあります。

気をつけたい対応

×

- 「そんなもの、どこにもいないでしょ!!」と否定する
- 「ばたばた騒がないで!!」と叱る
- 「またおかしなこと言って」と放っておく

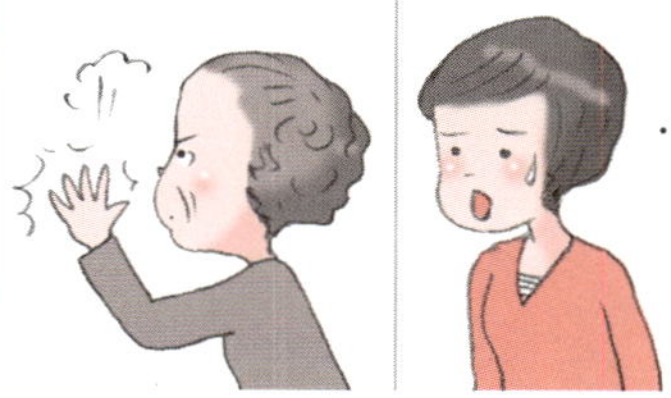

望ましい対応

○

- 追い払うふりをして「もういなくなりましたよ」と安心させる
- 部屋を明るくしたり、間違えやすい模様のカーテンは替える
- 頻繁に起こる場合や、興奮がみられるときは医師に相談する

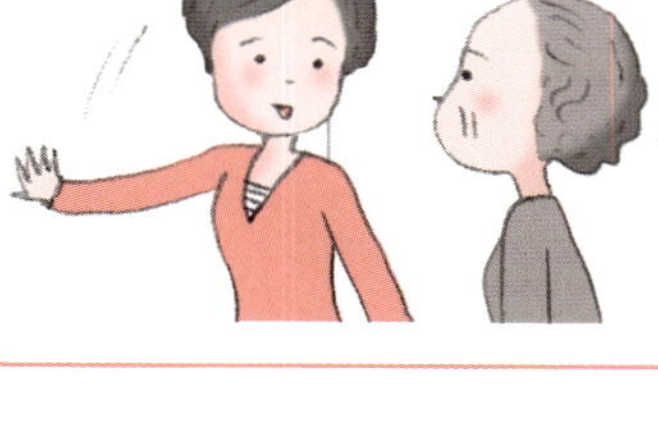

BPSDへの対処

「お金を盗まれた」という

「物盗られ妄想」は、BPSDの代表的な症状です。身近な人が犯人にされるのにも理由があります。

お金や財布、宝石などを盗まれたと言う「物盗られ妄想」は、認知症の初期にみられます。

もの忘れに対する防御反応からくるもので、それまで自立していた人が一方的に介護を受ける立場になったことで、介護者とのバランスをとるために、介護者を犯人に仕立てることが多いようです。また、相手をして欲しいのに邪険にされたなど、不安な気持ちから症状が現れることもあります。

否定せず、いっしょに探すことで安心感を与えましょう。

気をつけたい対応

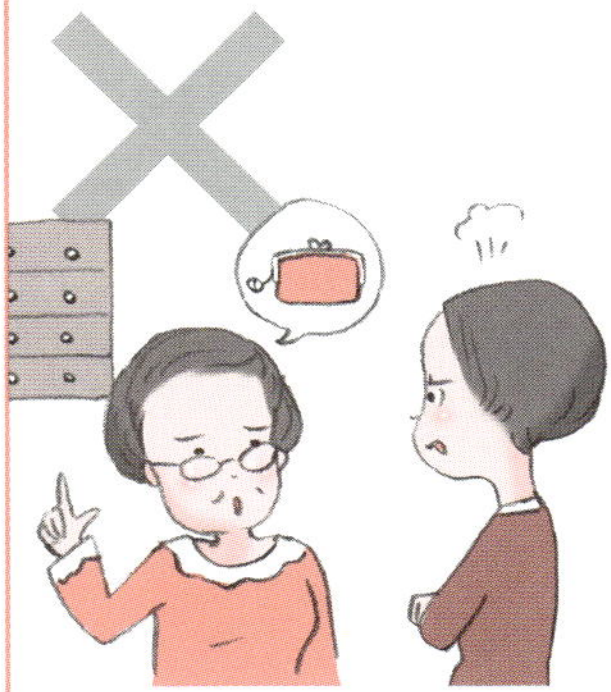

・「私がそんなことするわけないでしょ!!」と否定する
・「どうせ自分が忘れているだけでしょ!!」と非難する
・「また始まった」と無視する

望ましい対応

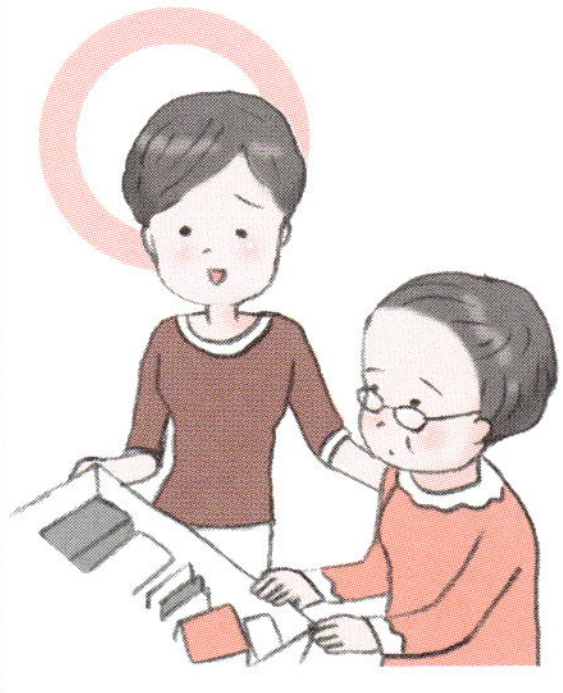

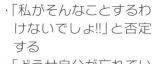

・「それは大変!」と同情し、いっしょに探す
・探しながら、別の話題に変えてみる
・日ごろから話を聞く時間をつくる

BPSDへの対処

店の物を勝手に持ってくる

認知症になると反社会的な行動がみられることもあります。悪気はないので、感情を害さないことを優先させましょう。

認知機能が低下すると、ルールやモラルに反した行動をとることがあります。店の物や人の物を勝手に持ってきてしまうのは、自分の物と人の物の区別ができなくなり、興味のあることに対して自制がきかなくなるためで、本人にはまったく悪気はありません。

この場合、犯罪だからと説明しても納得することはなく、怒っても不快な感情が残るだけです。それらしい様子が見られたら、すぐに謝罪に行くなど、店への対応を考えましょう。

気をつけたい対応

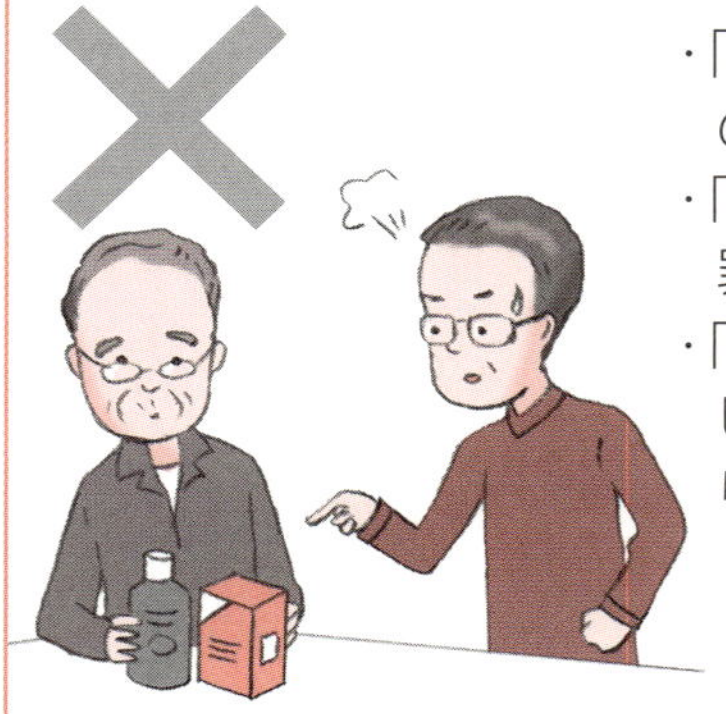

- 「どこから持ってきたの!!」と問いつめる
- 「そんなことしたら犯罪でしょ!!」と責める
- 「謝ってくるから、貸して!!」と無理やり取り上げる

望ましい対応

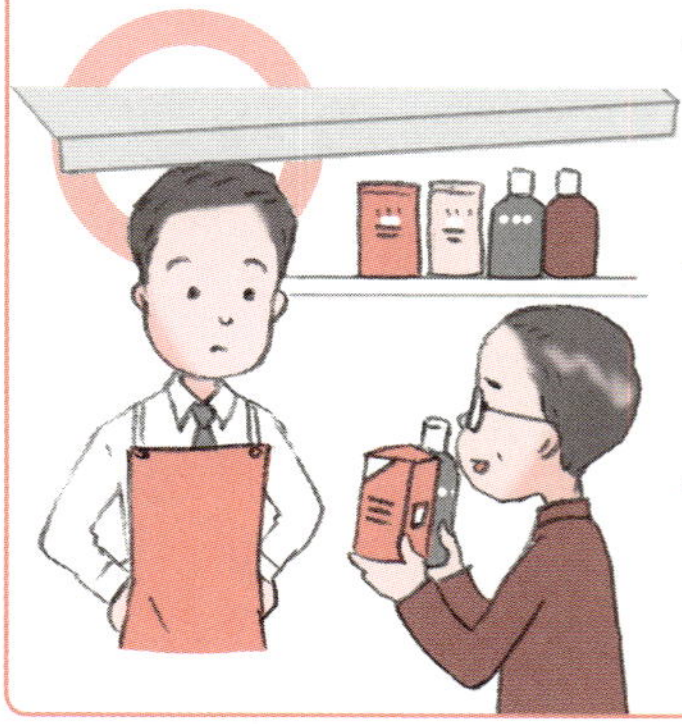

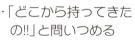

- 「どこで買ってきたの?」などと店を聞きだし、謝罪に行く
- よく行く店には事情を話し、連絡先を渡しておく
- 高額商品などは、本人がいないときを見計らって返しに行く

BPSDへの対処

何でも拾ってくる

部屋に不要な物があふれているのは不快なものです。しかし、ある程度許容することも必要です。

ごみや石ころなど、使いみちがないようなものまで拾ってくる収集行動は、「もったいない」「物があると落ち着く」などの理由が背景にあると思われます。

拾ってきた物への関心が薄れたころを見計らって処分するのがいちばんですが、一度に捨てると、泥棒が入ったのではないかと不安にさせることもあります。また、物があることで安心する人もいるので、不衛生なものでなければ、少しずつわからないように処分しましょう。

気をつけたい対応

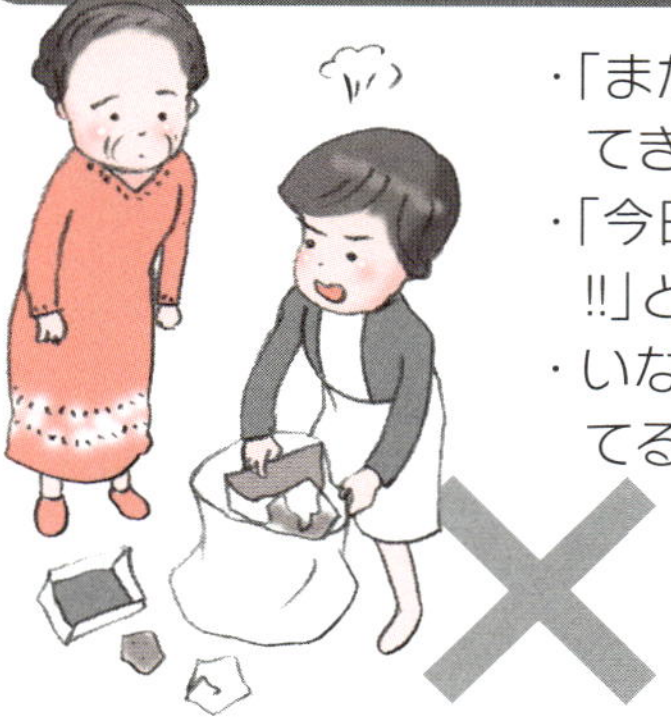

- 「またゴミばっかり集めてきて!!」と文句を言う
- 「今日こそは捨てますよ!!」と片づける
- いないときにすべて捨てる

望ましい対応

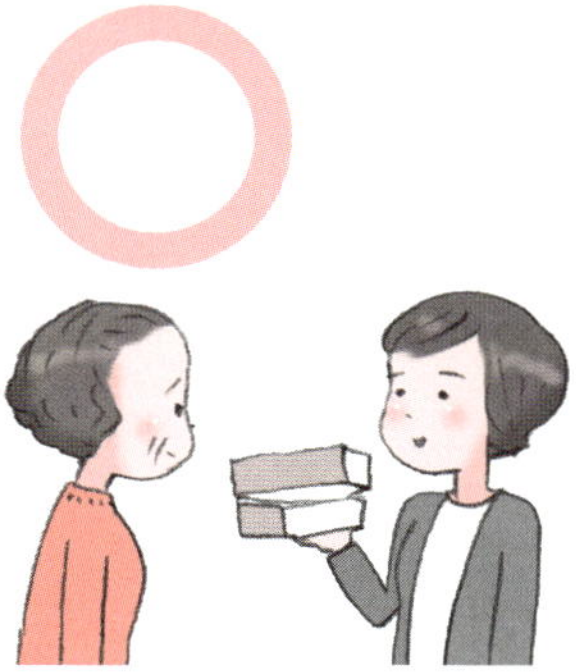

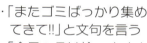

- 「大切なものなのね」と理解を示す
- 不衛生な物、人の物などは、いないときを見計らって早めに片づける
- 少しずつ、わからないように処分する

BPSDへの対処

嫉妬深くなった

配偶者がつきっきりで介護する場合、依存度が高くなるあまり嫉妬妄想が現れやすくなります。

配偶者が介護をする場合、認知症の人は、一方的に介護を受ける立場になったことにコンプレックスを抱き、少しでも相手にされないと強い不安感にとらわれます。それが、外出中にほかの異性に会っているのではないかという嫉妬妄想になって現れるのです。

このとき軽くあしらったり、強く否定したりすると暴力に発展することがあるので注意しましょう。

デイサービスなどを利用し、介護者以外の人間関係を豊かにすることで緩和することがあります。

気をつけたい対応

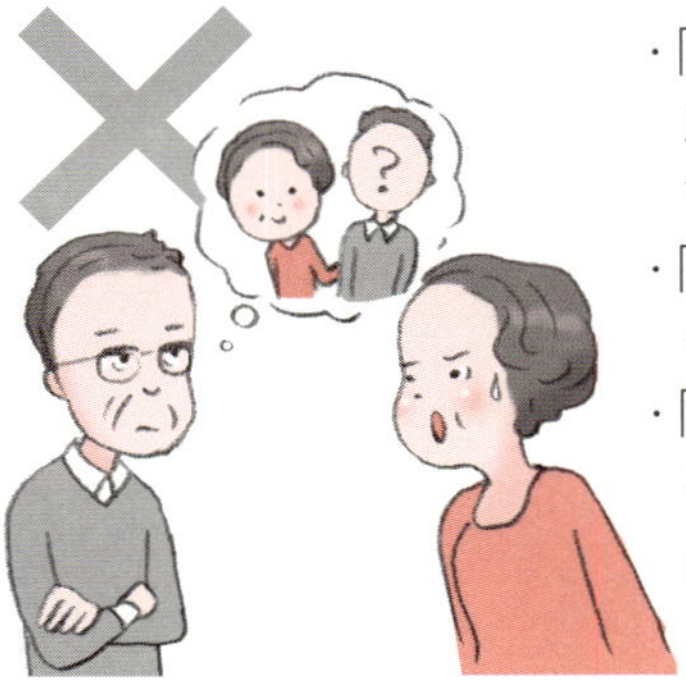

- 「そんなことあるわけないでしょ!!」と否定する
- 「ばかばかしい!!」と軽くあしらう
- 「そうして欲しいならそうしますけどね!!」とけんか腰になる

望ましい対応

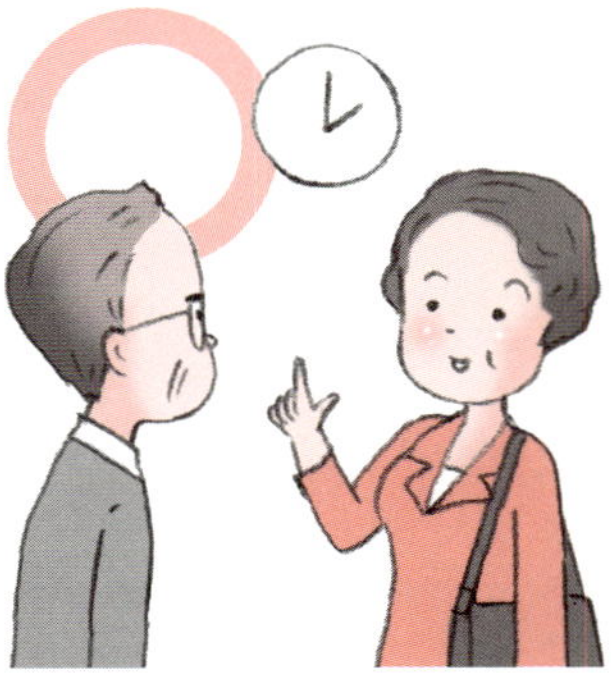

- 行動予定や帰宅時間を伝えて外出する
- 日ごろからスキンシップをはかり、寂しさを感じさせないよう配慮する
- 異性の話や感情を刺激するような話題はふだんから避ける

BPSDへの対処

突然、大きな声で叫ぶ

認知症が進行するとコミュニケーションがとりづらくなります。生活環境や体調に問題がないかチェックしましょう。

認知機能が低下して、思っていることや、して欲しいことが伝わらなかったり、日ごろから不満や不安があるとき、不眠や便秘などで体調が悪いときなどに、突然、大声をあげることがあります。

このようなときは、まず落ち着かせて、何を訴えたいのかを探りましょう。

また、せん妄の場合も興奮状態になって大声を出すことがありますが、暴力を伴うときは止めようとせず、しばらく離れて様子を見ましょう。

気をつけたい対応

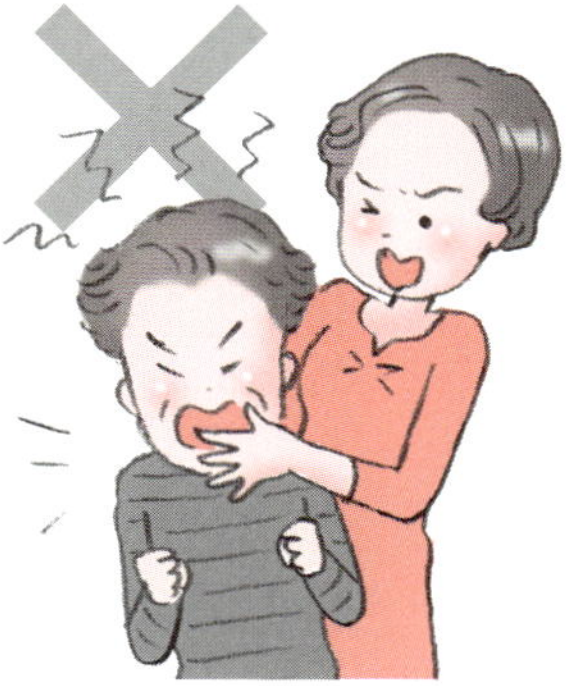

- 「静かにしてなきゃダメでしょ!!」と叱る
- 「うるさいよ」と口に手を当てる
- 「どうぞ好きなだけ叫んでちょうだい」と投げやりになる

望ましい対応

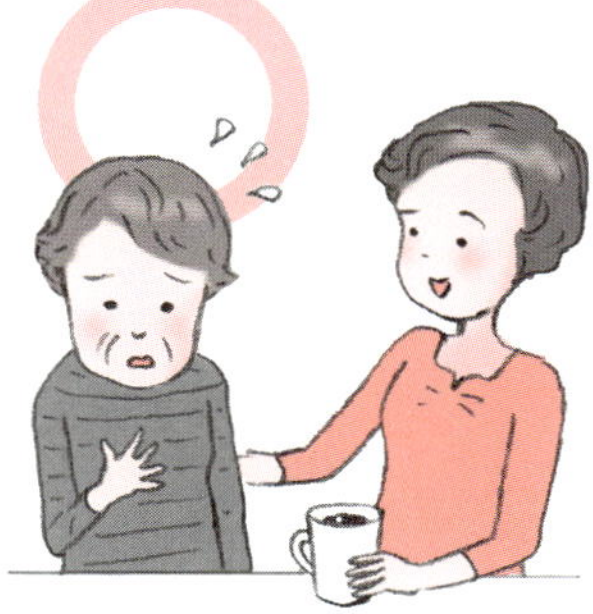

- 「どうしたの？」と話を聞く
- 「お茶でも飲みましょう」と落ち着かせる
- 部屋の環境や体調をチェックする

BPSDへの対処

暴力をふるう

周囲の人のことばや態度が、暴力を引き起こすこともあります。日ごろの対応を見直してみましょう。

認知症によって感情が抑えられなくなると、ささいなことで怒りだすことがあります。さらに理解力が低下することで常に不安やいら立ちがつきまとうなか、家族に叱責されたことなどをきっかけに、暴力となって現れるのです。

また、前頭側頭型認知症の場合は、人格変化によって怒りっぽくなり、レビー小体型認知症の場合は、幻覚などによって暴力行為が起こることもあります。抑えようとするとさらに興奮するため、離れて様子を見ましょう。

気をつけたい対応

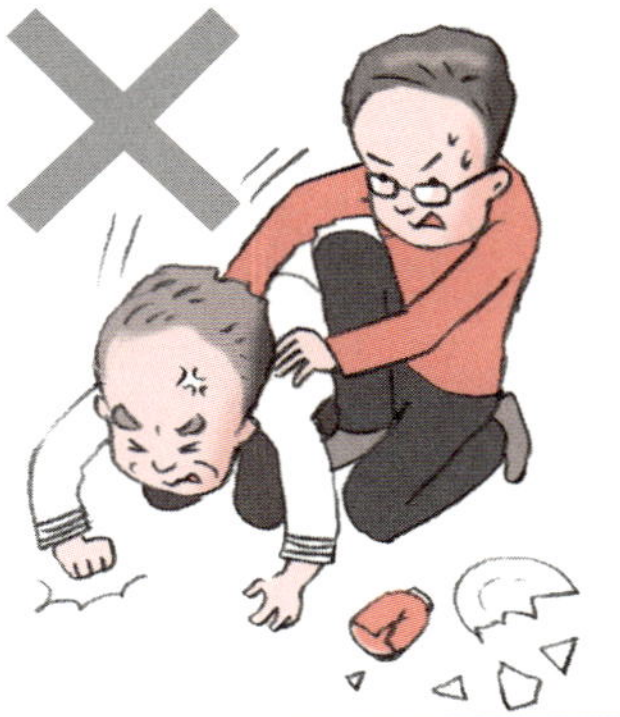

- 「落ち着いて!!」と抑えつけようとする
- 「やめてください!!」と激しく抵抗する
- 「そんなことすると、もう面倒みませんよ!!」と言って閉じ込める

望ましい対応

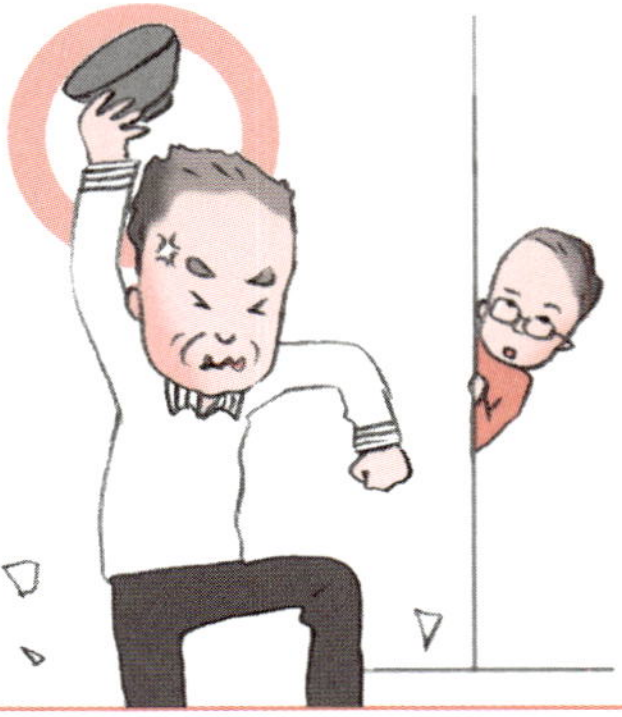

- しばらく離れて様子を見る
- 自尊心を傷つけるようなことばや態度に注意する
- 介助のときは、声かけしてから体に触れる

COLUMN

「日常生活自立支援事業」も頼りになる

ひとり暮らしの高齢者に役立つサービス

認知症の高齢者は、症状が進むと金銭管理が困難になったり、大事な証書や書類などを紛失したりして、大きな損害を被る可能性もあります。

こうした認知症の高齢者や障害者の財産を守り、スムーズな日常生活が営めるように支援する公的なサービスが、地域の社会福祉協議会が運営する「日常生活自立支援事業」です。この事業では福祉サービスの申し込みの手続きや日常生活の金銭の管理を代行してくれます。

本人と地域の社会福祉協議会との契約によってサービスが行われますが、契約を結ぶ判断能力のある人が対象です。

サービスのいろいろ（例）

日常生活での援助

①福祉サービスの利用援助

②苦情解決制度の利用援助

③住宅改造、居住家屋の貸借、日常生活上の消費契約及び住民票の届出等の行政手続に関する援助など

［具体的な援助］

預金の払い戻し・預金の解約・預金の預け入れの手続き・利用者の日常生活費の管理（日常的金銭管理）

④定期的な訪問による生活変化の察知

利用料　平均1,200円（1回の訪問にあたり）

書類等の預かりサービス

【預ってもらえるもの】

年金証書・預貯金の通帳・権利書・契約書類・保険証書・実印、銀行印

・そのほか社会福祉協議会等が適当と認めた書類

貸金庫代　1カ月1,000円程度

※利用料は平均で、市区町村によって違います。貸金庫代は東京都社会福祉協議会の資料を参考にした金額です。

トラブル回避

悪質商法に気をつける

認知力が低下した親は悪質商法の被害にあいやすい。家族は高額な品物などが増えていないかチェックし、被害にあっているようなら消費者センターなどに相談しましょう。

自宅にいる高齢者は悪質商法の被害にあいやすい

高齢者は「お金」「健康」「孤独」の3つに大きな不安を抱えているため、言葉巧みに不安をあおり、親切に接してくる悪質業者につけ込まれやすいといわれています。また、自宅にいることが多いため訪問販売や電話勧誘販売による被害にあいやすい傾向にあります。

悪質商法から認知症の家族を守るポイント

とくに被害にあいやすいのは、ひとり暮らしや高齢世帯です。同居していない子どもとしては、「モノを買うな」とも言えず、販売者が悪質と頭から決め込むこともできません。そうした親を悪質商法から守るには以下の予防策が有効です。

①家の中の様子に気を配る

家の中に高額の商品が増えていたり、リフォームが行われていないか注意し、請求書、領収書などにも目を配りましょう。

②成年後見制度を利用する

悪質業者は、買い手が認知症だと承知していて、高額の販売契約を結ばせることも多いので、「成年後見制度」を利用して予防する方法を検討しましょう。

③被害を最小限に食い止める

認知症の人は被害にあったという自覚がないため、次々と同じような業者にひっかかってしまい、家族が気づいたときには、膨大な被害となっていることも多いので、早めに気づき被害を最小限に食い止めることが大切です。

悪質商法の現状

70歳以上の高齢者の相談件数

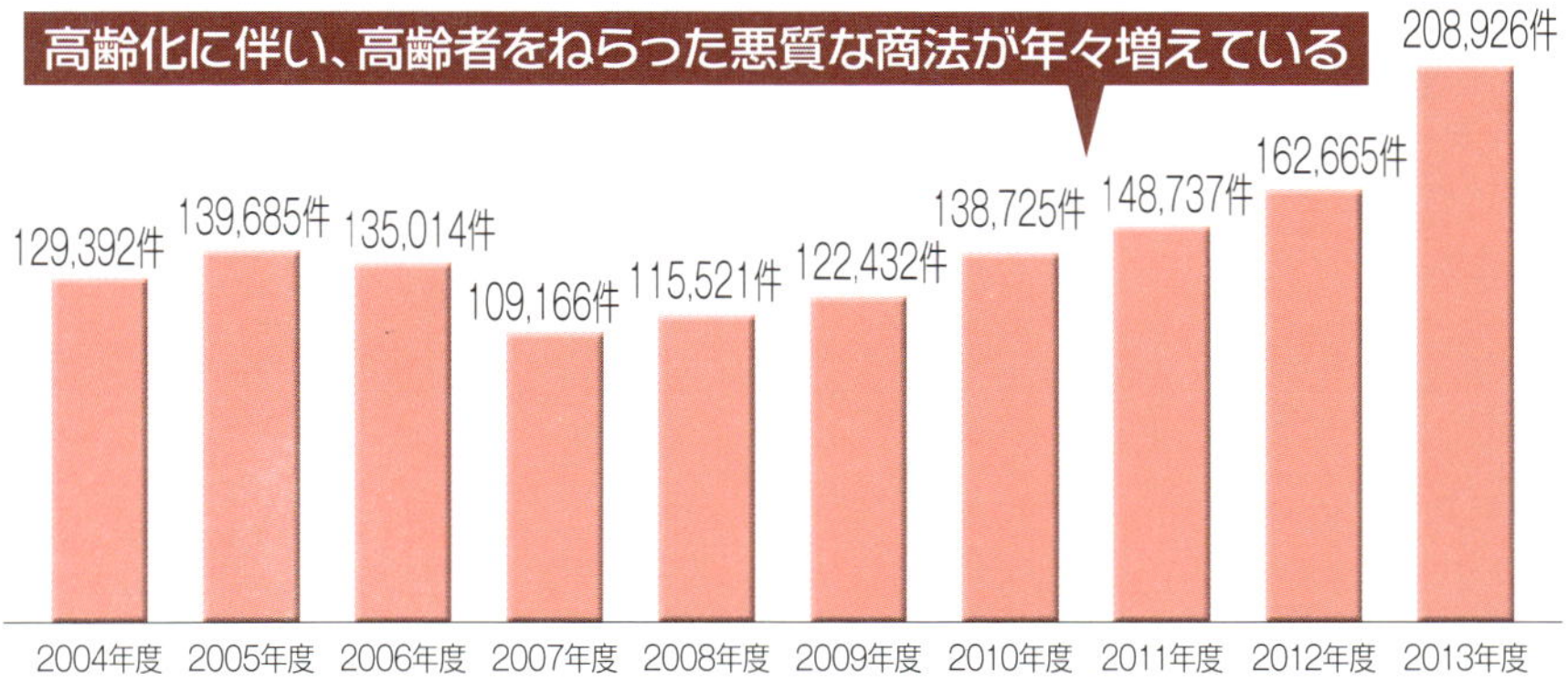

（独立行政法人国民生活センター　2013年度調査より）

販売方法・手口別件数（70歳以上）

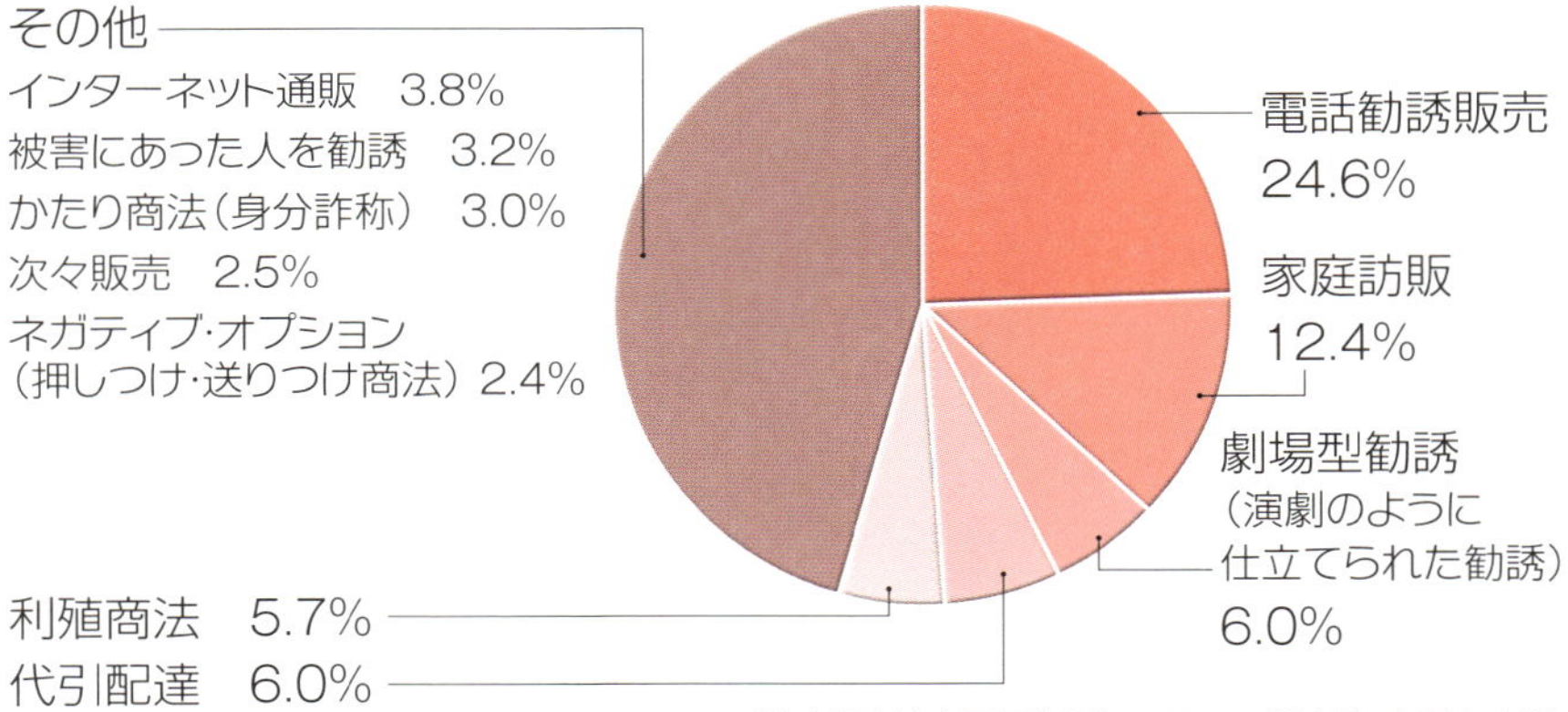

（独立行政法人国民生活センター　2013年度調査より）

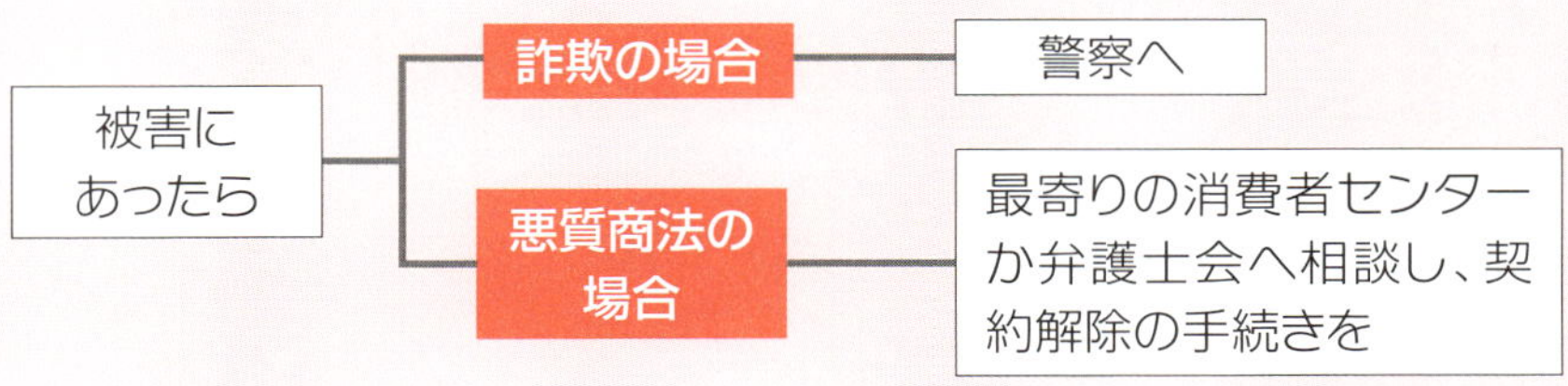

トラブル回避

失火や交通事故に気をつける

認知症の自覚が薄い時期は、家族が事故防止に気を配りましょう。暖房器具や調理器具は、安全性の高いものを使い、車の運転は早い段階でやめてもらいましょう。

火を使わない暖房器具や調理器具を使う

認知症と診断されても、自立した生活を続けることは可能です。ある程度進む前であればひとり暮らしもできるでしょう。ただ同居であれ、別居であれ、認知症の人に起こりやすい危険な行為を家族が見守りの中でチェックすることは大切です。

とくに、周囲まで巻き込んだ惨事になりやすい失火や交通事故には十分に注意しましょう。たとえば、火の消し忘れなど、事故につながるような失敗をしたとき、認知症の人を責めたり問いつめたりしても、その後の事故防止にはつながりません。それよりも、家族の側が事故を防ぐ工夫をすることが必要です。失火を防ぐためには、暖房はエアコンやホットカーペット、ファンヒーターなど安全性の高い器具を使いましょう。調理具は電磁調理器など火を使わないタイプが安心です。とくに、少しでも自宅でひとりになる時間がある場合は、「火を使えない」環境をつくっておくと安心です。

車の運転はやめてもらうのが安心

高齢になるほど、通院などの「足」が必要で自家用車に頼ることが多くなるという高齢者も多いようです。しかし、認知症と診断されたり、医師から運転をやめるように勧められたら、家族が免許証を返納するように説得しましょう。本人がなかなか納得しない場合は家族が集まり、複数で納得してもらいましょう。

運転免許自主返納の方法

運転免許を自主返納すると、希望によって「運転経歴証明書」を交付されます。自主返納前の5年間の運転経歴を証明する書面です。金融機関等における本人確認書類として有効なものと定められています。各都道府県で返納方法や「運転経歴証明書」を提示して受けられる特典が違うので、各都道府県の警察のホームページを参照ください。

運転経歴証明書とは？

運転経歴証明書は、運転免許証を自主返納した人が対象で、

①運転免許の有効期間を経過した（失効した）方は申請ができない

②運転経歴証明書は、運転免許証と同じ大きさ

③運転経歴証明書には有効期間はなく、更新制度もない

④運転経歴証明書では、運転することはできない

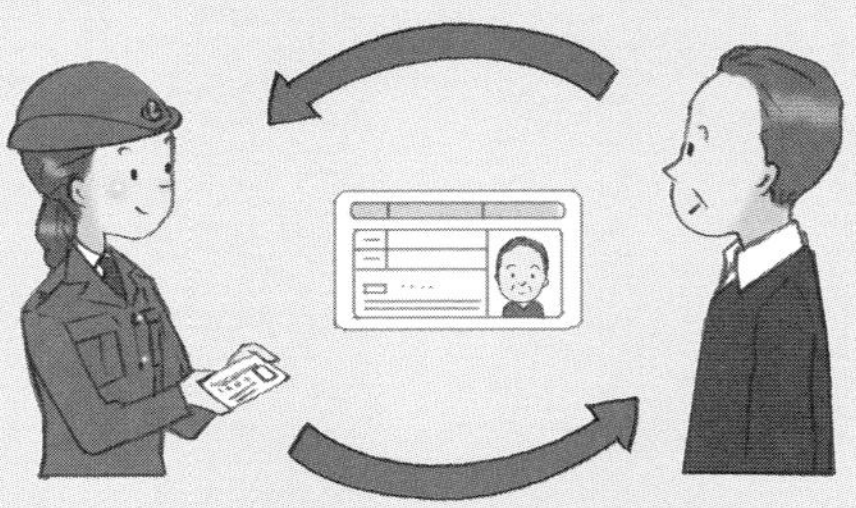

運転経歴証明書の申請方法（東京都の場合）

都内の各運転免許試験場（府中、鮫洲、江東）では、運転経歴証明書の即日交付を行っている

- **申請先**　都内各運転免許試験場、免許更新センター、各警察署
- **申請に必要なもの**　運転免許証、写真（3×2.4cm）、交付手数料1,000円

運転免許を返納すると、さまざまな優遇があることをよく話しましょう

運転経歴証明書の特典（東京都の場合）

①商品やサービスの割引

「高齢者運転免許自主返納サポート協議会加盟企業・団体」の特典が受けられます。

- 引っ越し運賃10%割引き
- 定期預金の金利優遇
- バスやタクシーの運賃の割引
- ホテルでの食事の10%割引
- 加盟商店街での買い物の割引
- 飲食店での割引　など

②東京都の文化施設での特典

③都内美術館での優遇

※これは東京都のサービスの一例ですが、各都道府県・市区町村でさまざまな独自のサービスが提供されています。

トラブル回避

ひとり暮らしが困難になるのは?

BPSDが見られるようになったら、ひとり暮らしを続けるのは困難になります。健康の心配や事故の危険がでてきたら、ひとり暮らしを見直しましょう。

いつまでひとり暮らしは可能か?

子どもが育ち、夫婦だけの生活。やがて、どちらかが亡くなり残った親はひとり暮らし。認知症と診断されても、記憶がおぼつかない程度の初期ならひとり暮らしは可能です。しかし、いつまでひとり暮らしさせてもよいか、子どもとしては見直すタイミングは難しいものです。

同居を勧めたために環境の変化が原因で認知症が悪化するケースもあります。子どもが近隣に住む場合は、ときどき様子を見に行ったり、体調を見て一時的に同居したりしてひとり暮らしを支援することは可能です。しかし、遠く離れて暮らしている場合、ひとり暮らしを続けさせて、事故でもあったら取り返しがつきません。どのような症状が見られたら、同居や施設への転居を考えたらいいか、めやすを考えましょう。

同居や施設入所を考えるめやす

初期から中期に入り、BPSDの症状が見られるようになったらひとり暮らしを見直しましょう。「このままでは、本人の健康や安全が損なわれる」「近隣の人の安全を脅かすような迷惑がかかる」この2つが何らかの手を打つ時期のめやすです。さらに、かかりつけ医にひとり暮らしの継続が可能かどうか相談し、その意見も参考にしましょう。そのうえで、主たる介護者が同居介護か施設介護か子どもたちの意見をまとめて介護の方針を決定しましょう。

ひとり暮らしを見直すめやす

本人の健康や事故が心配になったら

①身体の衰弱が心配

ベッドでの生活が中心になるなど身体の衰弱が著しい

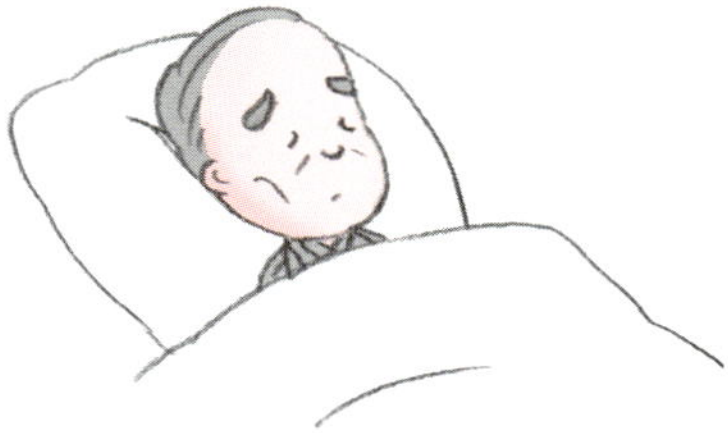

②低栄養が心配

食事することを忘れたりして低栄養が心配

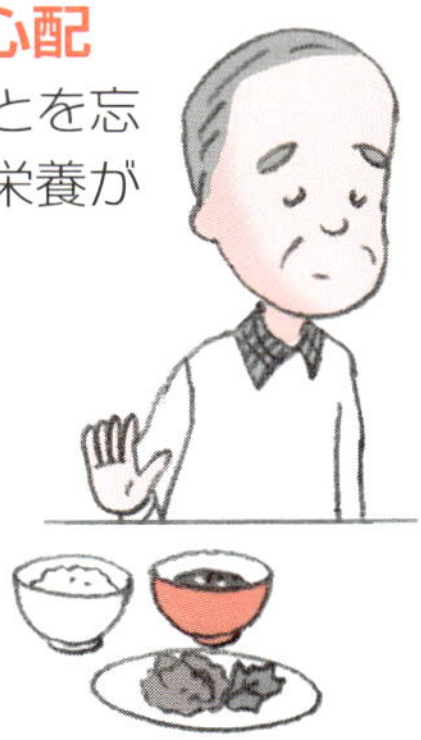

③失火などが心配

火の始末やガス器具などの扱いがわからなくなった

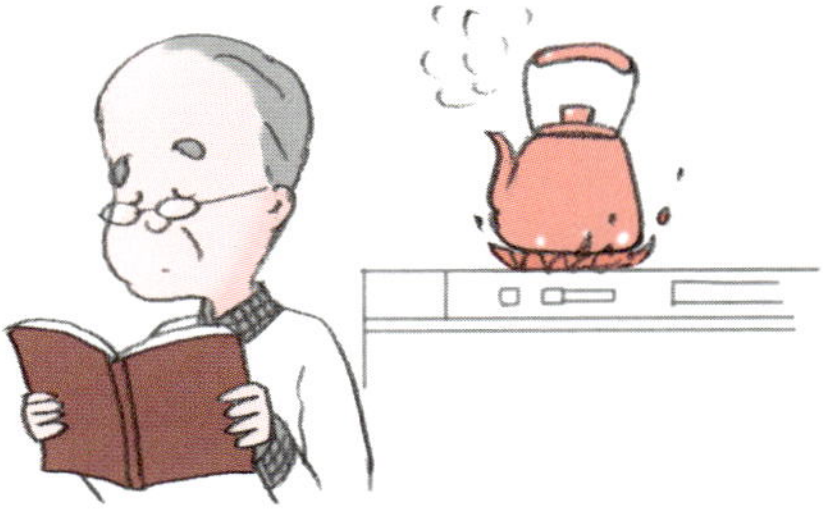

④徘徊が多く心配

外に出たまま迷い、帰れないことが多くなった

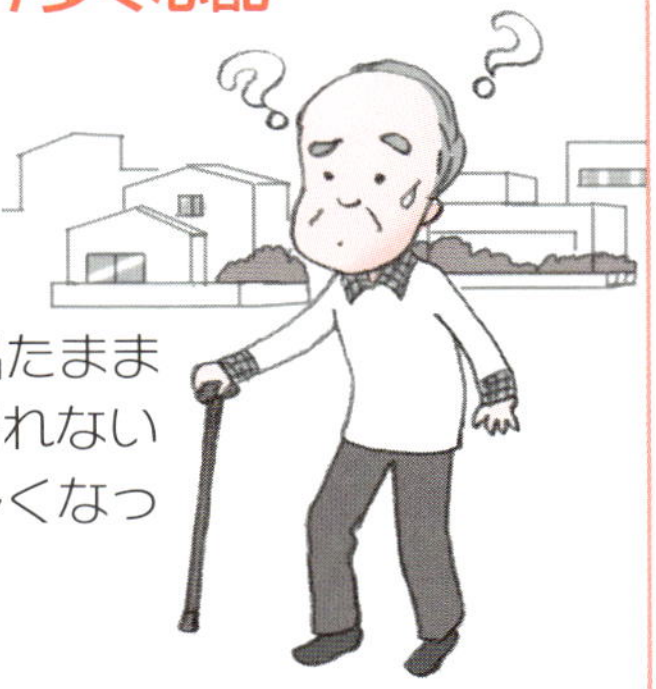

⑤異食が心配

食べ物以外を口にし、命にかかわる心配が出てきた

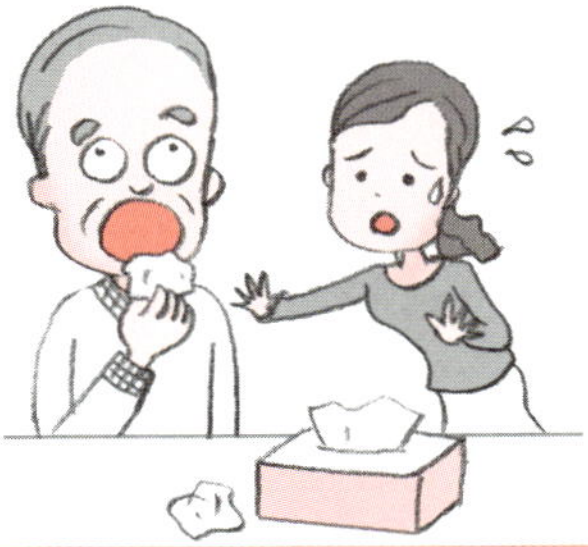

⑥暴力傾向が見られて心配

近所の人に暴力や暴言を吐くようになった

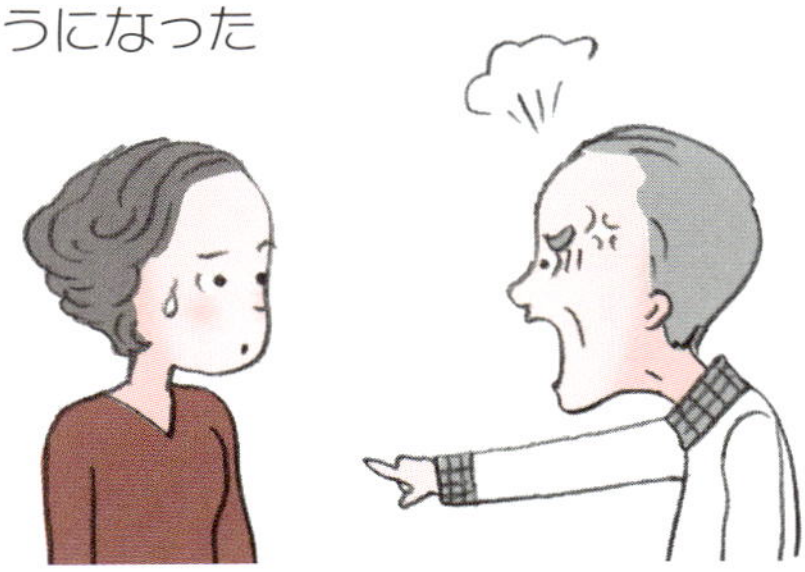

トラブル回避

成年後見制度の利用を考える

認知症が進んだら、訪問販売や電話勧誘による悪質商法などの被害に遭わないか心配です。成年後見制度を利用すれば、契約した後でも後見人の権限で行為を取り消せます。

成年後見制度には2つのタイプがある

認知症で判断力が低下している高齢者が、悪質業者から高額な商品を購入したり、不要なサービスを契約したりしないように法制化されたのが「**成年後見制度**」です。

この制度は判断力が低下した人を対象にした「**法定後見制度**」と、将来、認知症などによって判断力が低下するかもしれない自分のために準備しておく「**任意後見制度**」があります。

法定後見制度の後見人には3つの分類がある

法定後見制度には、判断能力によって、「後見」「保佐」「補助」という3つの分類があり、後見人が手助けできる範囲にそれぞれ制限があります。法定後見制度では、家庭裁判所によって選ばれた成年後見人が、本人の利益を考えながら本人に代わって契約などの法律行為をしたり、本人が自分で法律行為するときに同意を与えたり、本人が同意を得ないでした不利益な法律行為を後から取り消したりすることで保護・支援します。

元気なうちなら任意成年後見制度がある

「任意成年後見制度」は信頼できる人と任意後見契約を結び、公正役場で公正証書を作成し法務局に登記します。やがて判断力が低下してきたら、裁判所に申し立てると任意後見人の仕事をチェックする監督人が選任され、後見人は本人に代わって財産管理などを行います。

法定後見人の種類

類型	後見	保佐	補助
対象になる人	認知症などによってほとんど判断できない人	認知症などによって判断能力が著しく不十分な人	認知症などによって判断能力が不十分な人
申し立て人	本人、配偶者,四親等内の親族、市区町村長　など		
申し立て時の本人の同意	不要	必要	
後見人の同意(取消)が必要な行為	日常生活に関する行為以外の行為	民法13条1項(借金、訴訟行為、相続の承認·放棄、新築·改築 など)に定める行為	民法13条1項に定める行為の一部 ※本人の同意が必要
代理権の範囲	財産に関するすべての法律行為	申し立ての範囲内で、家庭裁判所が定める特定の法律行為	

任意後見制度の流れ

①任意後見人	いまは元気だが将来認知症が心配な人を対象とする
②任意後見契約の締結	信頼できる人(家族、友人、弁護士、司法書士など)と任意後見契約を締結。法務局に登記する
③認知症のきざし	
④家庭裁判所に申し立て	家庭裁判所が選任した任意後見監督人が任意後見人の仕事をチェックする
⑤任意後見人が契約を実行する	任意後見人が任意契約に定められた財産管理などの仕事を実行する

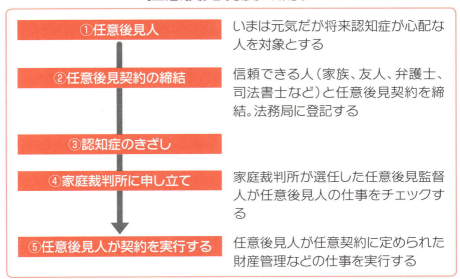

介護保険

介護保険の利用を検討する

認知症が進むと、夜間の行動が増えたりなど家族の負担も大きくなります。介護保険のサービスを利用し、本人のBPSDの改善と家族の負担の軽減を図りましょう。

認知症が進んだら介護保険を申請する

認知症の初期であれば、ひとり暮らしも可能ですし、家族との同居や近隣からの通いでの世話で大きな問題もなく暮らせます。しかし、認知症が進んだらひとり暮らしや家族だけのお世話では、安全な暮らしが継続できなくなります。

あわせて、介護する家族も徘徊などの心配のため目が離せなくなり、介護の負担が大きくなります。やがて介護が日常生活の中心になってしまいます。そうなる前に、介護保険などの公的なサービスを利用し、介護の負担を軽減させることを考えましょう。

介護サービスの種類を知り上手に組み合わせる

介護保険の利用を考えたら、まず公的機関などに相談に行くことをおすすめします。「本人が昼間快適に過ごせる方法」「家族の負担が軽くなる方法」「夜間に騒ぐ家族の対処法」など、困ったことをメモし、介護保険を利用することでどのように解決が図れるか相談しましょう。やみくもに介護保険の利用を訴えるより、どのように困っているかを伝えるほうが、有効です。

介護保険のサービスは多岐にわたっていて、認知症の人だけを対象にしたサービスもあります。介護の負担が軽減されるだけでなく、手厚いケアによってBPSDが出にくくなることもあるので、まずはかかりつけ医や役所などに相談しましょう。

介護保険についての相談先

①かかりつけ医・専門医

申請にはかかりつけ医（主治医）の意見書が必要なので、本人が通院するかかりつけ医や専門医に相談しましょう。

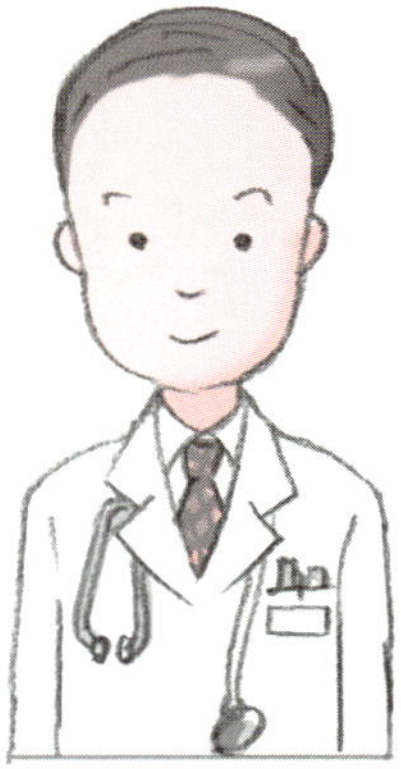

②住所地の役所窓口

市区町村の高齢者福祉や介護保険の窓口で介護保険の基本やサービスの種類や申請のしかたなどを教えてくれます。

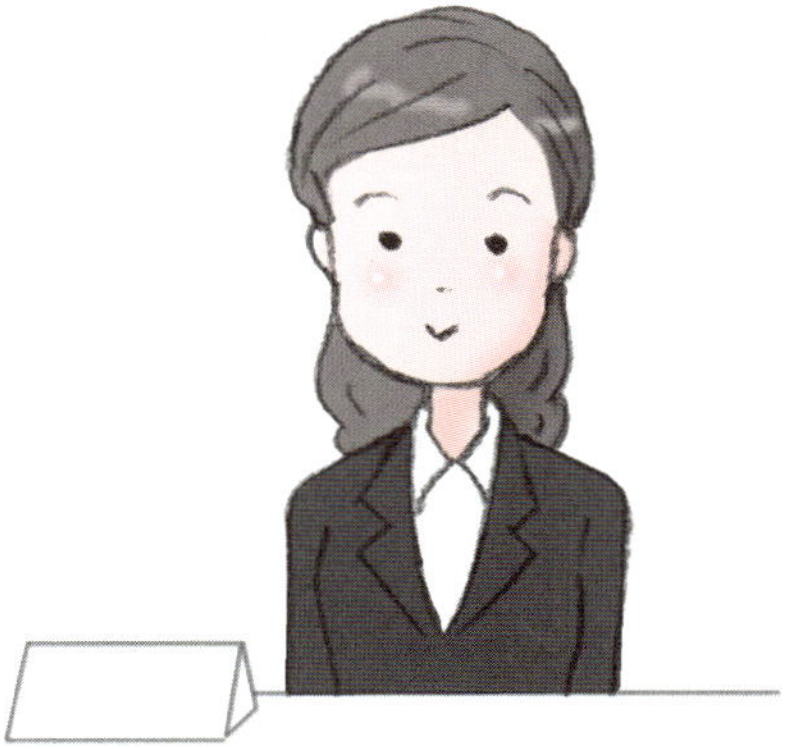

③地域包括支援センター

役所に行くと、このセンターを紹介されることもあります。中学校通学区域に１カ所（めやす）ある身近な介護支援の拠点です。

・社会福祉士
・保健師
・主任ケアマネジャー

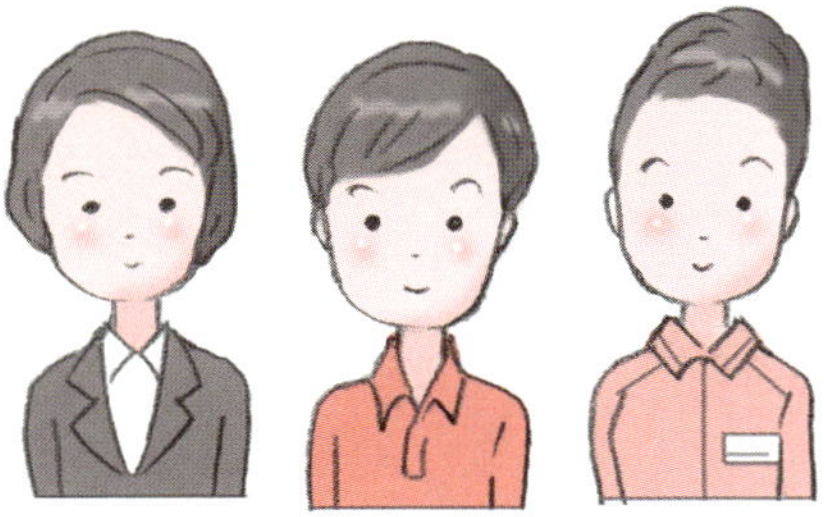

④民生委員

地域の住民と交流し、生活状況を把握して生活困窮者の保護や指導、住民からの相談を受けて援助を行います。

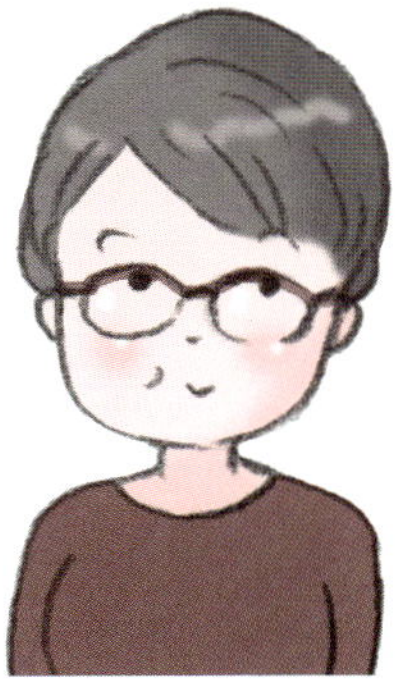

介護保険

介護保険制度の基本を知ろう

介護保険は原則、自己負担1割で介護サービスを利用できる制度です。認定を受けると必要な介護量によって、原則1割で利用できる限度額が決められています。

費用の1割を自己負担し9割を保険が支払う制度

2000年にスタートした「介護保険制度」は6年ごとの法改正、3年ごとの介護報酬・運営基準の見直しとサイクルで改定されてきました（2015年度施行の法改正は3年で実施）。スタート時からの介護保険の基本は自立生活の支援であり、運営は市区町村単位で行われています。

介護保険の財源は50％が税金で、残りの50％は65歳以上の「第1号被保険者」の保険料と40～64歳の「第2号被保険者」の保険料が充てられます。

介護保険制度はこうした財源をもとに運営され、介護（予防）サービスを利用する人は費用の1割（※）を自己負担し、残りは介護保険から支払われます。介護保険を利用できるのは保険料を納めている第1号被保険者と脳血管疾患や初老期認知症など特定疾病によって介護・支援が必要と認定された第2号被保険者です。

利用するには認定を受けなければいけない

介護保険は、保険者である市区町村に申請し「介護・支援」が必要だと認定されて、サービスが利用できます。

認定には「要介護」「要支援」「非該当」の3つの区分がありますが、要支援の通所介護・訪問介護は、市区町村ごとに2017年4月までに、介護給付の対象外となり「介護予防・日常生活支援総合事業」に移行されます。

※一定以上の所得者は2割

これだけは知っておきたい介護保険の4つの基本

①40歳以上の人は加入

40歳以上の人が加入する強制保険。65歳以上の第1号被保険者と40歳～64歳の第2号被保険者に分かれる。保険を利用できるのは第1号被保険者と特定疾病のため介護・支援が必要と認められた第2号被保険者となる

②認定を受けないと利用できない

保険者である市区町村に申請し訪問調査員による調査を受け、介護認定調査会による認定を受けたうえでないと介護・予防サービスは利用できない

③サービスは原則1割負担で利用できる

介護サービス事業者が行う介護・予防サービスを原則1割の自己負担で利用できる。1000円かかるサービスであれば100円の自己負担で済む。ただし、どのくらい介護が必要かと判定された要介護度によって利用できる限度額が違う

●介護予防・介護サービスの支給限度額

区分	支給限度額
要支援1	5,003円
要支援2	10,473円
要介護1	16,692円
要介護2	19,616円
要介護3	26,931円
要介護4	30,806円
要介護5	36,065円

※1単位の単価10円として計算しためやすの1割自己負担額
※住宅改修費／要介護度に関係なく20万円　福祉用具購入費／要介護とに関係なく1年度10万円

④サービスはケアプランに基づいて行われる

ケアプランとは本人の心身状態や家庭環境、本人・家族の希望を反映させ、介護保険によるサービスを利用するために作成する計画書です。要介護者の場合はケアマネジャーに、要支援者の場合は地域包括支援センターに自己負担なしで依頼できる

介護保険

介護保険の申請のしかた

介護保険制度を利用するには、市区町村の窓口に申請しなければいけません。介護認定審査員によって「要介護」「要支援」「非該当」のいずれかに認定されます。

「介護サービス」と「介護予防サービス」がある

介護保険を申請すると、日常的な生活動作のレベルによって「要介護」「要支援」「非該当」のいずれかに認定されます。要介護と認定された人は「介護給付」のサービスが原則1割の自己負担で利用できます。要支援と認定された人は「予防給付」などのサービスが利用できます。

非該当と認定された人は、介護保険制度による「介護予防・日常生活支援総合事業」を利用し、介護予防のためのサービスを受けることができます。

申請からサービスが始まるまでの流れ

要介護認定の申請は市区町村の窓口や地域包括支援センターなどで行いますが、民生委員などに申請の代行を依頼することもできます。申請を受けて、市区町村の職員や委託された介護認定調査員が自宅を訪れ、心身の状態や環境などを調査し調査票に記入します。

その調査票をもとに、コンピューターで第一次判定を行い、続いて市区町村によって任命された保健、医療、福祉等の学識経験者からなる「介護認定審査会」が「主治医の意見」などを参考に第二次判定を行い、要介護度を決定し本人に通知します。実際の介護サービスは本人が依頼した介護支援事業者（ケアマネジャー）、予防サービスは地域包括支援センターなどによって作成されたケアプランに基づいて行われます。ケアプラン作成の費用負担はありません。

介護保険利用の流れ

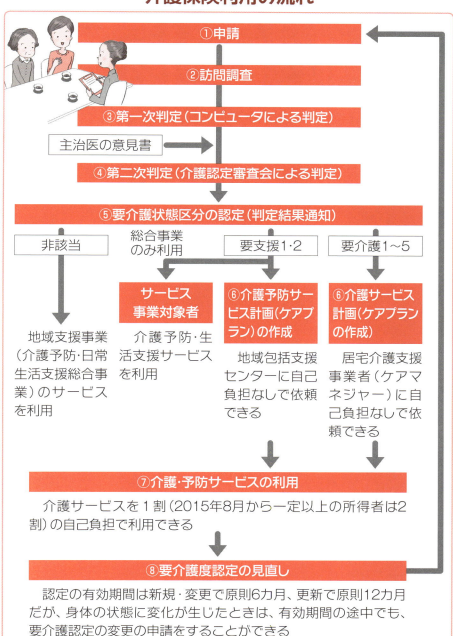

①申請

②訪問調査

③第一次判定（コンピュータによる判定）

主治医の意見書 →

④第二次判定（介護認定審査会による判定）

⑤要介護状態区分の認定（判定結果通知）

非該当

地域支援事業（介護予防・日常生活支援総合事業）のサービスを利用

総合事業のみ利用

サービス事業対象者

介護予防・生活支援サービスを利用

要支援1·2

⑥介護予防サービス計画（ケアプラン）の作成

地域包括支援センターに自己負担なしで依頼できる

要介護1〜5

⑥介護サービス計画（ケアプランの作成）

居宅介護支援事業者（ケアマネジャー）に自己負担なしで依頼できる

⑦介護·予防サービスの利用

介護サービスを１割（2015年8月から一定以上の所得者は2割）の自己負担で利用できる

⑧要介護度認定の見直し

認定の有効期間は新規・変更で原則6カ月、更新で原則12カ月だが、身体の状態に変化が生じたときは、有効期間の途中でも、要介護認定の変更の申請をすることができる

介護保険

訪問調査で注意したいところ3

認知症の人は、はじめて会う人の前では症状が出ないことが多いので、調査を受けるときはあらかじめ日常の様子をメモして、訪問調査員に正しい判定をしてもらいましょう。

調査はできる限り介護者も同席する

訪問調査は通常1時間程度で行われます。調査員が決められた項目（基本事項）の聞き取り調査を行い、必要に応じて二次判定の際の判断材料となる質問（特記事項）を行います。調査の内容は①ADL（生活機能）・起居動作、②認知機能、③精神・行動障害、④社会生活、⑤医療に分けられています。ここでは認知症の人に関係深い②、③の調査例を左のページに示します。調査は本人との面談だけでなく家族などの介護者などから聞き取りを行い、正確を期するのを原則としています。正しく判定されるためにはできるだけ介護者が同席するか、都合や遠慮がある場合は別々にでも面談を受けるようにしましょう。

認知症の人が調査を受けるときの注意点

とくに認知症の場合、その場で症状が出ず健常者に近い印象を持たれることもあります。だからといって、同席した家族が「いつもはもっともの忘れがひどいです」「夜寝なくて大変です」「どこに行くかわからない」「家族は困っている」などと感情的になっても、実際に本人はどんな状態なのか、どの程度の介護量を必要としているのか正確には伝わりにくいものです。

調査を受けるときは、あらかじめ「こんな症状が出る」「日常生活でできにくいことはある」「起床時間や就寝時間」「意思疎通のレベル」などをメモしておくと慌てることなく調査を受けられます。

認知機能などに関する基本調査

認知機能	**3-1 意思の伝達について** 1.調査対象者が意思を他者に伝達できる　2.ときどき伝達できる 3.ほとんど伝達できない　4.できない
	3-2 毎日の日課を理解することについて　1.できる　2.できない
	3-3 生年月日や年齢を言うことについて　1.できる　2.できない
	3-4 短期記憶（面接調査の直前に何をしていたか思い出す）について 1.できる　2.できない
	3-5 自分の名前を言うことについて　1.できる　2.できない
	3-6 今の季節を理解することについて　1.できる　2.できない
	3-7 場所の理解（自分がいる場所を答える）について 1.できる　2.できない
	3-8 徘徊について　1.ない　2.ときどきある　3.ある
	3-9 外出すると戻れないことについて　1.ない　2.ときどきある　3.ある
精神・行動障害	**4-1 物を盗られたなどと被害的になることについて** 1.ない　2.ときどきある　3.ある
	4-2 作り話をすることについて　1.ない　2.ときどきある　3.ある
	4-3 泣いたり、笑ったりして感情が不安定になることについて 1.ない　2.ときどきある　3.ある
	4-4 昼夜の逆転があることについて　1.ない　2.ときどきある　3.ある
	4-5 しつこく同じ話をすることについて　1.ない　2.ときどきある　3.ある
	4-6 大声をだすことについて　1.ない　2.ときどきある　3.ある
	4-7 介護に抵抗することについて　1.ない　2.ときどきある　3.ある
	4-8 「家に帰る」等と言い落ち着きがないことについて 1.ない　2.ときどきある　3.ある
	4-9 一人で外に出たがり目が離せないことについて 1.ない　2.ときどきある　3.ある
	4-10 いろいろなものを集めたり、無断でもってくることについて 1.ない　2.ときどきある　3.ある
	4-11 物を壊したり、衣類を破いたりすることについて 1.ない　2.ときどきある　3.ある
	4-12 ひどいもの忘れについて　1.ない　2.ときどきある　3.ある
	4-13 意味もなく独り言や独り笑いをすることについて 1.ない　2.ときどきある　3.ある
	4-14 自分勝手に行動することについて　1.ない　2.ときどきある　3.ある

※厚生労働省「認定調査員テキスト2009改訂版」より抜粋

介護保険

認知症の介護に役立つ介護サービス

介護保険のサービスには認知症の人を対象にしたものが多くあります。とくに行き詰りやすい本人と家族の間の気分転換が図れる「通い」や短期間の「泊り」のサービスが有効です。

介護サービスを利用して認知症の症状を軽減させる

介護保険には認知症の人や家族の生活に役立つサービスがいろいろあります。通所介護では、同じ年代の人たちと交流することで認知症の症状の軽減が期待できます。とくに**認知症対応型通所介護**では一人ひとりの症状に合った手厚いケアが受けられます。

また、**認知症対応型共同生活介護**（認知症高齢者グループホーム）では、共同生活を通して、それぞれの能力を活かした自立生活の支援が受けられます。

小規模多機能型居宅介護や**看護小規模多機能型居宅介護**では「通所」「訪問」「短期入所」が1カ所の事業所で受けられるので、顔なじみの職員からきめの細かいサービスを受けることができ、認知症の人にとっては安心です。

介護サービスを利用して家族の負担を軽減させる

認知症の人の介護で大変なのは徘徊などの心配があること、夜間の介護で家族がゆっくり休めないことです。こうした介護の負担を軽減させるために介護保険のサービスを利用しましょう。昼間過ごすことができる通所介護、一時的に入所できる**短期入所生活（療養）介護**は役立ちます。

また、夜間の介護が続くと仕事などにも支障がでます。夜間でも必要なときに訪問介護の提供が受けられる**夜間対応型訪問介護**、**定期巡回・随時対応型訪問介護看護**を利用すれば深夜における家族の介護負担が軽減できます。

認知症の人と家族が利用したい介護保険のサービス

①（認知症対応型）通所介護

昼間あずかってもらうことで本人も家族も気分転換ができます。

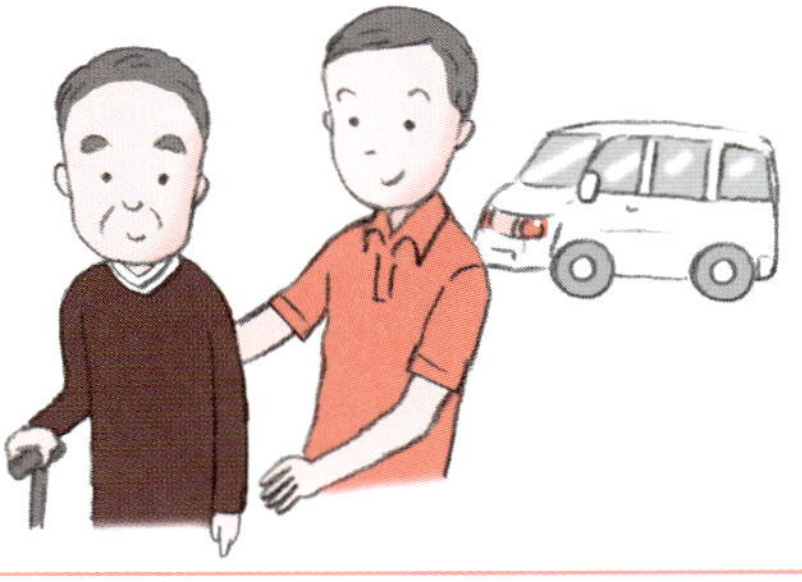

②短期入所生活（療養）介護

冠婚葬祭などのとき、一時的にあずかってもらえます。

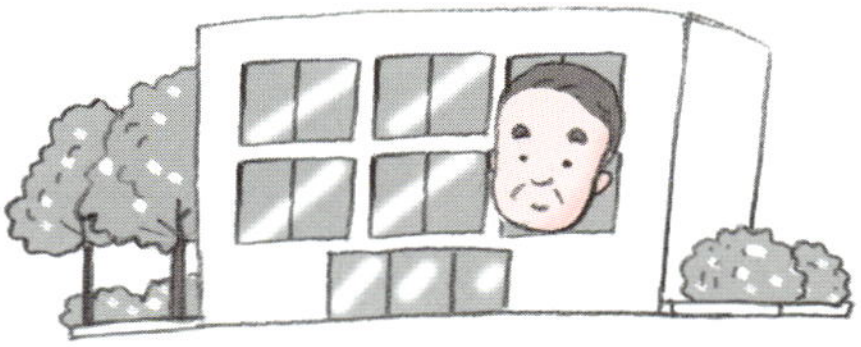

③夜間対応型サービス

夜間でも訪問介護を利用できるので一緒に起きていなくて大丈夫。

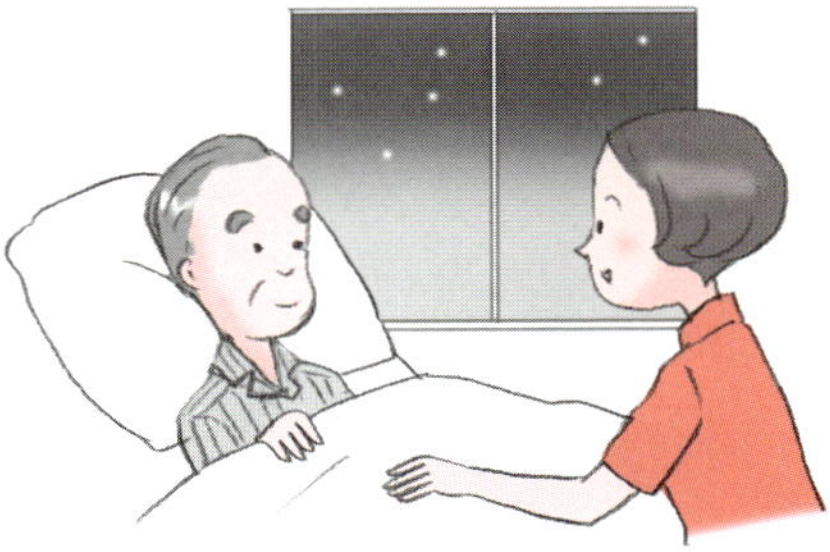

④小規模多機能型サービス

「通所」「訪問」「短期入所」を同じ事業所で利用できるので安心。

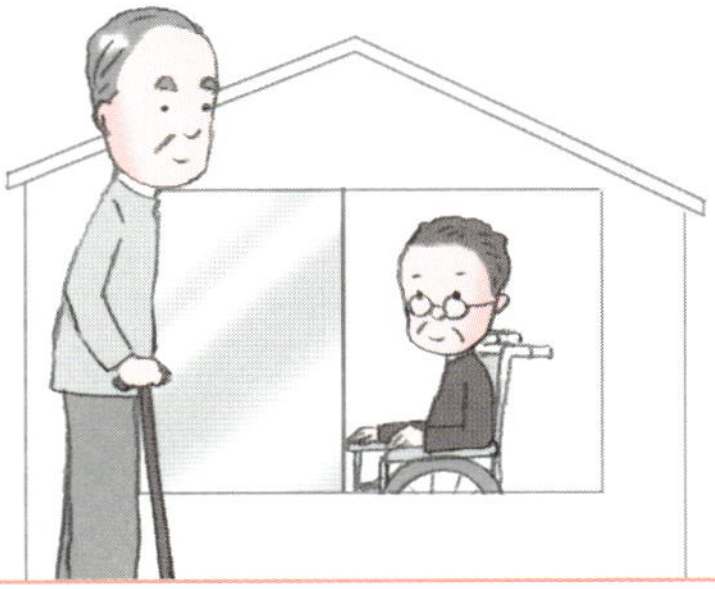

⑤認知症高齢者グループホーム

認知症の人の共同生活で家事などを通して症状の改善を図ります。

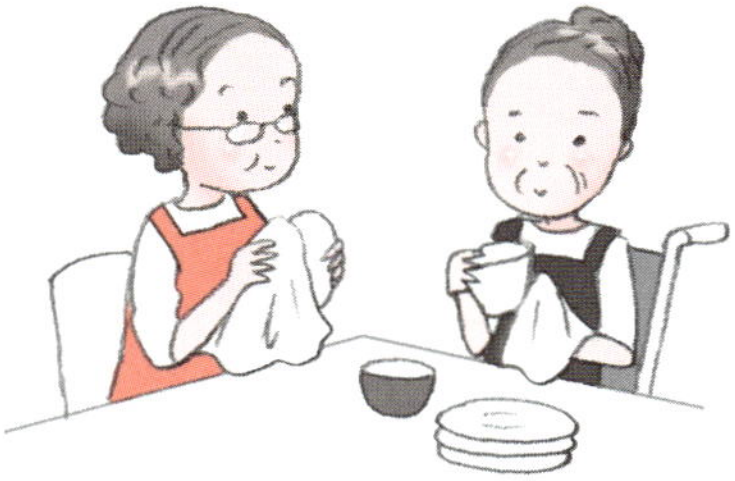

⑥入居・入所型サービス

特別養護老人ホームや有料老人ホームなどの利用ができます。

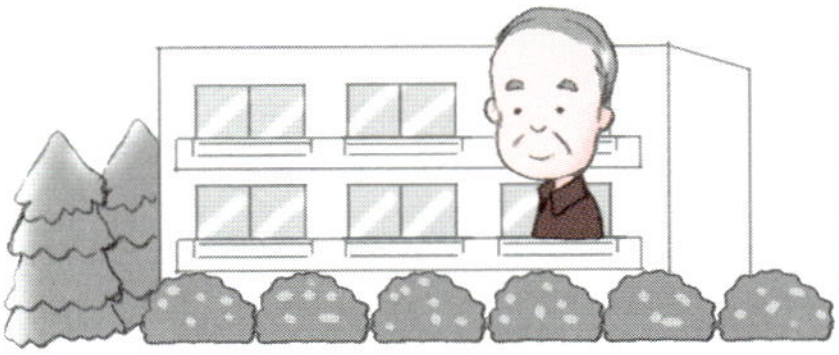

介護保険

通所系サービスを利用する

同じ立場の高齢者と交流が図れる通所系サービスは脳の刺激にもなり、認知症の症状の改善に役立つサービスです。本人も介護する家族もメリハリのある生活ができます。

人との交流で脳に刺激を与えることが大事

通所介護（デイサービス）や通所リハビリテーション（デイケア）などの通所サービスは、本人が施設に通って受けるサービスです。1人で通えない場合は、送迎を施設に依頼することができます。

一般の通所介護施設でも認知症の人を受け入れていますが、利用者本人が施設になじめないこともあります。その点、認知症対応型通所介護は一般の通所介護よりも利用料は高めですが、認知症の対応に精通した介護士などが一人ひとりの症状に合ったきめ細かな介護が期待できます。

こうした通所介護系サービスの最大のメリットは、同年配の利用者と交流することで、脳が活性化し、ＢＰＳＤなどの症状の軽減が期待できることです。また、レクリエーションや散歩なども脳の良い刺激になります。

本人だけでなく家族の生活もメリハリができる

認知症の人は、ＢＰＳＤの症状が出やすい時間帯などがあり、介護する家族は外出がままならずストレスがたまることがあります。こうした介護者の引きこもりがちな生活から脱却するために定期的に通所介護を利用し、その日に用事を済ませることができます。

本人も介護者も、その日を目標にメリハリのある1週間を過ごすことかできます。介護はいつ終わるかわからないので、介護サービスを利用し、1週間単位で充実した生活を目標にしましょう。

通所介護の1日（例）

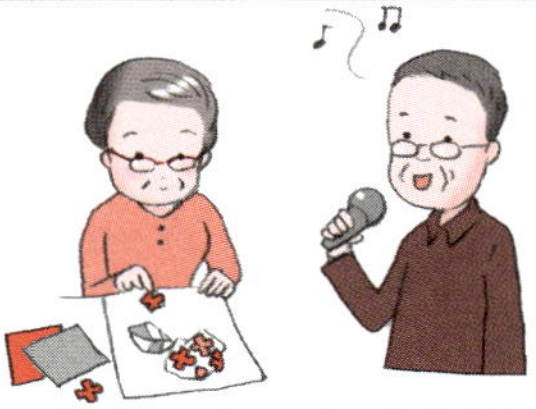

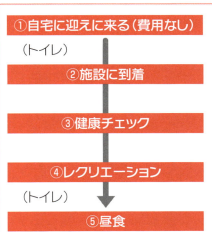

①自宅に迎えに来る（費用なし）

（トイレ）

②施設に到着

③健康チェック

脈拍や体温、血圧などを測定し体調を確認する

④レクリエーション

カラオケや手芸、体操など豊富なプログラムが用意される

（トイレ）

⑤昼食

介助が必要な場合、介護職員がサポート

オプション

・**入浴（加算あり）**
介護職員による介助を受けられる

・**個別機能訓練（加算あり）**
理学療法士などが利用者に合わせた計画に沿って機能訓練を行う

・**栄養改善／月2回まで（加算あり）**
低栄養の恐れがある場合、管理栄養士が個別にケア計画を立て栄養改善のためのサービスを行う

・**口腔機能改善／月2回まで（加算あり）**
歯科衛生士や言語聴覚士などが歯磨きの指導や飲み込み機能を改善するための訓練を行う

認知症対応型通所介護の特徴

認知症対応型通所介護を提供する施設は、民家などを利用した少人数のものから、特別養護老人ホームなどに併設された大規模のものまであります。グループホームなどの共用部分を利用したものもあります。1日のスケジュールは通所介護同様レクリエーションをメインにオプションを組み合わせて行われます。認知症を意識した脳トレなどのレクリエーションを取り入れた施設もあります。

介護保険

夜間対応型訪問サービスを利用する

24時間身体介護が必要となった人のケアをしたり、緊急時の対応をしてくれる「夜間対応型訪問介護」を利用すれば、在宅介護を続けることがしやすくなります。

夜間でも利用できる訪問介護のサービスがある

重度者や、ひとり暮らしの要介護者が地域で暮らしていくために必要な地域包括ケアシステムの目玉として期待されているのが、夜間に自宅を訪れて介護や看護を行うサービスです。

夜間対応型訪問介護は、市区町村が指定する地域密着型サービスの1つで、その市区町村に居住する住民のみが利用できます。対象となるのは要介護1～5の要介護者です。夜間対応型訪問介護とは、おむつ交換や体位の変換など、夜間でも必要な介護をサポートする訪問介護です。訪問介護員などが前もって決められた時間に訪問する「定期巡回」と、利用者からの連絡を受けて訪問する「随時訪問」があり、必要に応じてどちらも利用することができます。

夜間対応型訪問介護を利用するためには、あらかじめ事業者との契約が必要です。契約を結ぶと事業者と連絡がとれる「ケアコール端末」が渡され、随時訪問を利用したいときは、利用者や家族が端末を使ってオペレーションセンターや訪問介護員に連絡します。

夜間対応型訪問介護に似たサービスの定期巡回・随時対応型訪問介護看護も地域密着型サービスの1つですが、24時間体制で、訪問介護だけではなく訪問看護も利用できます。さらに夜間対応型訪問介護はサービスを利用したら1回ごとの計算になりますが、後者の定期巡回・随時対応訪問介護看護は、定額で1日何度でもサービスを利用できます。

夜間対応型訪問サービスのイメージ

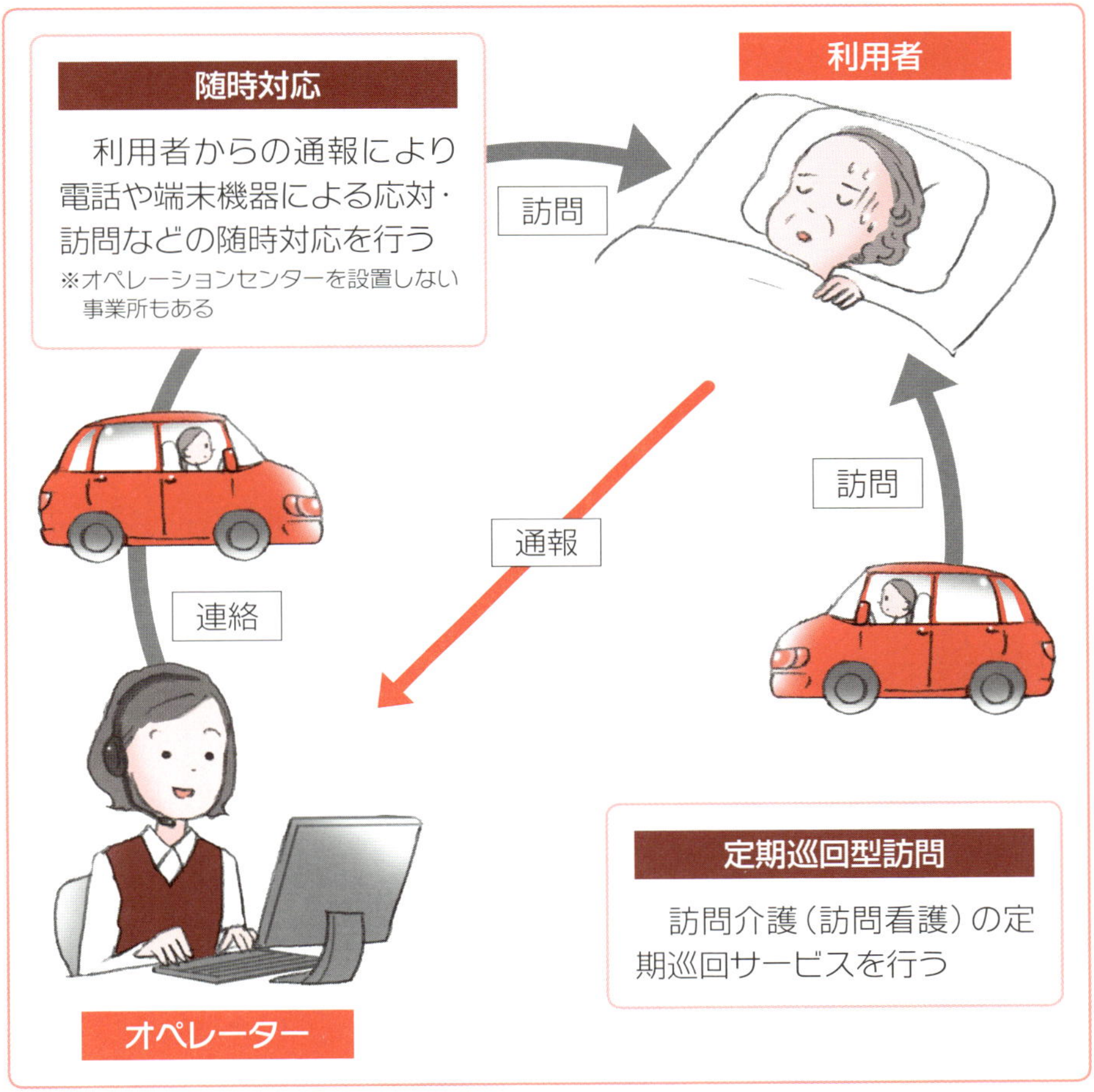

夜間対応型訪問サービスの種類

サービス名	夜間対応型訪問介護	定期巡回・随時対応型訪問介護看護
サービスの種類	地域密着型	地域密着型
利用対象者	要介護1以上	要介護1以上
サービスの内容	訪問介護	訪問介護·訪問看護（訪問介護のみでもよい）
料金	サービスごと	月単位で定額

介護保険

認知症高齢者グループホームを利用する

認知症の人が共同生活しながら、それぞれの能力を活かしつつ、可能な限り自立生活をするために、施設の介護職員から援助を受ける地域密着型サービスです。

一人ひとりの能力を生かしながら生活支援を行う

「認知症高齢者グループホーム」とも呼ばれる認知症対応型共同生活介護は、認知症と診断された人が介護職員などの援助を受けながら共同生活を送るサービスです。住み替えを伴いますが、入居者が共同で生活をするという観点から施設サービスではなく地域密着型の居宅サービスとして位置づけられています。定員は1ユニット5人以上9人以下と決められており、家庭的な雰囲気の中で生活を送ることが重視されています。

居室は個室が原則で、利用者はそれぞれ食事づくりや買い物、掃除や洗濯など自分にできることを、支援を受けながらこなし、地域住民と交流しながら自分のペースで暮らすことができます。家事などの役割をこなすことで、認知症の症状の改善が図られるのがこのサービスのメリットです。さらに認知症に慣れた職員によるサービスを受けることができるので、ストレスや不安によるBPSDの症状の緩和が期待できます。

症状によって退去を求められることもある

入居できるのは要支援2・要介護1～5の認知症の人（主治医の診断書などによる）で共同生活に支障がないことが前提となります。暴力をふるうなど周囲に迷惑をかける行動が顕著な場合は入居が認められません。また症状が進んで共同生活ができなくなったり、長期入院したりすると退去を求められることがあります。

認知症高齢者グループホームの特長

①個別のサービスが受けられる

事業者が作成する「認知症対応型共同生活介護計画」に基づき、画一的でない利用者の個性に応じたサービスが受けられます。

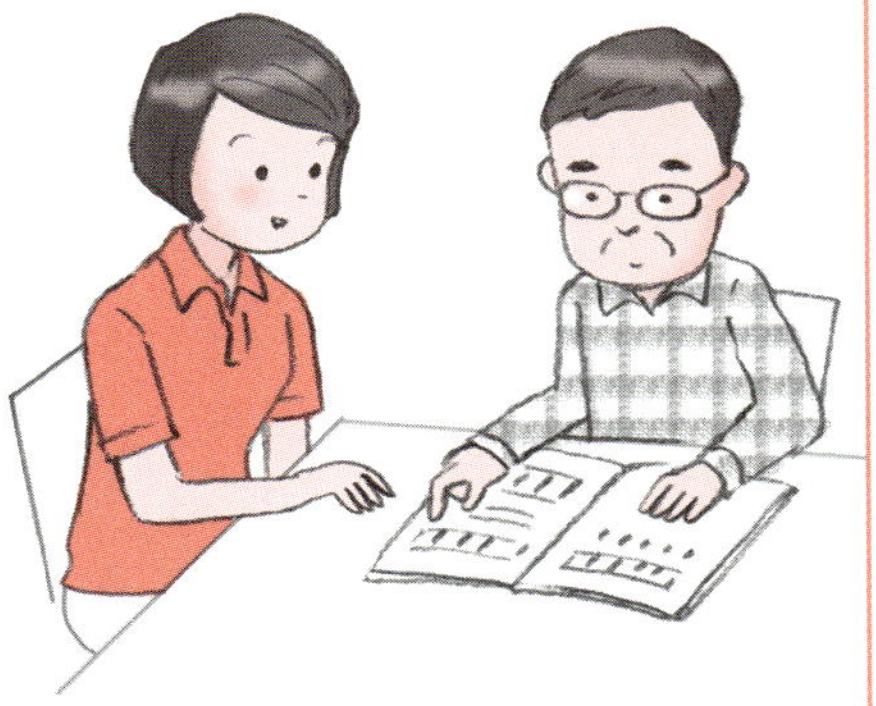

②趣味を生かした生活ができる

利用者の趣味や嗜好を尊重した支援を行ってくれるので、同年配で同じ趣味の人との交流を通して認知症の改善が図られます。

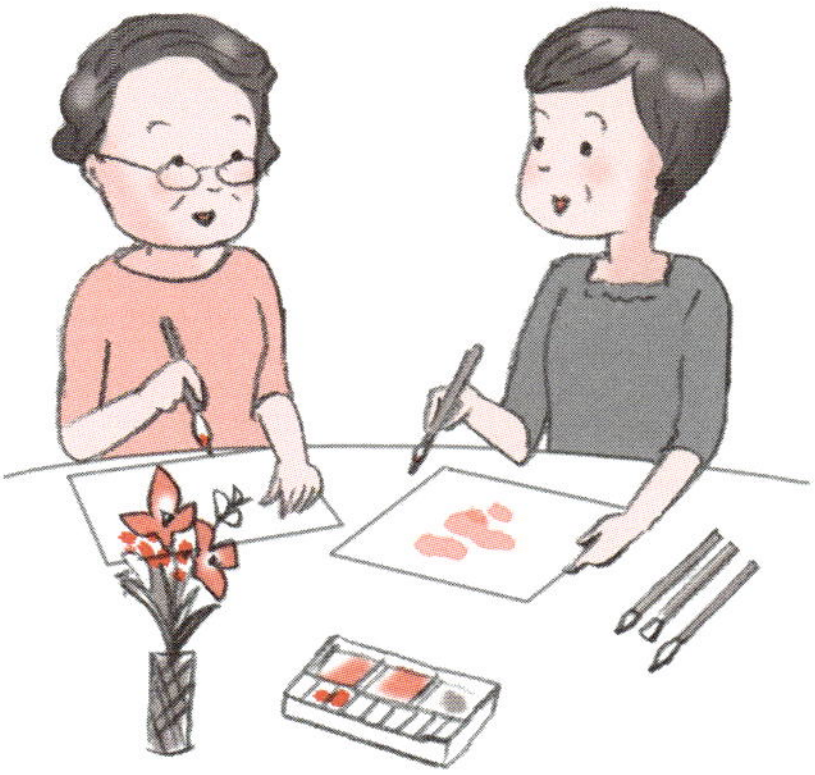

③いつでも利用者に会え、生活の様子がわかる

事業者は家族との連携を図りながら、家族と利用者が会えるように努めなければいけないので、利用者の様子がいつでもわかります。

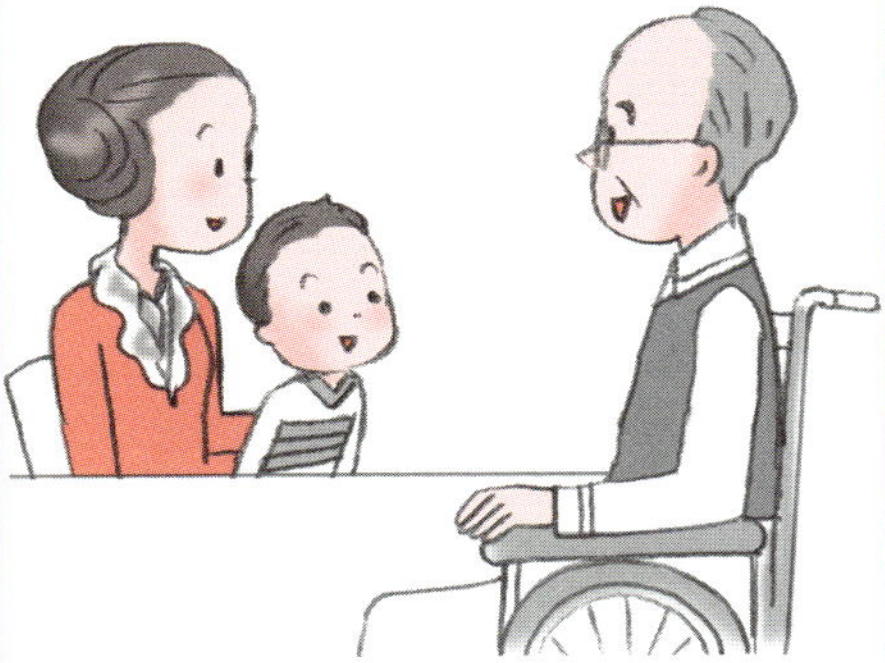

④病院や特養などとの連携・支援体制ができている

医療機関、特別養護老人ホームや介護老人保健施設との協力体制が整っているので、夜間などの緊急時の対応ができています。

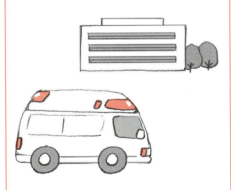

介護保険

在宅が難しくなったら介護施設に転居する

認知症が進むと自宅での介護が困難になります。介護保険のサービスを利用して介護保険施設や介護付き有料老人ホームへの転居を考えるのも1つの選択です。

認知症の人を受け入れてくれる施設

認知症が進み自宅での介護が困難になったら、介護サービスの付いた施設への転居も検討しましょう。認知症の人を施設側が受け入れてくれるか心配もあるでしょうが、心あたりの施設があるなら相談に行くことをお勧めします。「特別養護老人ホーム」などの介護保険施設であれば、認知症を理由に入所を拒まれることはありません。

また「介護付き有料老人ホーム」や「サービス付き高齢者向け住宅」などは認知症による迷惑行為への心配から入居を拒否される場合もありますが、入居者の多くは認知症の人という施設も少なくないので、ある程度のＢＰＳＤには対応してもらえます。

まず介護保険の認定を受けることから

介護保険のうえで「施設サービス」と呼ばれるサービスを利用できる施設は特別養護老人ホームを含め3つの介護保険施設しかありません。特別養護老人ホームと混同されることの多い「(介護付き)有料老人ホーム」は施設サービスではなく、「特定施設入居者生活介護」を利用して介護（予防）サービスを受けます。2011年10月から制度が始まった「サービス付き高齢者向け住宅」や軽費老人ホームの1つである「ケアハウス」は、特定施設入居者生活介護や自宅にいるときと同様に外部からの訪問介護などを利用して介護を受けます。

主な高齢者の住まいと介護保険

施設のタイプ	特徴	入居条件	サービスの種類
介護保険施設			
介護老人福祉施設（特別養護老人ホーム）	重介護者の生活の場となる介護保険施設	原則要介護3以上	施設サービス（規模により地域密着型サービス）
介護老人保健施設	在宅復帰が目的の病院と在宅の中間的介護施設	要介護1以上	施設サービス
介護療養型医療施設	医療施設で行われる医療に手厚いサービス	要介護1以上	施設サービス
グループホーム			
認知症高齢者グループホーム（認知症対応型共同生活介護）	認知症高齢者が支援を受けて共同生活を行う	要支援2・要介護1以上	地域密着型サービス
有料老人ホーム			
介護付き有料老人ホーム	介護保険のサービスを利用して施設のスタッフや外部のスタッフがサービスを行う	要支援1以上（施設によって条件が違う）	特定施設入居者生活介護、介護予防特定施設入居者生活介護、地域密着型サービス
住宅型有料老人ホーム	自立が原則の生活支援サービスがついたホーム	要介護非認定者を含めた要支援・要介護者（施設によって条件が違う）	自身で事業者と契約し、訪問介護などを利用する
高齢者向け賃貸住宅			
サービス付き高齢者向け住宅	バリアフリーなどを条件に生活相談や安否確認などを行う高齢者向け賃貸住宅	60歳以上または要支援・要介護認定を受けた「単身者」と「高齢者＋同居者」	訪問介護などの居宅サービス、（介護予防・地域密着型）特定施設入居者生活介護
軽費老人ホーム			
ケアハウス	軽費老人ホームの1つで比較的多くはバリアフリー	独立した生活が不安になってきた60歳以上の人	訪問介護などの居宅サービス、（介護予防・地域密着型）特定施設入居者生活介護

■監修／今井幸充（いまいゆきみち）
医師、医学博士（聖マリアンナ医科大学）、精神保健指定医。1984年、聖マリアンナ医科大学大学院卒業。聖マリアンナ医科大学神経精神科、米国ハーバード大学ブロクトンVA メデイカルセンター等で研修の後、1989年、聖マリアンナ医科大学神経精神科講師。米国ワシントン州立ワシントン大学客員研究員等を経て、1996年4月、聖マリアンナ医科大学神経精神科学教室助教授、同大学、東横病院精神科部長。2001年7月から2012年9月まで、日本社会事業大学大学院に勤務。2004年4月、同大学専門職大学院福祉マネジメント研究科教授、2006年4月同研究科科長、同大学常務理事を務める。2012年10月より、翠会和光病院院長。日本認知症ケア学会副理事長、日本介護福祉学会理事、日本老年社会科学会理事、日本老年医学会代議員。

編集協力／株式会社耕事務所　執筆協力／野口久美子　稲川和子
カバーデザイン／上筋英彌（アップライン）　本文デザイン／石川妙子
イラスト／小林裕美子

認知症を進ませない生活と介護

平成27年5月25日　第1刷発行
平成28年9月14日　第2刷発行

監修者　今井幸充
発行者　東島俊一
発行所　株式会社 法研
東京都中央区銀座1-10-1（〒104-8104）
販売03（3562）7671 ／編集03（3562）7674
http://www.sociohealth.co.jp
印刷・製本　研友社印刷株式会社

0123

ISBN978-4-86513-165-9　定価はカバーに表示してあります。